U0545045

終結
數位焦慮

THE
PHONE
FIX

費伊・貝蓋蒂 博士———著 吳國慶———譯

導言

手機時代

　　人類一直擔心世界會被機器統治。機器在電影中經常被描繪成帶有惡意和可怕的形象，擁有人類無法控制的力量，而且準備接管地球。然而這些電影中有一個關鍵性的謬誤——因為這種機器在現實生活中要小得多，而且它們確實已經掌控了地球。以並不顯眼的特性，為它們帶來許多優勢。它們甚至還偽裝成對我們有用的工具，讓它們看起來毫無威脅而且不突兀。你的身邊可能就有一台這樣的機器。

　　我們經常看到把科技和手機與吸毒用具進行比較的圖像，上面的標題堅稱它們正在熔化我們的心智或腐化我們的孩子，讓人不禁聯想到世界末日是否已經降臨。但說實話，現實並非如此。與我們的機器統治者共存，並不像我們預期的那樣可怕。我很喜歡自己有這樣的能力，知道自己該走哪條路、可以輕鬆與朋友保持聯繫、得到大量有用的訊息等。

　　正確使用手機時能讓我們的生活變得更好；但如果使用不當，這些不起眼的設備可能會帶來截然不同的作用。不僅無法幫助我們實現目標，還可能成為分心的來源，浪費我們的時間並妨礙我們的專注。

我希望你能認真思考以下的問題：
- 你是否感到自己無法控制花在手機上的時間？
- 是否有時候會不自覺地拿起手機？
- 是否會因為太常看手機，以至於很合理的、根本就還沒有足夠的時間出現新訊息？
- 你是否在特定情境下，例如早晨醒來時，會有強烈的衝動想要查看手機？
- 你是否發現自己從捲動的畫面裡抬起頭時，才意識到已過了你認為更長的時間？
- 你是否會拖延某些應該開始的工作，一直到你已查看完所有應用程式為止？
- 你是否有時會希望自己能放下手機，專注於有意義的任務？
- 使用手機是否干擾你的睡眠？
- 你是否嘗試過「數位排毒」，但最後又回到舊習上？
- 你是否擔心手機會對你的大腦造成影響？

如果你對上述任何一個問題的回答「是」，這本書就是為你準備的。

我們是怎麼走到這一步的？

手機時代始於 2007 年，也就是第一代 iPhone 問世時。當時我快要結束劍橋大學醫學院第一年的課業，應該要為考試做準備——然而我沒有。在被大量文字閱讀淹沒之外，我還渴望做點別的事。我在耶穌學院

那座美麗的圖書館裡走來走去，眼睛掃瞄書架上的書。一本標題相當引人注目的書，在眾多教科書中脫穎而出：《錯把太太當帽子的人》（The Man Who Mistook His Wife for a Hat），這是由知名的神經學家奧利弗・薩克斯（Oliver Sacks）所寫。這部引人入勝的作品集結他的患者們那些非凡而不尋常的經歷，展示出當人類大腦未按預期運作時，將會發生什麼情況。

我拿起書開始閱讀。

在我成長的時代，網路還是撥接式的，用磁碟片儲存檔案還是最尖端的科技。當時我必須帶著零錢，從公用電話亭打電話給我媽，告訴她我會晚點回家。我也會買卡帶聽音樂，在沒錢買新專輯時，我會用錄音帶直接從收音機錄下歌曲。後來那台收音機壞掉了，我花好幾個鐘頭拆解。最初的目標是嘗試修好（結果當然是失敗），但我很快就意識到，嘗試去搞清楚它的運作原理一樣很有趣。而當我讀到那本書的時候，我就知道自己想做的事是什麼了。身為一個成年人，我找到了屬於我的「收音機」，迫不及待地想開始嘗試。

事實證明，大腦比我兒時那台簡單的收音機要複雜得多。大腦是由稱為神經元的神經細胞所組成，神經細胞的數量跟銀河中的星星數量，處在同一個數量級。雖然它們體積相當微小（大多數直徑不到五十分之一公釐），但每個神經元都包含著極其複雜的機制。跟製造那台收音機的靜態零件不同的是，我們腦中的神經細胞是「活的」，並且處於不斷變化中，我們的經歷會即時加強或削弱這些神經連接。

這並不是一個靠閒暇時間就能解決的難題。因此，我做了一個大膽的決定，暫停我的醫學課程學習，轉而進行神經科學研究。我的研究旅程一路把我帶到了「大腦修復中心」（Brain Repair Centre），這個名

字相當合適，對一個喜歡嘗試修復事物的人來說更是如此。我在這個充滿野心的部門待了三年，進行各種實驗以搞清楚我們的大腦有哪些部分參與思考，這些部分在神經退化性疾病造成損傷後，到底會發生什麼變化，以及我們是否有辦法修復它們。取得博士學位後，我回頭完成了我的醫學訓練。所以，我現在是一位神經科醫師，花時間為那些大腦未能正常運作的病人看診。我的病人可能會描述身體某些部分無法移動，他們的記憶可能出現問題，或者他們的癲癇可能正在發作中。由於大腦的每一部分都有多種功能，因此，神經科醫師的工作就像偵探一樣，綜合所有可能線索，準確找出異常所在的位置。

　　我把整個職業生涯都奉獻給理解大腦內部運作機制這件事，然而最重要的是：我的終極目標在於改善人們的大腦健康。世界衛生組織對於「大腦健康」的定義是：「在多個領域中達到最佳功能狀態，使個人能在整個生命過程中實現其全部潛力，無論是否存在疾病或障礙」。[1] 這種說法的意思是即使你沒有病，理解大腦內部機制的運作，仍會讓你受益無窮。因為我們不光是在治療疾病，也要讓你的能力發揮到極致，以實現你的最大潛力。

　　同時，在過去二十年間，我們都見證到科技領域的發展。科技的進步以前所未有的方式，不僅支持著科學的發展，也讓我們從中受益。世界從磁碟片和卡帶變成了智慧型手機和社群媒體，從此也不必帶零錢去打公用電話了。反倒是患者在診療中，經常使用智慧型手機分享他們症狀的圖片或影片，成為常見的現象。為了超越診所看診的限制，以便接觸更多人並分享有關改善大腦健康的見解，我也創建 Instagram 帳號（@the_brain_doctor）來教導人們關於大腦的運作原理。與其等待不容易安排的神經科門診、看診時間有限且資訊繁多的情況，我認為更多

人可以直接從他們的手機上，學習到跟大腦相關的有用策略。

而當我有機會寫一本關於大腦的書時，我希望它能產生最大的影響，並對大腦健康產生積極影響。畢竟我們所做的每一件事、採取的每一個行動，都是從大腦某個區域中的一點「電流」開始的。所以我問自己——對我們目前生活影響最大的因子是什麼？

為了回答這個問題，我開始思考我們把大多數時間花在哪裡。除了睡眠以外，「螢幕使用時間」是我們作為一個社會群體成員，在工作內外所進行的最大量活動。平均來看，每個人每天花大約四個小時上網，其中的三個小時是用在智慧型手機上，剩下的時間則分配在電腦和平板上。[2] 假設我們每天睡眠八小時，螢幕使用時間便佔用了我們清醒時間的 25％。但我們實際睡眠的時間可能更少，因為如何使用這些設備會影響到我們的睡眠。對於許多人來說，尤其是被這本書吸引的讀者，每日實際的螢幕使用時間，很可能遠遠超過這些平均數據。

這並不是帶有批判性的陳述，因為每個人都應該有自由選擇如何花費自己時間的權利。像我也已經全心全意擁抱這些科技，例如過去我必須去圖書館借書，現在我可以瞬間下載一本書。更好的是，我甚至還有機會可以透過電子郵件聯繫作者，或直接上線聯繫到作者。我在社群媒體上所發布的內容，為我提供了撰寫這本書的基礎，也讓我學會如何為一般讀者寫作，而非只為科學用途寫作。我對追蹤我的讀者分享免費的專業知識，他們也反過來提供相當珍貴的回饋，告訴我哪些建議對他們有效，哪些無效。

然而大多數人都把手機視為分心的終極來源，你很可能也跟大多數人一樣，在閱讀本書的某個時刻，注意力開始游移，然後你會立刻拿起手機。雖然可能只是「快速查看」一下時間或訊息，不知不覺間，你可

能會快速陷入無盡的捲動漩渦中，從一個連結跳到另一個，早已忘記最初的目的是什麼？一旦進入這個虛擬世界後，時間就會被扭曲，所以當你抬頭時，很可能會驚訝於時間已經過了這麼久。

這就是問題的關鍵所在：並不是我們花在科技上的時間，而是一大段「無意識」的時間。我們花在設備上的許多時間並不是自願的，而是因為難以克制。

如果你覺得自己在使用手機上也有同樣問題，我不希望你把它看作是一種莫可奈何的消極狀態，而應該當成一次改變的機會。前面所說大腦會不斷發展，就意味著當你讀完這本書時，你的大腦將會有所不同。更重要的是，我們真的可以掌控這種改變。人類有思想、感受和行為模式，但人類還擁有另一種能力——評估、分析並加以改變的能力，這個過程被稱為「後設認知」（metacognition，譯註：對自己認知過程的再思考）。然而想要利用這種能力，你必須了解自己大腦的內部迴路運作原理，亦即當你知道被手機分心時，實際上到底發生了什麼事。

關於科技帶來的影響已經有很多討論，其中有許多是對於我們和對於大腦的影響所產生的恐懼。然而，客觀評估科學證據時，這些恐懼大多沒有根據。這種恐懼只會導致集體焦慮，毫無實際價值可言。畢竟，不斷地被告知某件事有害，可能就會以某種方式影響我們的大腦，最後變成一種「自我實現」的預言。

如果你也同樣厭倦了不斷重複的恐嚇言論，我認為該是換個新視角的時候了。如同每一個推動文明進步的偉大工具一樣，我們的手機當然也帶有一些缺點，使用手機的方式也可能會養成不良習慣。然而我們必須看清現實，避免那些強加到我們身上的道德恐慌。我們必須超越那種認為科技有毒，或是我們都被手機上癮所困的無益說法，並開始用更平

衡的方式討論這些問題。與其拋棄你手中的設備，不如學會與它們和平共存。

在決定我的科學和醫學經驗，可以在這個方面產生最大的影響後，我便全力投入這項工作。過去幾年裡，我一直在研究這個主題，盡可能閱讀大量科學研究。因此，在這本書裡，我將總結科學上的觀點，協助你更清楚地理解大腦的結構。我不會誇大手機使用的危害，因為我認為使用科技來幫助日常生活，甚至作為一種享受的來源，是完全可以接受的。所以我將展示如何以「把優點最大化、避開缺點」的方式來使用科技，並提供你必要的知識和實用工具，協助你養成一套健康的數位習慣。

許多人在回顧以前沒有智慧型手機、沒有社群媒體，也就是我所成長的年代時，充滿懷念。那是一個比較簡單的年代，他們很希望能回到過去。然而對於在那個年代長大的我來說，並不會有這種想法。事實上，我反而希望當時能看著 YouTube 影片來修理我的收音機。因為我喜歡科技所帶來的機會和便利性，與他人的連結、思想的交流，以及能讓我發佈作品等。

所以我寧願留在手機時代，因為它有趣得多。

而且我們不必害怕這台小機器，只要養成良好的數位習慣即可。

如何使用本書

本書將為您解釋我們到底如何以及為何,養成各自使用手機的習慣,以及我們可以做點什麼來改變它們。全書分為三部分,其結構如下:

第一部分 – 基礎工作

首先,我將討論為什麼我們覺得手機可能具有成癮性(即使科學研究並不支持這一點)。我們不是基於恐懼採取行動,而是打算透過了解大腦在你查看手機時,實際上到底發生了什麼事,搞清楚為什麼這種行為會變得難以控制。我會介紹構成大腦機制的重要部分,並探討「意志力」這種備受推崇的人格特質。本部分的目的在於讓你轉變心態,從感到無助到擁有能力,還會提供一些基本策略,這些策略將會徹底改變你在應對困難時的作法。

第二部分 – 習慣拼圖

在第二部分中,我們將深入探討形成「習慣」背後的複雜科學。我將向各位介紹我獨特的方法論—「習慣拼圖」。這個概念闡述在你的大

腦中建立和植入習慣，必須具備的四個基本要素，尤其必須關注那些促成我們一般數位習慣的形成因素。此部分的探索將會以詳細的實用指南作為總結，並提供各位實用的工具和策略，以徹底重新改變你的數位習慣。

第三部分 – 解鎖你的潛力

最後，我將深入探討焦慮、睡眠、心理健康和社群媒體等具體領域，檢視它們跟使用手機以及數位世界之間的複雜關係。根據你在前兩部分所獲得的知識，便可針對本身特別困難的領域，進行處理和解決。這種做法讓你得以批判性地檢視這些具體領域與使用手機之間的關聯，藉以制定個性化的改進策略，進而發揮你的完整潛能。本書最後這個部分，專注於未來對於大腦的保護，指導你如何在未來的數位挑戰中，把你的認知健康保持並增強在最佳狀態。

本書的主要重點是我們與智慧型手機的關係。雖然有問題的習慣通常圍繞著智慧型手機（也就是我們手上這部最個人化且無所不在的設備），但我們討論的原則，同樣適用於任何形式的數位互動。在本書中，除了手機的使用之外，我還會用到「網路世界」、「數位世界」和「虛擬世界」等術語，為智慧型手機之外的數位習慣，提供更廣泛的背景，其中包括平板裝置、各種電腦以及電腦提供的眾多應用程式，和網路平台等。

本書以證據為基礎，所以我將本著科學精神，引用各項科學研究。不過我想澄清一點，人們可能會認為科學是無庸置疑的，是最後的結

論,也是終極的答案。然而根據我自己進行過的廣泛科學研究,我可以告訴各位,科學其實是非常混亂的。有時候某項研究可能顯示出某種結果,但後續的研究卻無法重複該結果。這就引發了對最初發現的真實性,以及該結果是否僅為「偶然」的質疑。請各位想像一下這種情況:如果我們做一個實驗,拋一百次硬幣,並不可能每次都得到相同結果,所以得到正面或反面的機率相等。然而,這並不意味著你會準確地得到五十次正面和五十次反面(事實上,這種情況發生的機率不到 8%)。每項研究都有其偶然性,當然,研究人類要比拋硬幣複雜得多,因為還有許多其他因素和高度複雜性。

甚至有的時候,研究結果會完全相互矛盾,亦即產生對立的結果。當研究設計的特徵(例如誰被測試、測試的方式和測試的時間等)被納入考量時,解釋數據還會變得更加複雜。而且,隨著更多證據出現,數據的解釋也會不斷變化。因此,研究的結果往往不像明確的科學答案,反而更像是一個糾結的線團。而我們身為科學家,目的就是在不斷地試圖解開這團線。因此,我將運用我所有的醫學和科學知識,為各位釐清這些問題,並以最清晰、簡潔的方式呈現研究結果。我會努力解釋在你頭腦中發生的複雜過程,力求準確而不過於簡化,但同時也會避免陷入拘泥細節或科學辯論中。這些細節或辯論對科學家來說雖然相當吸引人,但對我們的日常生活幾乎沒有實際價值。

閱讀本書必須記住的另一件事,就是當我們接觸到新知識時,大腦經常會產生一些頓悟和小小的動力爆發。為了充分利用這一點,我也在書中加入實用的部分,提供工具和建議,協助各位養成健康的數位習慣。然而我不能太過強調加速改變的重要性,即使在你閱讀本書時也是如此,因為大腦「重新改變」所需的時間,要比人們意識到的長得多(通

常需要幾週到幾年的時間）。盡早開始而非等待未來的完美時刻，就能讓你在這個過程中獲得先機，避免被干擾和拖延所影響。

通常你在覺得自己已經準備好了之前，就該開始進行改變。因為大腦會欺騙我們，讓我們認為未來的自己就像超級英雄一樣，一定會有一個更合適的時間點來開始行動。這種情況每天都會發生在我身上，例如我把碗留到明天再洗，認為明天我才會有更多的精力與時間，然而事實上，經驗不斷告訴我，第二天我依然一樣忙碌且疲倦。所以，現在就開始閱讀這本書並改善你的手機習慣，就是為未來的自己著想的最佳方式。這是一項時間和注意力的投資，將會為你帶來更多回報。

我們的生活——包括我們使用手機的方式——都是獨特的，因此並不是每一項技巧和情況都適用於每個人。即使兩位患者擁有相同的診斷，我的臨床建議也可能有所不同。我們的大腦受到遺傳學、社會經濟因素和不同生活經歷的影響，所以我並不認同「這對某人有效，因此必定對每個人都有效」的思維模式。我創作這本書不是為了提供一個固定、嚴格的計劃，讓你的每一步都必須嚴格遵循。這本書是作為一個理論和實踐的工具箱，讓各位可以根據自己獨特的情況和生活方式進行調整。而且就像家裡的工具箱，你可以評估目前情形，決定現在該使用哪種工具或哪幾種工具，把其他工具留到以後再用。雖然你不會拿鐵鎚來修補牆上的破洞，但這並不代表你將來不會用到鐵鎚，所以請把鐵鎚留待以後使用。也請各位經常回顧這本書，因為我們跟數位設備之間的關係需要長期管理，而我在本書提供給你的，就是一個可以在手機時代建立良好數位習慣的工具箱。

目錄

導言 ·· 03

如何使用本書 ··· 10

第一部分 ——— 基礎工作

1 手機讓你上癮了嗎？ ··· 20
    上癮會毀掉你的生活，但手機不會 ····················· 21
    道德恐慌 ··· 24
    科技習慣 ··· 27
    一種新的心態 ·· 31

2 執行功能和自動駕駛 ·· 32
    自動駕駛模式 ·· 35
    有問題的習慣 ·· 37

3 執行電池 ··· 41
    你並不缺乏意志力 ··· 42
    執行電池 ··· 43
    低電量模式 ··· 47
    執行耗竭 ··· 51
    意志力最大化 ·· 53

實踐 基礎工具組 ·· 56
　　　　自我反省作業　評估你的手機習慣 ······················· 57
積木1：五分鐘法則 ·· 58
　　　　進階五分鐘規則　駕馭衝動 ··································· 59
積木2：備用計畫 ·· 60
積木3：插入障礙 ·· 63
積木4：預先承諾 ·· 65
　　　　預想策略進階版　設定新的手機使用模式 ············· 67
　　　　策略　善用變化 ··· 68

第二部分 ─── 習慣拼圖

4　解構習慣 ·· 72
數位排毒謬論 ··· 73
習慣拼圖的四個要素 ·· 74

5　提醒 ··· 79
外部提醒 ·· 80
內部提醒 ·· 84
停止提醒 ·· 86
改變情境 ·· 90
疫情加速 ·· 92

6　非常小的行動 ·· 95
了解習慣的規模 ·· 96
科技依賴非常小的行動 ·· 97

| | 骨牌效應 | 100 |
| | 非常小的行動影響 | 103 |

7 獎勵 — 106

獎勵拯救習慣	107
動機分子	110
設計獎勵	113
我們的手機並不是毒品	115
延遲折扣	118
調節獎勵	121

8 重複 — 124

重複造就習慣	126
科技鼓勵重複	128
寫入新習慣	129
重複改變獎勵	133
解開習慣拼圖	136
實踐 為自動駕駛大腦重新編碼	138
步驟一：拆解有問題的數位習慣	138
積木 5：利用地點	138
自我反省作業 重新設定你的數位環境	140
積木 6：加入後果	141
積木 7：調節獎勵	142
策略 利用期待的力量	143
透過 80/20 法則來調節數位獎勵	143
步驟二：寫入新習慣	144
積木 8：非常小的習慣	144
策略 翻轉五分鐘法則	147

積木 9：取代問題習慣 ················ 148
　　進階骨牌習慣 非常小的行動ㄐ障礙 ········ 149
積木 10：綁定誘惑 ················ 150
在挫折中掙扎嗎？ ················ 151
　　策略 追蹤你的習慣 ·············· 153

第三部分 ─── 釋放你的潛能

9 專注 ···················· 156
拖延 ······················ 157
干擾的影響 ···················· 162
多工處理 ····················· 168
預設模式 ····················· 172
誤用科技 ····················· 174
實踐 實用專注法 ················ 179
　　策略 每天的放鬆儀式 ············· 183
　　策略 五分鐘干擾測試 ············· 185

10 睡眠 ···················· 188
主時鐘 ······················ 190
光的力量 ····················· 192
睡眠拖延 ····················· 199
數位睡眠輔助 ··················· 203
睡眠碼錶 ····················· 206
實踐 睡眠實用建議 ··············· 212

11 心理健康 218
情緒性的大腦 221
強大的應對工具 224
數位壓力 231
螢幕使用時間是一種症狀 234
心理健康的過度簡化 238
實踐 心理健康實用方法 242

12 社群媒體 246
內容 248
比較 255
社群媒體習慣 258
獎勵 265
實踐 社群媒體實用技巧 267
策略 應對外部認可 270

13 未來 273
未來的你 273
為未來保障你的大腦 278
數位原生代是未來趨勢 284
實踐 未來的實用方法 290

結語 294
致謝 296
參考書目 299

第一部分

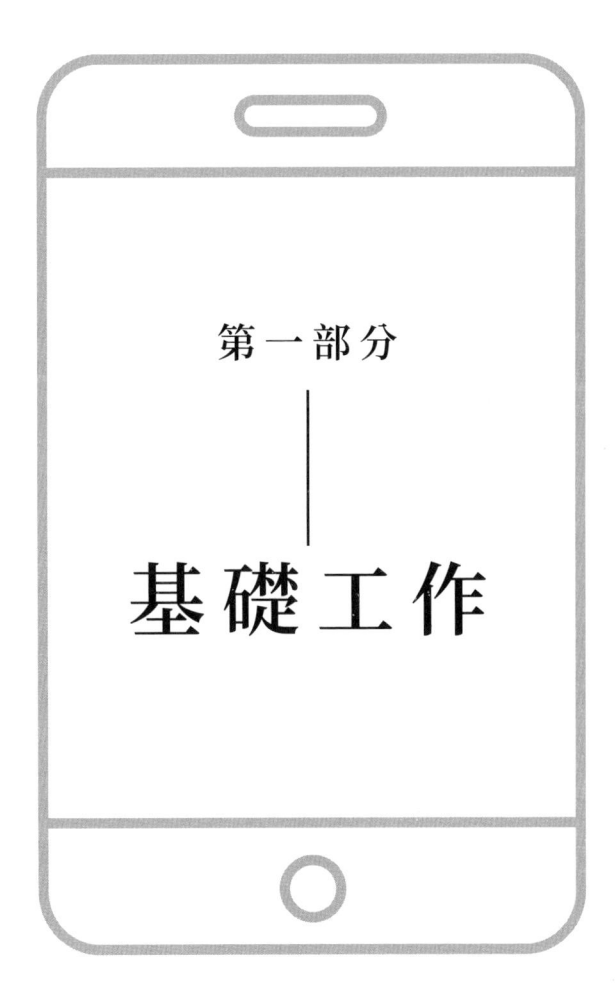

———

基礎工作

1 手機讓你上癮了嗎？

凱拉（Keira）*和我同一年出生，但我們的人生道路截然不同。我是她的醫生，她是我的病人。她因心臟深層感染而住院，並在幾個月的時間裡不斷接受多種抗生素治療，最後的目標是希望能夠進行心臟手術。非法藥物（例如海洛因）的眾多危險之一，就是無論在製造過程或注射方法上，都經常受到細菌污染。細菌一旦進入血液，很容易就會在心臟的小瓣膜上安頓下來。在每次心跳後，這些瓣膜會關閉以防止血液逆流，維持身體的單向循環系統。大腦獲得的血液量占心臟泵出血液量的25％，因此每次心跳都可能導致這些細菌形成口袋型的感染區，造成極具危險性的中風。如果凱拉想要活下去，就必須把心臟四個瓣膜中的三個，更換為金屬瓣膜。但最重要的是，她必須解決自己的藥物成癮問題。

---

* 本書中的案例研究為我與病人的真實臨床經驗。然而為了尊重隱私並保密，我故意更改了姓名和其他可辨識的細節。若有任何與實際案例相似之處純屬巧合。

上癮會毀掉你的生活，但手機不會

我們的大腦含有大量神經元，根據那些仔細計算的科學家估算，大約擁有 860 億個神經元。[3] 把每個神經元視為「一棵樹」是最佳描述方式。它會有一棵樹幹，科學術語稱為「軸突」，末端則分岔成較大的樹枝，樹枝逐漸變小，最小樹枝的末端稱為「樹突」，這個名詞源自希臘文「dendron」，就是「樹」的意思。每個神經元的樹突會與周圍的神經元建立連結，這些連結有無限的可能。當兩個樹突相對並建立連接時，就會形成一個稱為「突觸」的小間隙。為了把電流訊號從一個神經元傳遞到另一個神經元，一種被稱為「神經傳導物質」的化學訊號會被釋放到這個間隙中，然後被接收的神經元檢測到。

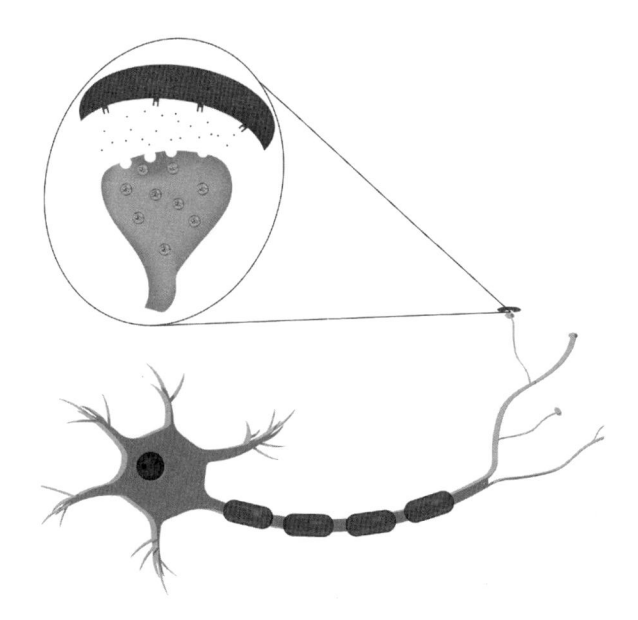

我們的神經機制：大腦中約有 860 億個神經元。神經元之間的連結稱為突觸，訊號會透過稱為神經傳導物質的化學物質，在突觸之間傳遞。

多數「成癮」是指過度依賴會強烈影響我們大腦的物質。無論以何種方式得到這種物質，這些成癮物質都會進入血液並穿透「血腦屏障」（blood-brain barrier，又稱血腦障壁，是保護人體神經系統防止潛在威脅的一道防線），產生強效的化學作用。這些物質可以使用各種方式達成目的：它們可能模仿我們的化學傳訊分子（messenger molecule）來「刺激」神經元，把大量神經傳導物質釋放到突觸中；或是「阻止」接收神經元重新吸收神經傳導物質，清理突觸。無論機制如何，有一點是相同的：成癮藥物的化學效應如此強大，以至於超越人類本身的生理機制。突觸被神經傳導物質淹沒，導致濃度遠高於正常經歷下的任何數值。

成癮是一種臨床疾病，有著相當嚴格的標準定義。一般的說法可能會讓這個名詞的意義有所不同，例如我們說自己對手機、社群媒體或最新的追劇「上癮」等。要找到大量描述「手機成癮」危害及所謂成癮徵兆的文章並不難，這些徵兆可以協助你判斷自己是否不幸受到影響。每當看到這些新聞標題或聽到相關詞語，常常會讓我想起凱拉在醫院住院的動盪經歷。她雖然多次進出加護病房，但最後終於幸運帶著三個全新的金屬瓣膜出院了。

凱拉出院後不久，我偶然看到一篇發表在權威報紙上的文章。標題為《持續渴望：數位媒體如何讓我們變成多巴胺成癮者》，文章裡還把口袋裡的智慧型手機比喻成「現代的注射針筒」[4]。這種敘述會帶來誤導，因為其目的只是把在許多人生活中難以避免且不可或缺的手機加以污名化。我們不能把使用智慧型手機及其社群媒體和遊戲應用，與濫用藥物的毒品器具相互比較。所謂「手機使用帶來的多巴胺快感」並不等同於成癮藥物對人類神經傳導物質的影響；這種差異被國家藥

物濫用研究所形容為：「耳邊的輕聲細語與透過麥克風大聲喊叫」之間的差別。[5] 多次拿起手機並不等同於對某種物質上癮。所以這種說法除了在科學上不正確之外，甚至還淡化了成癮者所面臨的掙扎。

幾個月之後，我再次見到了凱拉。她更換過的新金屬瓣膜，現在又充滿細菌，此時的感染幾乎無法治療。身體裡的合成材料為細菌附著提供光滑的表面，但卻沒有免疫細胞來抵抗感染。新瓣膜重新感染的風險非常高，這是手術前患者就已經被告知的事。而保持金屬瓣膜無菌的唯一辦法，就是再也不注射毒品。於是凱拉的舊病復發，這次入院成了她的最後一次。

診斷成癮與否的關鍵標準之一就是：雖然面臨嚴重的負面後果，仍然持續使用。凱拉的藥物成癮如此嚴重，以至於即使她正值壯年，仍然接受了多次手術，最終也失去了生命。我親眼見過許多成癮造成的影響，不光是在凱拉這樣患有感染性心內膜炎的患者身上，還包括我在腸胃科病房的工作經歷。有時我們不得不把用來消毒雙手的酒精洗手液拿出病房，因為有些患者即使是因致命危險的肝病入院，卻也無法抗拒把酒精當作酒的替代品而喝下去。

「非物質成癮」，也就是成癮的不是物質而是行為，也是有可能的，例如「賭博」便是第一種被納入醫學分類系統的成癮行為。這種成癮不會對大腦神經化學系統產生相同影響，但它們卻具備相同的嚴重負面後果才能被診斷出來。賭博成癮者失去工作、毀壞了人際關係、浪費積蓄並陷入嚴重債務的情況，並不少見。還有「欺騙」也是重要的成癮行為，許多成癮者會不擇手段地對自己心愛的人隱瞞自己的行為，甚至在欺騙過程中還可能犯罪。從本質上來看，成癮會毀了生活。成癮還意味著存在一定程度的功能障礙：也就是你的生活必須受到嚴重影響，導致無法

正常運作。然而智慧型手機或其應用程式,並沒有達到構成成癮的負面後果程度。事實上,手機在很多時候不僅沒有導致功能障礙,反而提供幫助我們順利生活的更好工具。

到底在手機標上這種成癮標籤的原因是什麼呢?答案是道德恐慌。

道德恐慌

這種道德恐慌,可以說是對一個被認為會威脅到社會福利價值的實體,所產生的一種「集體恐懼感」。道德恐慌往往是非理性的,簡而言之,是因為我們的大腦害怕變化。這是一種進化機制,其目的在幫我們維持安全。也就是說,我們對於任何不熟悉的新興科技,很自然的會產生懷疑,就像我們遇到陌生人會保持謹慎一樣。

在我成長的過程中,經常聽祖母講她自己的故事。她的家人住在希臘的一個小村莊,有一天,他們得到了一個紅木覆蓋的笨重盒子,她的祖父認為這將為全村帶來惡果,而那個紅木盒子其實是一台收音機。轉動旋鈕時,我祖母接觸到全新的音樂、新聞和娛樂節目,這些都是她非常期待聆聽的內容。就在一個世紀前,收音機被視為當時的尖端科技,就像今天的智慧型手機一樣。這台收音機也遭逢相同的擔憂,尤其是對村裡的老年人而言。許多老人都對收音機表達懷疑態度。他們害怕這個新「玩具」會讓年輕人變得懶惰。還有人認為收音機將成為腐化的終極來源,這兩種說法與目前針對智慧型手機的說法非常類似。但在90多歲的祖母臉上,洋溢著純粹的喜悅,回憶起她熬夜跳舞的時光,同時也嘲笑當時那些老年人的愚蠢觀念。

道德恐慌並不是一件新鮮事，甚至可以追溯到古希臘時期。早期的哲學家如蘇格拉底，曾經擔心一旦把事情寫在紙上，就會破壞我們記憶的能力。而在19世紀，電話的發明也引起類似的恐懼；到了1920年代，幾篇頭條新聞譴責「填字遊戲」的邪惡；1930年代引發道德恐慌的新發明是電影，1950年代則是漫畫書，然後是1970年代的電視遊戲器等。[6] 當時媒體的主要任務是銷售報紙（雖然隨著科技日新月異，他們不得不做出一些調整），善於利用我們天生的懷疑心理，配合駭人聽聞的頭條新聞來提高銷量。

　　在過去幾十年中，我們從於電視遊樂器的懷疑中學到了什麼？2018年，世界衛生組織正式在《國際疾病分類》（ICD-11）中，承認「網路遊戲失調症」（Gaming disorder）症狀，不過它的存在在研究者中仍是持續爭論的議題。[7-8]《精神疾病診斷與統計手冊》第五版（DSM-5），把「網路遊戲失調症」列為「情況有待進一步研究」，表示這個領域還需要更多的研究調查。相對而言，由於缺乏支持其存在的科學研究實質證據，因此「智慧型手機成癮症」被刻意排除了。[9] 醫生之所以無法診斷是否患有「智慧型手機成癮症」，是因為這並不是一種官方認可的疾病。然而，「網路遊戲失調症」卻是可以診斷出來的，這是否意味著我們面臨到一種網路遊戲「成癮」的流行病呢？

　　簡單的回答是：不！網路遊戲失調症的診斷是因為有少部分人，他們會完全放棄睡眠和食物來玩網路遊戲，並可能因此而引發必須接受醫療的結果。在一項針對超過18,000人的廣泛研究中，顯示這種症狀影響不到1%的網路遊戲玩家。大多數玩家並不符合該失調症的任何判斷標準，也未因遊戲而受到不良影響。[10] 雖然有許多危言聳聽的頭條新聞，我們依舊並未變成一個充滿成癮者的國家。事實上，研究證明玩網

路遊戲的人比起喝酒的人,更不容易成癮。此外,最近的研究也顯示,玩網路遊戲可以透過提供心理逃避來增強幸福感。[11] 這點並不令人驚訝,因為道德恐慌的共同特徵之一就是其影響被過度誇大,這種道德恐慌通常是基於恐懼而非基於科學證據。

雖然幾乎沒有證據可以證明與科技相關問題成癮有所增加,但這並不能阻止來自老一輩人的評斷,他們認為從事這些科技相關的活動就是浪費時間。我祖母在聽收音機時,面臨到她父親的批評,跟年輕人今天在社群媒體上與朋友互動,可能受到的批評非常相似。然而,重要的是不要把「浪費時間」與危險劃上等號。人們選擇的生活方式,掌握在他們自己手上。為了精進運動能力花幾個小時努力訓練,並承受痠痛的負面後果,會被視為是一種承諾。然而出於娛樂目的使用智慧型手機或玩網路遊戲,卻像是違背我們推崇的生產力觀念一樣。事實上,我們稱某事為「浪費時間」是一種社會評判,而非科學判斷。我們雖然像是在宣揚一種理想的生活方式,但人類自主的完整目的,應該在於每個人都能擁有自由選擇的權利。

當然這種思維方式會帶來一些後果,我在醫療實踐中也已深刻體會。在醫療領域做出的診斷,會讓人們認為他們已經得到正確的答案,進而停止對診斷的批判性思考。這種自滿會降低分析性的思維,亦即通常被稱為「過早結束偏見」(premature closure bias)的情況。例如自動假設智慧型手機是有害的或會成癮的,而且會造成更大的傷害。這是一種無法觸及問題根本,相當膚淺的思維方式。因為人們可能把智慧型手機作為一種應對的機制。例如發現玩遊戲能夠轉移負面情緒,或者在社交焦慮的情況下,滑動手機能協助他們應對現狀。就像疼痛是身體對潛在問題的反應一樣,過度使用智慧型手機往往是一種症狀,而非診斷

的結果。

我們對智慧型手機的看法,可能相當具有批判性。因為我們經常會把「非科技活動」置於比較崇高的地位,並且看輕那些只透過手機溝通的人。科技提供我們這種強大的溝通工具後,有某些人,尤其是那些有心理健康問題或神經多樣性(neurodiverse,例如自閉症患者等)的人,會更依賴這方面的溝通。把對許多人有幫助的日常行為「病理化」,只會加劇其「污名化」。[12] 指責智慧型手機的說法,只是把責任轉移到更深層次的社會問題上。我們並未追究社會對持續生產力的期望(迫使人們在晚上還會檢查電子郵件),反而指責讓我們能夠檢查電子郵件的科技;我們譴責社群媒體是心理健康問題的根源,卻未意識到這是背後更大問題的癥兆,亦即一個追求完美主義和渴望不斷比較的社會所帶來的問題。

科技習慣

你可能對於自己在手機上花費的時間,感到相當內疚,並試圖停止刷手機訊息,卻每次都忍不住;你也可能責怪自己沒有足夠的意志力,可以做到這一點。然而這是因為「放下手機」這句評斷的話語聽起來簡單正確,但卻掩蓋了人類潛在神經生物學的複雜性。

大腦具有強大的變化能力,可以回應我們的行為。神經心理學家唐納・赫布(Donald Hebb)曾經說過「一起放電的神經元會連結在一起」(Neurons that fire together, wire together),這句話已經成為神經科學界的一句強大諺語。「熟能生巧」可能是更令人熟悉的成語,練

習一種樂器的意義就是讓你的大腦在這方面可以變得更熟練,就像經常拿起手機做同一件事的情況。你無法停止查看手機的原因,跟某人無法停止咬指甲或另一個人每天早上都會在鬧鐘響時按下「貪睡」的原因相同,它們都是「習慣」。

被我們反覆執行的動作,便會以某種方式寫入大腦中,使這個動作變得更加容易。於是這種行為變成了第二天性,而這正就是問題所在。根據你的大腦儲存的「科技習慣」(technological habits,譯註:例如刷社群媒體、玩遊戲、看影片等)不同,使用手機可能幫助你,但也可能阻礙你。

科技習慣並非獨有,我們在生活的各個領域以及與無數物體相關的方面,都發展出各種習慣。然而,當習慣涉及到使用手機時,其獨特之處在於:我們圍繞著單一物體發展出多種習慣,這點也反映出手機的多功能性和近距離性。如果是一般鬧鐘,只有早晨躺在床上時,可以習慣性地按下貪睡按鈕;然而手機卻滲透到日常生活裡的各個方面,其結果就是手機幾乎隨時在我們身邊。一般人每天大約會拿起手機 96 次(約每 10 分鐘一次)[13]──這個數字也反映出我們可能擁有這麼多手機習慣,以及這些新習慣有多麼容易根深蒂固。

在大腦中寫入習慣的方式,會讓我們以相當自動化的方式執行這些行為,而且這種方式已經超越我們最初的意圖。自動化的特性就像是在沒有思考的情況下拿起手機一樣,會讓那些擁有強大數位習慣的人,感到自己應該是成癮了;然而,這點在任何醫學意義上都不能成立。例如某人可能決心在鬧鐘響起時立即起床,但卻不自覺地按下貪睡按鈕,我們並不會說他們按貪睡鬧鐘成癮,而只會說他們有個有問題的習慣。還有,經常被其他事物分散注意力可能會降低學業表現,拖延工作可能會

導致錯過截止日期，而熬夜追劇可能導致疲勞……但這些習慣都不足以構成手機成癮。[14]

對於跟手機使用相關的道德恐慌，一般常見反應是計算螢幕使用時間——擔心時間過長，試圖設定某種限制。查看你在設備或應用程式上花費的時間，可能會提供某種初步的警惕——甚至可能促使你購買這本書。然而從科學上看，螢幕使用時間的概念是有缺陷的。並沒有科學證據可以證明存在某個明確的臨界點，超過這個時間點後，螢幕使用時間就會對你造成傷害。我們在裝置上花費的時間是由多種活動組成，將其編輯為某種單一指標，不僅過於粗糙也並不準確，無法具有任何實質意義。這就像病人只告訴我一個數量，說是他們服用所有藥物的劑量總和，卻不說他們吃了哪些藥一樣。因為專注於單一數值，缺乏有關使用內容和模式的訊息時，並無法全盤了解你的習慣。

工作、交流和休閒都可能以「毫無問題」的方式，增加你的使用螢幕時間。每次我使用健身軟體進行訓練、開車導航或打電話給朋友時，我的螢幕使用時間都會增加；然而這些活動對我的幸福與否相當重要。即使是在進行休閒活動時，例如使用 30 分鐘瀏覽社群媒體，跟 30 次短暫的、一次一分鐘查看手機，因而打斷你真正需要集中注意力的活動，完全是兩回事。擁有手機問題習慣的人，通常幾乎不間斷的查看手機。也就是說，即使螢幕使用時間相同，多次快速查看對我們的注意力干擾更大，而長時間、並不頻繁的查看則不會干擾。

無論你是有意識或無意識地使用這些科技，無論你是將其作為工具或讓你分心，我們關心的不是使用時間而是習慣。至於接觸的內容類型也是因素之一，因為使用時間只是「數量」上的衡量，但對「品質」卻幾乎沒有任何討論。這就是為何來自全球超過 81 名科學家，集體寫

公開信給英國政府，強烈反對基於宣傳炒作而設置螢幕使用時間限制的原因，[15] 也是我不會在這本書中設置任何限制的原因。我將引導各位如何建立數位習慣，以最符合個人目的和福利的方式來使用科技。我們的社會越來越專注於使用一些指標來衡量健康，例如追蹤卡路里、心跳頻率、運動時間和睡眠時間等。然而重要的是請記住，這些指標只是我們達成健康目標的「代理」數值，而非目標本身。對這些指標的痴迷也可能產生潛在的負面影響，導致行為失調。例如「完美睡眠主義症」（orthosomnia）這個術語所描述的是對於健康睡眠的追求過度痴迷的人。[16] 患者可能會過度依賴睡眠追蹤器，當數據不完美時，他們就會感到焦慮，以至於與原始目標相反，睡眠反而變得更糟。

災難性思維也可能變成自我實現的預言。

面對手機使用的相關焦慮，我認為重要的是不要對螢幕使用時間產生新的複雜情緒。你可以在開始時合理地測量你的螢幕使用時間，但過於極端地去滿足特定目標，則可能會是有害的。請採取較為平衡的方式，也就是當你的手機跳出螢幕使用時間監控，提醒你使用時間增加的時候，不必太過擔心。例如某位摯愛的人在你已經花了幾個小時在手機上的一天，發送訊息給你，而你的手機使用時間雖然超時，卻又很想回覆的話，那就回覆吧。換成是我，我一定會回覆這個重要訊息。

一種新的心態

　　我把凱拉的故事寫進來是為了作為現實對照,讓各位能夠理解什麼才是真正的成癮。克服成癮非常困難,幾乎都需要專業的幫助。相對而言,改變你的習慣並不需要專業幫助。因為光是閱讀一本書對於凱拉來說,並不足以幫助她,然而對你卻可以。在科學界使用的術語也已經開始發生變化;越來越多科學家開始喜歡用「問題性使用」(problematic use)或「習慣」(habits)等術語來描述這件事,而我在本書中也將使用這些語言,而把「成癮」這個術語,保留給那些更適合的嚴重障礙。

　　與其把我們的手機視為毒品,不如把它們看作我們最喜愛的食物。對我來說,巧克力可頌是非常美味的享受,但如果我把每餐都替換成巧克力可頌,問題就會變得非常嚴重。我也可以決定不再吃巧克力可頌,但這樣太過極端了,因為它是我喜愛的東西。更好的方法應該是把它們以平衡的方式,納入我的飲食之中。擁抱你所享受的事物,對你的大腦會有相當大的好處。如果我可以活到和我祖母一樣的年齡,我會懷念的一定是那些在慵懶的早晨,手捧一杯咖啡,吃著剛出爐的可頌,與朋友發訊息的美好時光。而不會回想著沒有吃更多健康的燕麥粥,就直接跑去上班的早晨。

　　這就是我希望各位對待手機的方式。我們應該換一種新的心態:使用手機並找到娛樂和其他樂趣的方面是絕對可以的,但同時也要注意你的「數位甜食」不會壓垮生活中的其他部分。若想知道如何做到這一點,你必須先了解大腦如何運作。我將向各位介紹大腦裡的兩個主要運作系統:執行功能和自動駕駛。

2 執行功能和自動駕駛

　　你所做過的每一件事、你所擁有的每一個想法、你所感受到的每一種情感，都起源於在你腦海中的一絲電流。這個電流被稱為「動作電位」（action potential），這是一種以每秒 119 公尺沿神經傳遞的訊號，其速度相當於每小時超過 260 英里，甚至超過最快的 F1 賽車。我們的大腦就像超跑的引擎一樣，是由幾個關鍵組件所組成，來達成其完整功能。每個組件都扮演各自專門的角色，共同協作而塑造出我們的身分。我們的整個生活、個性和技能，都儲存在一個重量大約 3 磅的結構中——其中也包括你是否常伸手去拿手機的習慣。

　　在我們的大腦裡，有兩個主要系統支配著我們的行動。第一個是執行功能。執行功能就像老大，它的總部位於大腦的一個區域，稱為前額葉皮質（prefrontal cortex，亦稱前額皮層），位於額頭後方。執行功能每天做出的行動包括集中注意力、提前計劃、做出決策和調節情緒等。這些行為在科學上被統稱為「執行功能」。執行功能負責決定我們的長期目標，並採取與之相符的行動。作為人類，我們擁有所有哺乳動物中最發達的執行功能，這使我們非常注重未來。

雖然執行功能是老大，但其深思熟慮的過程卻是緩慢且低效率的。由於我們的生活過於複雜，無法讓執行功能仔細考慮每個決策。因此，執行功能會將一部分任務，委派給另一個區域。在我們大腦深處，有一組結構被統稱為基底核（basal ganglia，亦稱基底神經節）──這就是我們的自動駕駛。自動駕駛沒有任何深思熟慮的能力，而是儲存一組預先編寫好程式的序列動作（或行為、記憶等），這些序列一旦被引發，就會產生快速而高效的行動。這些序列就是我們所說的習慣。[17]

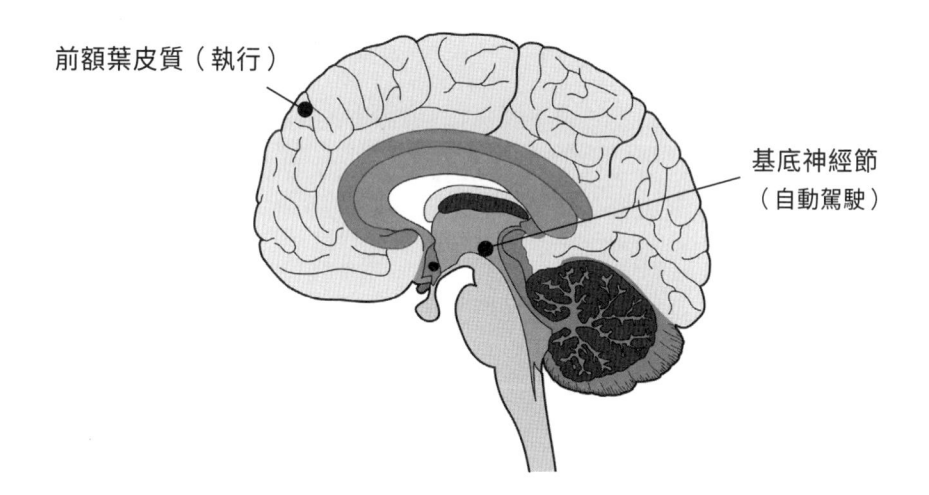

前額葉皮質（執行）

基底神經節（自動駕駛）

執行系統與自動駕駛系統：主導人類行為的兩大主要運作系統，分別是位於前額葉皮質的「執行系統」，負責維持注意力、擬定計劃、情緒調節和長期決策等；以及位於基底神經節的「自動駕駛系統」，負責表現我們的習慣行為，僅能進行短期決策。

我們在生活中得到的每個習慣，最初都是來自執行功能的慎重選擇。這些初始選擇可能發生在幾十年前，例如我們每天洗澡的時間或刷牙的時間。其他習慣則可能更近期一點，例如我們坐在桌前就立刻檢查

2 執行功能和自動駕駛

電子郵件，或是在床上時重複查看社群媒體帳號裡的內容。經過一段時間，也就是當這些行為重複到一定程度時，大腦就不再需要做出這個選擇。它們成為了預先編寫好的序列行為，儲存在自動駕駛之中，並且可以在沒有執行功能干預下自動實施。這就是人體生理的運作方式，讓大腦運行效率更高的方法。

習慣的運行非常順暢高效，以至於我們幾乎不會注意到它們的存在。當你每天醒來時，習慣很可能已經為你做出許多決策：例如按下鬧鐘的貪睡鈕、立刻起床或伸手拿起手機等，這些都取決於儲存在自動駕駛中，預先編寫好的習慣序列裡。沿著熟悉路線前進或執行日常任務時，你的自動駕駛會立刻接管，讓執行功能可以專注於它最擅長的工作：思考。事實上，這是許多習慣的關鍵特徵——讓我們的思維可以自在地漫遊。因為在許多自動駕駛任務時，可以讓具備未來性的執行功能，利用這段時間進行未來的思考和規劃。我們可能會想起過去，或反思已經發生的事，並試圖處理複雜的情感。

「自動化」是習慣的關鍵特徵，為了快速檢測某個行為是否是習慣，因此可以在自動駕駛模式下進行，你可以問自己以下的問題：

- 這是一個你可以在幾乎不必集中注意力的情況下，就能完成的行為嗎？
- 你能否能讓自己的思緒漫遊，想到與你正在做的事無關的其他內容？

　　例如：穿衣服、煮飯、清掃、開車、走路、吃三明治、喝咖啡，當然還有拿起手機。

🔋 自動駕駛模式

在我們的生活中，有很大一部分時間是在自動駕駛模式下度過的。在一系列具有影響力的研究中，已經研究習慣超過 30 年的心理學家溫蒂・伍德教授（Wendy Wood）指出，大約有 40% 的日常行為依賴於習慣。[18] 這個數字可能會讓那些認為自己不是習慣導向的人，感到相當驚訝。但無論我們是習慣於固定模式的「習慣生物」還是自由隨性的「靈魂」，我們都在類似程度上依賴自動駕駛模式，而且年齡和個性似乎不會造成多大的影響。這突顯出習慣的自動化和潛意識特性，讓我們很容易忽略每天無意識做出的大量小決策。

不需認真思考日常例行公事的細節時，其所帶來的效率，有助於節省我們的精神能量。例如開始一份新工作或新學校，可能會讓人感到心理疲憊，因為我們的習慣會被暫時中斷。我們也可能必須依賴執行功能來完成一些基本任務，例如熟悉工作場所的實體佈局，重要工具的擺放位置以及學習電腦系統等。隨著我們適應任何新環境或新常規後，大腦便會形成一套新的習慣，並將其儲存在自動駕駛中。這種能在自動駕駛模式下執行基本任務，而不需執行功能的全神貫注，便可減輕我們的精神負擔。

任何不需要我們全神貫注的事物，都是一個習慣或者具有許多習慣元素的行為。例如，第一次從零開始烹飪一頓新餐點，可能相當具有挑戰性，因為必須依賴執行功能來仔細思考過程裡的每個步驟。然而一旦我們重複幾次烹飪同一道食譜後，自動駕駛就能介入，減輕執行功能的負擔。我們甚至可以開始同時做其他事情，例如邊料理邊聊天或聽 podcast。

在過去的二十年裡，我們的大腦已經學會了新的習慣。我們在玻璃螢幕上點擊、雙擊、滑動和長按。對於那些不熟悉這項操作技術的人來說，剛開始掌握這些操作，可能會是一項難題。一旦這些動作儲存在自動駕駛中，使用這項技術就會變得直觀且似乎輕而易舉。這些根深蒂固的習慣，讓我們能夠輕鬆地在各種系統和螢幕中瀏覽。若想真的看到你的習慣正在運作中，你可以嘗試切換到一個不熟悉的操作系統。這時你會發現，當你無法依賴自動駕駛模式時，所有事情都會需要更多的思考和努力。

由於有幾乎一半的行為都是由習慣所塑造，所以我們的自動駕駛模式，對我們的身分認同有明顯的影響。例如一個「有條不紊」的人，可能已經磨練出幾百個習慣序列，保持著周遭事物的整潔；而被視為「雜亂」的人，則未能發展出這些習慣。習慣還會影響我們與他人的互動（不論是好的或壞的互動），例如有些人可能習慣性地表現出善意或進行同理心的傾聽，另一些人則可能習慣在交談時頻繁查看手機，這種行為也被稱為「手機冷落」（phubbing，譯註：由 phone「電話」和 snubbing「冷落」兩個字組合而成），會給人一種心不在焉的印象。

習慣的潛意識特性讓它們難以被察覺，更不可能被記住。為了深入了解我們使用智慧型手機的情況，倫敦政治經濟學院的一組研究人員，在參與實驗者的眼鏡上安裝了一個小而不引人注目的微型攝影機，讓他們能夠看到參與實驗者的第一人稱視角，以追蹤那些經常被忽視的習慣行為。研究發現，參與者平均每 5 分鐘就會與手機互動一次，並經常在不經意的情況下拿起手機，花在手機上的時間也超過他們的規劃。[19] 當這些參與實驗者觀看自己不斷拿起手機的錄影片段時，他們對於這種行為的自動性，以及自己對這種行為的記憶之少感到驚訝。他們形容拿手

機的動作是自然的、自動的或無意識的。一位參與者甚至將這個動作比喻為像是「咳嗽時用手搗住嘴」一樣,這是在我們生活早期所學會,最後變成了第二天性動作的最佳範例。

有問題的習慣

習慣可以大致分為三類:支持習慣、對立習慣和中性習慣。顧名思義,支持習慣是那些與我們的目標相符,並可協助我們完成目標的習慣;對立習慣則與我們的目標相抵觸,甚至可能會妨礙我們完成目標。舉例來說,每天早上坐在書桌前學習是一種支持習慣,而在此時瀏覽手機則不是支持習慣。中立習慣在任何方面幾乎沒有影響,例如我們是在洗澡前或洗澡後刷牙,或者以特定順序穿衣服等都是。上述這些習慣通常會被簡單稱為好習慣或壞習慣,雖然在本書中我可能偶爾也會為了簡單起見,使用這些簡單術語。但更重要的是,請各位記住習慣不應該成為道德評判的基礎。擁有某些對立習慣或問題習慣,並不代表這個人就是壞人。如果你覺得需要改變的習慣數量讓你不知所措時,請記住這個事實:由於對立習慣的特性,「壞習慣」總是會比我們擁有的無數支持習慣或中立習慣來得更為突出。而決定一個習慣屬於哪一種類別,完全取決於你自己,亦即基於你個人的目標而定。因此,對某些人來說是對立習慣,對其他情況下的另一些人來說,也可能是中立習慣或甚至支持習慣。

擁有與目標衝突的幾個習慣,對人類來說是相當常見的,但為何會發生這種事呢?這是由於大腦的兩個系統之間的根本差異所致。我們可以透過執行系統進行長期思考,並為未來制定計劃,因為人類有一項特

質是：我們能夠忍受暫時的不適，並為最終目標而延遲滿足感。例如我們會為了獲得學位而進行長時間的學習、努力工作提升自己的職業生涯，或是在運動中克服疼痛以取得成功。任何需要我們放棄短期獎勵以換取長期獎勵的事，都依賴於我們的執行系統。反過來看，我們的自動駕駛會更專注於當下立即的獎勵，因為它的主要功能是執行我們儲存的習慣，以節省精神能量。也就是所謂的大腦「走捷徑」，意思就是不需要花腦筋思考，而這種節省精神能量的行為，就像一種獎勵。然而這也意味著，如果我們的自動駕駛系統儲存了「問題習慣」，即使它們與執行大腦設置的目標相互抵觸，自動駕駛仍會繼續套用這些習慣。在缺乏儲存過的習慣，執行系統又把決策委託給自動駕駛時，自動駕駛很可能就會衝動行事，優先考慮短期獎勵而非長期目標。

　　讓我們來看一些熟悉的習慣範例。例如把碗盤放在洗碗機旁邊，而沒有放進去，這是一種跟保持家中整潔的目標相抵觸的習慣。即使把碗盤放進洗碗機只需要多花幾秒鐘的努力，我們卻經常選擇比較簡單的路徑（先放在旁邊），因而延遲任務的完成。類似的情況，你只要花幾秒鐘把鑰匙放在特定位置，就可以防止之後的匆忙搜尋，但我們卻往往會把鑰匙隨便丟在目前最方便的位置上。仔細想想這些問題習慣，似乎不太合邏輯，然而我們的自動駕駛模式並非為了仔細思考而設計。它只會執行根深蒂固的行為序列，即使這種推遲會讓後來的任務變得更複雜，它仍會繼續這樣做。

　　查看手機本身並不是一種壞習慣，因為有些必要的查看可能相當重要。然而在我們的自動駕駛模式中，包含了許多可能與我們的整體目標相互對立的手機習慣。例如，強迫性地檢查電子郵件，可能會干擾我們專注於重要工作的目標，而在晚上無意識地瀏覽社群媒體，也可能影響

我們是否獲得足夠的睡眠。當我們沒有空閒時間卻仍伸手查看手機上的通知時，就會發現自己已經陷入這種行為。如果我們能夠理性地思考這些行為，很可能就不會這樣做。不過，習慣是自動駕駛的，會繞過我們的意識決策過程，這就表示即使像早上查看社群媒體這樣的習慣會讓你上班遲到，你也可能會繼續這樣下去。

可以說我們的自動駕駛習慣，是以更微妙的方式塑造了我們的行為，協助我們在超出執行系統掌控範圍時，在充滿資訊和選擇的環境中自動導航。因為在完全自由選擇的情境中，過多選擇可能會讓人感到不知所措，而我們的習慣便可自動縮小選擇範圍。雖然我們認為是自己的選擇，但在事實上，我們的習慣已經準備好了一份較短的名單。例如做早餐時，大腦並不會篩選每一種可吃的食物，而是從最常吃的早餐食物中進行選擇。這就是為何我們經常忽略掉當初購買時本意良好的健康食品，一直放到過期，反而去吃我們常吃的食物；以及為何罐頭食品經常被遺忘，直到它們在櫃子後面放到過期。

根深蒂固的科技習慣也有類似的功能，它們提供了一個較短的自動化選擇名單，幫我們決定如何花掉時間。例如當你經歷一天的辛勞回到家時，預設的日常行為會很明顯地影響我們如何休息與放鬆。我們不太會去探索各種休閒選項，而是會自動走向我們的手持裝置，選擇無意識地捲動頁面或追劇，因而忽視其他我們希望培養的嗜好、熱情或技能等。數位習慣的影響力更強，它們會妨礙運動、睡眠、社交互動，或在大自然中度過的時間等重要的健康活動。每個人的生活，都是由自己的時間使用方式和注意力集中點而塑造。因此，最重要的就是必須有意識地決定，希望把這些珍貴時間中的多少份量分配給科技，還要培養健康的數位習慣，以便能夠按計劃實施。

我們經常意識到自己的某些科技習慣是無益的,並下定決心要減少使用手機或「關機」。為了達到目標,我們會全力以赴地強制執行新的手機使用模式,然而這個目標需要大腦的執行系統持續不斷地努力,這點相當耗費精神。因而不可避免地,這種努力必然在某個時刻失敗,於是我們又會回到最初的設定——自動駕駛的習慣,並且對此感到懊悔。因為當你發現難以停止想做某些事情的衝動時,會感覺好像失去控制,讓習慣在不經意的情況下執行了。於是我們得出結論,這一定是我們自己的錯,因為缺乏意志力。這也正是我們在下一章必須討論的內容。

3 執行電池

在神經科學的歷史上，某些偉大的發現經常是意外碰上的。1848年的一個普通日子裡，佛蒙特州一位名叫菲尼亞斯‧蓋奇（Phineas Gage）的建築監督，他是一位受到高度評價且工作勤奮的監督。他和團隊正在進行一項挖掘工作，準備透過控制爆炸來清理掉較大的岩石，以便鋪設一段鐵軌。為此，他們必須在每塊岩石鑽一個深孔，放入炸藥並填入沙子，再用一根長鐵棒壓實。這個過程叫做「夯實」，對於確保爆炸的有效性和安全性來說相當重要。而把材料緊密地填充在孔的深處，就表示當引信點燃炸藥時，最大的力量會施加在岩石的內部，而非表面。

1848年9月13日下午4:30發生的事件，將在接下來的150年間，被神經科學期刊深入探討。事情很可能是因為炸藥上面沒有覆蓋足夠的沙，或是蓋奇在試圖壓縮爆炸材料的過程中，因為跟手下的對話而分心。他手上的鐵棒在岩石上刮擦，產生了微小的火花。無論原因為何，其結果立刻顯現出來──炸藥被引爆了。在他手中那根重13磅、長1公尺的鐵棒，以無法想像的速度飛離他的手，穿透他的左頰，刺入他的顱骨，並穿過位於前額後面的腦部。最後，這根鐵棒從他頭頂穿出；爆

炸的威力之大，讓這根鐵棒驚人地飛到 30 公尺遠的地方。

蓋奇在這場事故發生時 25 歲。對於同事是否將他抬到附近的馬車上，或他是否能自己走路，報導不盡相同。令人驚訝的是，蓋奇仍然保有幽默感，甚至還能跟前來治療他的醫生開玩笑。然而，在接下來幾天裡，他因嚴重感染而感到虛弱，沒有人認為他能夠活下來。雖然如此，他卻與醫療預期背道而馳的恢復了健康，並被認為只損失了小部分功能，包括左眼視力減退和一點臉部癱瘓。但事實上，他的大腦執行系統受到永久性的損傷。在菲尼亞斯去世幾年後，最初治療他的醫生約翰・馬丁・哈洛（John Martyn Harlow）在一封信裡寫了在事故發生後，過去勤奮的菲尼亞斯變得「對約束或建議顯得不耐煩，尤其是當這些建議與他的期望相抵觸時」，其結論「他不再是蓋奇了」這句話，在神經科學史上廣為流傳。[20]

🔋 你並不缺乏意志力

在菲尼亞斯・蓋奇的事故之前，我們對於大腦功能以及其不同組成部分的功能，完全不清楚。他的情況協助我們發現了人類獨有特質的形成，就位於前額後面的腦部。人類與其他哺乳動物不同的特徵之一，便是我們能夠行使自我約束和自我控制。執行系統就是意志力的來源，而菲尼亞斯・蓋奇失去一部分意志力後，便不再以相同的方式行事。雖然這種傷害對蓋奇的影響被認為高估了，在他死後那段時間的許多報導裡，都提到他後來已經無法再接受測試。[21] 當執行系統因創傷性腦損傷或醫療狀況而受損時，人們會變得更衝動的情況是很正常的，這種情況

被稱為「執行功能障礙綜合症」（dysexecutive syndrome）。[22] 然而即使大腦的這部分功能良好，我所遇到的大多數人仍然都希望自己能擁有更多的意志力。我們都曾經有過感到缺乏動力的情況，於是我們採取那些短期內較為容易的選擇，而非追求那些具有長期利益的困難選擇。我們可能會無止盡地查看手機而非工作，或是放棄訓練而沉迷於觀看新影集。我們也會在這種過程裡自責，認為自己缺乏意志力。

「我缺少意志力」的說法經常出現，但意志力並不是你幸運擁有或完全缺少的東西——而是執行功能的一部分，是我們都擁有的東西。這並不是在說人類的大腦都以相同的方式運作。雖然你看不到，但執行功能在人與人之間都是不同的，因此，每個人的意志力也會有所不同。就像身高一樣，大多數人都集中在平均值附近，只有少數人位於極致的兩端。基因可能在你的自然傾向中起了作用，但環境和我們使用大腦的方式，同樣也會影響。

🔋 執行電池

到底是什麼原因造成我們感到所謂的「缺乏意志力」呢？簡單地說，我們的意志力程度並非恆定，而是不斷變化。最好的比喻就是把你的執行大腦想像成一顆電池，當電池充滿電，就會感到精力充沛，準備好實現你的目標。當電池耗盡時，情況便反過來。在疲憊狀態下，你無法鼓起所需的精神能量來完成困難的任務，而會選擇簡單的選項。事實上，雖然執行功能的程度因人而異，但執行疲勞因而缺乏意志力，卻是我們都經歷過的。

一般而言，任何對於執行系統的壓力，都會消耗這顆電池。這種壓力經常難以避免，也是我們日常生活裡的一部分。大多數人會意識到，飢餓或疲倦等身體狀態，確實可以影響你的大腦並耗盡這顆電池，但它的消耗並不等同於身體上的疲憊。即使沒有任何身體的勞動，執行系統也可能因精神上的疲勞而感到疲憊。我們可以用「專注」作為例子。為了能夠維持專注，你的執行大腦必須在忽略無關干擾的同時，維持注意力，這就表示你必須行使一定的意志力。這種情況對執行系統的消耗因人而異，也會因任務而有所不同。例如花幾個小時坐在桌前，除了在鍵盤上移動手指外，幾乎沒有任何身體活動的情況。但如果是需要專注的挑戰性任務，例如撰寫這本書跟花同樣時間瀏覽網路相比，絕對會有更明顯的認知疲勞。我們經常沒有意識到或了解到在管理複雜和挑戰性任務時，大腦所投入的認知努力，因而未能充分理解這對執行大腦所造成的壓力。

　　我們面對的情緒狀態也會影響執行系統。這是因為執行系統的重要功能之一，就是處理從大腦情緒部位自動產生的情緒，對其進行理性化處理，並決定是否要根據這些情緒採取行動。這個過程被稱為情緒調節，需要靠執行能力來應對。例如在工作中度過一個充滿情緒的日子，應對大量壓力之外還必須保持專業，雖然工作時數相同，但這種情況比其他普通日子更容易耗費精力。

　　如果你身為父母，可能還會面臨更困難的挑戰：除了自己的情緒外，還要注意孩子的情緒，因為他們才剛學會如何處理自己的情緒而已。我們經常可以看到孩子們（包括我自己的孩子）因為看似微不足道的小事，瞬間變得沮喪或生氣，甚至大發脾氣。這是因為他們尚未成熟的執行系統，無法順利地調節情緒。父母的大腦必須同時調節自己的情緒，

努力保持冷靜,同時幫助孩子處理他們的感受。由於進行了雙重的情緒調節,因此必須使用更多的執行能力。如果還要兼顧孩子的各種活動和決策時,加上育兒時的身體需求,都會讓這種腦力消耗更加劇烈。根據我的經驗,即使是父母自己,也低估了身為父母對執行功能的消耗效果。

雖然每天發生的這些情況,都會消耗我們的執行功能,減弱我們的意志力,然而我們可以用一些方法來重新充電。其中最有效的方法就是睡眠,因為它對大腦有強大的恢復效果。一項後設分析（meta-analysis,譯註:對於各種研究分析的整合分析）匯整來自多項研究的數據,其參與者總數高達 54,670 人。分析結果發現:睡眠時間和睡眠品質與自我控制能力之間存在明顯關聯。[23] 有趣的是,這種影響在年長者中更加明顯。這就表示隨著年齡的增長,我們對睡眠剝奪的影響會變得更加敏感,年輕時熬夜的記憶也逐漸成為過去。其他的研究也強調,充足且高品質的睡眠,有助於提高我們的心理韌性。[24] 一般而言,經過一夜好眠後,我們會以清新的心態和充滿電量的意志力醒來。因此,大多數人會發現:早上比較容易應付困難的任務。

滿足身體的飢餓需求也相當重要,可以用來協助執行電池重新充電。飢餓時變得易怒（通常稱為 hangry,由 hungry 飢餓 + angry 憤怒所組成）的情況並不罕見。這種易怒是由於我們的飢餓感已經消耗掉大量的執行大腦,影響到情緒調節能力的跡象。

定期休息也能讓我們的執行系統得到喘息,防止電池過度耗盡。休息不一定是什麼都不做。在休息時所做的事對執行系統的影響會因人而異,但這種能量充電活動,通常具有幾個共同特徵。首先,你通常會發現這些活動本身就是愉悅的,不太需要額外的意志力就可以開始。其

次，這些活動的時間長度通常會讓我們感到可以掌控，因為超過某個界線就會讓我們覺得疲憊。這些活動通常可以提供一定程度的逃避，而且必須處理的複雜訊息較少。雖然這些活動可能帶有挑戰性，但不至於讓人感到沮喪。可以舉例的活動有閱讀、繪畫、烹飪、與朋友聚會，以及看電視、上網、玩遊戲和查看手機等。符合上述標準的活動，在數位和非數位方面都有。而我們說每個人大腦的「獨特性」，就代表同一種活動對個體的影響可能截然不同。對某些人來說，烹飪可能是一種享受，但對另一些人則可能是一種負擔。同樣地，有些人可能會發現社群媒體所帶來的短暫逃避感讓人振奮心神，其他人也可能覺得處理相同的數位訊息令人感到疲憊。

這些不同體驗，部分可以歸因於我們獨特的天生傾向，部分則是個人大腦神經網路某方面在使用上的疲勞。例如一個天生傾向於喜歡閱讀和獨處的人來說，一本好書可以在整天的社交互動後，提供清新的逃避感。反之，一個度過獨處的一天，一直沉浸在文字中的社交型個性的人來說，他會更喜歡與朋友聚會。我們可以把對執行大腦的充電，比喻成讓一組過度使用的肌肉休息。但請記住大腦確實與肌肉不同，因為大腦從未真正「關閉」，它會一直處於啟動狀態。因此關鍵不在於完全休息，而是在於有策略的參與個人喜愛的充電活動。

🔋 低電量模式

當我們在日常生活中面對和處理各種壓力來源時,我們的執行電池便會逐漸消耗。電池耗電的速度取決於任務的複雜性和任何關於情緒調節的方面,因為這兩者都需要大量的執行系統參與。此外,執行系統所面臨的挑戰也可能相互疊加,因而更增加電池的消耗速度。同時,我們也可能並沒有幫電池充夠電量,如果睡眠不足或睡眠品質差,在一天開始時的意志力儲備,甚至可能比前一天還少。持續使用這個半滿電池而不進行休息,更會讓它接近耗盡的危險邊緣。

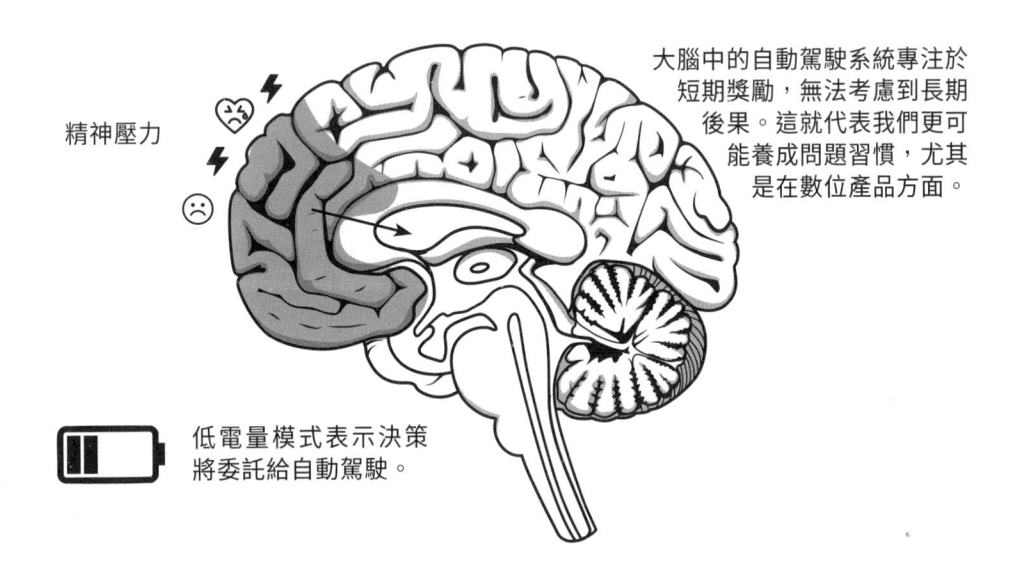

精神壓力

大腦中的自動駕駛系統專注於短期獎勵,無法考慮到長期後果。這就代表我們更可能養成問題習慣,尤其是在數位產品方面。

低電量模式表示決策將委託給自動駕駛。

低電量模式:當我們的大腦進入「低電量模式」時,它會變得更傾向於短期思考。在這種狀態下,很容易養成有問題的數位習慣,而克服這些習慣則需要更多的執行力。這又會進一步消耗我們的執行資源,使得大腦進入「低電量模式」的可能性變得更大,因而形成一個惡性循環。

3 執行電池

如果把我們的執行電池比喻成手機上的電池，那麼在耗盡電池前的某個時刻，它將會停止運作。而執行功能完全停止的話，對我們的生存便會構成真正威脅，因此大腦會立刻採取其他措施。當大腦注意到疲勞來臨時，它會改變策略以節省能量，進入我將在本書中稱為「低電量模式」的狀態。我故意選擇這個比喻是因為這是我們熟悉的狀況——我們都知道手機如何在低電量模式下，限制本身功能，例如降低運行能力以節省電量。而當大腦進入自己的低電量模式時，也會出現類似的性能下降。亦即執行功能減弱，導致我們的注意力、工作記憶、專注力和情緒調節能力都受到影響。平常能輕鬆處理的情況，也會突然變得難以應付。

　　當執行大腦進入低電量模式時，便會把更多決策委託給自動駕駛系統。而自動駕駛系統是一個較原始的大腦區域，並不會像執行系統那樣容易疲憊，不過它的能量效率是有代價的。因為自動駕駛系統的主要工作是執行我們的習慣，亦即重複以前做過的行為。所以在低電量模式下，它會照舊運行，然而當它遇到未曾儲存過習慣序列的陌生情況時，就會預設選擇最簡單的選項，因為它只考慮當下的情況。低電量模式會把大腦從長期思考轉變為短期思考，讓我們不再願意為未來的遙遠獎勵付出大量努力，而是傾向於節省能量以獲得短期獎勵。[25]

　　值得注意的是我們的意志力並未完全耗盡，大腦在低電量模式下，仍然保留著一點意志力，只是變得更難啟用。這些剩餘意志力對保護我們來說非常重要，可以在情況危急時瞬間調動起來。例如在低電量模式下，你可能感到沒有足夠的意志力從沙發上起身，但如果是在緊急情況下，這些剩餘的意志力便可發揮作用。過去的緊急情況可能涉及逃避野生動物之類的事，現在比較可能則是在困倦的半夜，必須載家人去醫院

急診的緊急情況。因為鼓起剩餘意志力的高風險，可能涉及潛在的危險（例如疲勞駕駛），但同樣也可能是巨大的獎勵（例如載去急診而挽救了家人）。因此，在工作了一天之後，你可能會放棄上健身房所帶來的未來健康益處，因為大腦可能在缺乏意志力的情況下，認為它們不僅抽象且難以概念化；但如果有足夠的金錢獎勵（譯註：例如公司舉辦減重比賽），你還是可以調動這些儲備的意志力走向健身房。總之，在低電量模式下，我們的執行大腦提高了啟動意志力的門檻。

低電量模式有一個明顯的特點，你可能也體會過，就是我們有效調節情緒的能力會跟著減弱，這種減弱可能以各種方式表現出來。例如對於微不足道或不重要情況的應對彈性，可能大幅降低。這些一般來說不是很重要的情況或小煩惱，很可能會成為壓力或挫折的來源。例如遇到火車誤點、小爭吵或甚至一個簡單錯誤等日常情況，都可能引發比平時更強烈的反應。而對於那些已經在內心與持續的負面爭鬥的人來說，這種低電量狀態更會加劇這些感受。通常用來抑制非理性想法（例如「我做得不夠好」這種負面想法）的理性防線，會變得不再有效。如果仔細觀察自己，你有可能會發現在特別艱難的工作日或持續壓力下，這種自我批評的負面聲音變得更加響亮和普遍出現。這點確實會影響到每一個人，甚至包括神經科學家！

科學家最初認為像抵抗一盤甜食或解決一些困難的謎題等，這種短時間的努力，會導致意志力減少，但這種想法並非完全正確。[26] 意志力的電力與汽車的油量表並不相同，油量表會顯示每行駛出一英里後燃料減少，而執行系統疲勞的出現則是隨著時間加劇，而非執行幾分鐘就消耗多少[25]（譯註：漸進式的減少）。這種發現與我自己測試患者執行功能的經驗相符，雖然患者在想要改善無法治癒的疾病研究上，具有高度

的個人動機,但在測試的第二、第三和第四小時中,他們所能集中的精力呈逐漸下降的趨勢,表現也會隨之逐漸下降。

對於大多數人來說,低電量模式反映的是一種過度使用和充電不足的慢性狀態。這在一系列比較不同任務難度的受試者大腦研究中,得到了很好的證明。

在這些研究中,參與者會在螢幕上看到隨機出現的個別字母,並被要求回憶該字母與前一個字母是否相同或不同。然而其中一半的參與者,被明顯增加了難度,他們不僅要比較現在的字母與剛剛看到的字母是否相同,還要記住它跟之前看過的第三個字母是否相同。在這場歷時六個小時的消耗性任務之後,中間只有 10 分鐘的午餐休息時間(對於許多閱讀本書的人來說相當於一個工作日的工作),參與者在 fMRI(譯註:functional Magnetic Resonance Imaging,功能性磁振造影,利用磁振造影來測量神經元活動所引發的血液動力變化)掃描機中接受檢測。這種掃描技術可以測量大腦不同部分的血流變化,讓研究人員看到哪些部分的大腦比較活躍。進行複雜任務的參與者在執行功能部分較不活躍,表示他們的執行功能已經退縮,亦即他們進入了低電量模式。[25] 進一步的研究顯示,處於低電量模式會影響人們的決策能力。在面對「付出最小努力獲得即時獎勵,或投入更多努力獲得更大但延遲的獎勵」的兩種選擇時,疲憊的參與者更傾向於選擇即時、簡單的獎勵。[27]

🔋 執行耗竭

想像一下，你即將結束漫長的一天。你在這週的工作上花了比平常更多的時間，試圖趕上迫在眉睫的工作截止日期。通常你可以在開車通勤時，藉由沉浸在有聲書中來稍微充電一下，但今天因為意外的交通堵塞和隨之而來的繞路，你的執行大腦必須耗費額外的精神。於是你比預期晚回到家，讓晚上接下來時間裡的情緒起起伏伏，因為除了工作壓力，還有個人壓力在困擾著你。最後當你上床睡覺的時候，你意識到自己的思緒從未停過。所以你感到非常疲憊，雖然應該閉上眼睛休息，但今天你還沒有自己的獨處時間，你需要放鬆。於是你拿起手機，這種滑動螢幕的感覺，就像是逃避日常事件的一種可以期待的消遣。結果你的入睡時間比預期要晚得多，因而造成你的睡眠不足。

第二天坐在辦公桌前，你已經感到疲憊。在完全進入低電量模式的情況下，你甚至無法喚出開始工作的精力，因此你起身去泡杯咖啡。再次坐下來之後，你拿起手機，並沒有新的消息。那順便看看信箱是否有任何緊急的代辦事項。接著你花幾分鐘瀏覽網頁，然後快速檢查社群媒體，最後草草瞥一下新聞。

這樣的你陷入了滑動螢幕陷阱中，在你意識到之前，已經過了相當長的一段時間，而你根本還沒開始工作。

在低電量模式下，伸手拿起手機的情況並不少見。因為這是一個簡單的任務，可以帶來即時的獎勵，許多人會用它來把自己的執行大腦暫停一下。我們可以利用自動駕駛模式瀏覽大量訊息，而所謂的「無意識滑動」的行為，事實上是讓執行大腦暫時休息的一種作法。不幸的是，這些行為可能會形成未來的習慣，於是數位習慣就這樣慢慢侵入我們生

活裡的其他部分。反覆拿起科技設備的行為，就像洗澡和刷牙一樣，會讓你的大腦開始認為這是日常生活裡的重要部分。大腦會想要簡化這些行為，於是便把查看手機的過程儲存在自動駕駛中。不久之後，每次坐在辦公桌前時，你都會自動進入相同的循環而不加思考。因為你已經開發出自己專有的數位熱身習慣。

習慣的不同特性，可以保護或消耗我們的執行功能。從社會上的讚美動機來看，通常都認為成功的人具有更強的意志力。表面上看，有些人似乎真的可以透過意志力，來避免類似查看手機上的有趣應用程式的這種「短期獎勵」干擾，但這種看法其實並不正確。研究發現，他們是因為習慣而減少了對於這種珍貴資源的濫用。[28] 也就是在自動駕駛模式中擁有支持性習慣，可以減輕執行功能的負擔，並保護我們的意志力不會耗竭。請記住，即使在完全充電的情況下，執行功能仍然會將部分任務委派給自動駕駛，而在低電量模式下，這些委派任務的數量會急速增加。因此，發展支持性習慣，保護我們的意志力能夠順利供應，是一種相當重要的關鍵策略，可以避免讓我們進入低電量模式。

與我們的目標有所對立的習慣，會不斷耗損我們的執行大腦。舉例來說，如果某人有根深蒂固的習慣，一直會在辦公桌工作時查看社群媒體，他們就不得不動用意志力來阻止這種行為，以便進行工作。而持續抵抗這種習慣的努力，同樣會消耗意志力，使他們更容易進入低電量模式並發展出更多問題習慣。雖然我們在低電量模式下形成了這些負面習慣，但習慣一旦儲存後，即使在我們精神奕奕的情況下，仍會持續耗損意志力。這會對我們的執行功能施加額外的壓力，代表我們可能會再次進入低電量模式，接著可能又發展出更多對立的習慣，讓自己陷入延續的惡性循環中。*

⚡ 意志力最大化

在意志力和動機方面，最重要的就是做好基本功。例如良好的睡眠、營養以及適當的恢復性休息，便與執行大腦的運作順暢以及意志力「電量」的最大化，密切相關。話雖如此，人類的意志力仍然屬於有限資源。雖然你付出了最大的努力，但一定都會在某些時候達到耗竭的臨界點，意志力的強度降低。純粹希望自己有更多意志力的想法並不實際，更重要的是我們必須學會明智而高效率地使用珍貴的意志力資源。

人們常犯的一個最大錯誤，就是忽視意志力的「限制」而一意孤行。這會讓我們面臨過度壓力，導致放棄，最後重複同樣的惡性循環。人類社會對於意志力和動機相當推崇，並崇尚著那些偉大的行動。我們會被需要徹底改變自我或有著重大變革的事物所吸引，我們也希望透過純粹且強而有力的行動來改變生活。但當我們的意志力最終失敗時，我們就會把它歸咎為自己的失敗。

你之所以習慣性地拿起手機，並不是因為你缺乏意志力或動機（反之，拿起這本書並想了解更多相關主題，則表示你的意志力與動機對這本書感興趣），問題是在於你所養成的一系列數位習慣，而且這些習慣

---

* 這種循環並非對每個人都有相同影響：有些人在執行功能上的「電量」容量較低，很可能是因為神經發展性疾病，例如注意力缺陷過動症（ADHD），或後天出現的其他神經性疾病。執行功能雖然可以彌補大腦其他部分的不足，但這樣做會消耗其電量儲備，影響整體能力。因此這些人更容易進入低電量模式，有時甚至經常處於這種狀態。而透過本書提到的一些技巧，利用大腦其他區域來支援執行功能，有些影響便可得到緩解。

現在變得有問題且難以控制。習慣的特性讓我們在精神疲勞或分心時，自動轉向習慣性的行為，以節省腦力。與其用執行功能去對抗這一點，不如改變你的預設選擇，讓它支持你的目標。如同我們在上一章所了解的，習慣在預先決定我們的選擇中，帶有關鍵的作用。因此，建立與你目標一致的習慣，便可提供一種無需努力且不會耗費意志力的自我控制法。

在閱讀本章後，你應該已經了解到低電量模式的情況。但這些跡象並不容易察覺，參與複雜字母回憶任務的參與者，同樣也沒有察覺到。在進行了六小時的複雜認知任務後，雖然他們的執行大腦活動減少，但他們卻沒有報告自己增加了疲憊感。[27] 這點並不令人驚訝，因為執行功能降低後，我們也同時失去了對自身狀態的分析能力，失去了洞察力。無論你是否覺得需要，充分的休息和恢復性休息對於將意志力最大化和避免問題習慣的發展而言，都相當重要。

然而個體的習慣不能獨立看待，因為它們會受到更廣泛的視角影響，這點必須深入討論。雖然與其他動物相比，人類的執行功能發展得更加獨特，其他動物則只需要在繁殖和生存方面做出決策。然而，我們的大腦進化緩慢，現代生活的需求已遠遠超出我們的原始能力。對現實生活的期待已成為常態，讓長時間工作、減少休息和睡眠不足變成了新常態。我們的意志力在這種情況下過度使用並且充電不足。因此，許多人都經常處於低電量模式下，導致效率低下和表現不佳。在這種認知耗竭的狀態下，我們可能會做出衝動決策，或形成問題的習慣。而這些習慣又會被寫入自動駕駛系統中，需要大量的意志力才能克服習慣。為了解決這個問題，我們必須超越個人的努力，挑戰社會規範和不切實際的期望。這也是我寫這本書的主要動機之一。雖然改變根深蒂固的社會期

望和規範,可能需要隨著時間經過所進行的集體努力,但本書即將談到的實用部分,將為各位提供可用的策略,讓你從現在開始啟動有意義的習慣變化,並改善你的大腦健康。

實踐

基礎工具組

　　我們大腦經常在自動駕駛模式下查看手機，因為我們儲存各種數位習慣，但其中一些可能是有問題的習慣。要開始改變某些習慣，就必須中斷其自動駕駛模式，並重新啟動執行大腦。然而考慮到我們對於生活的要求，大多數人可能都在精神能量的極限下運行，能夠造成改變的能力已經下降。

　　處於低電量模式並不表示你無能為力。在本節中的所有技巧，都已經考慮到人類執行功能的限制。它們的目的在幫助你「開始」改變的過程，而且可以在低電量模式下使用。我在創作這本書的過程中，便大量使用這些方法。

　　我把這些方法放在本節是為了充分利用你的動機，與其等到書的結尾才做，不如立刻開始應用它們。我們即將探索的某些策略是獨立的方法，適用於特定情況。其他一些策略則屬於基礎策略，就像積木（building blocks，譯註：亦有為習慣「建立障礙」之的雙關意義）一樣，因為我們會在後面的部分，不斷加蓋並擴展它們。

自我反省作業
評估你的手機習慣

　　檢視你的數位習慣，考慮你想改變哪些習慣。
- 你希望改變多少，為什麼？
- 你希望在哪些時刻不使用手機？
- 你想用什麼來替代滑手機的那段時間？

★請記住：盡量以非評判的中肯方式進行，因為並沒有一種完全理想的使用方式。例如對某人來說，早上一起床就查看電子郵件，讓他們可以在上班途中思考某些事情，而對於其他人來說，很可能是一種壓力來源。

────────

　　將表格項目分為支持性、問題性和中立性，並把你的習慣列入表格中。
- **盡量具體**：與其模糊地關注螢幕使用時間，不如詳細說明你希望限制手機使用的情境，例如當你正在學習、觀看電影或在公園與孩子們玩耍時。
- **從小處著手**：一次做太多改變，會大幅降低你的成功機會。請從小變化開始，盡量早點開始並持續進行，效果往往可以超越一次大幅改變的嘗試。
- 當你與手機的關係改變後，填補新空檔的時間也很重要，否則你很可能會再次回到刷手機的習慣上。

🔋 積木 1：五分鐘法則

　　當你面對想滑手機的衝動時，請用延遲而非抵抗。停下來等五分鐘後再使用。

- 想要快速查看一下手機的需求，通常是掩飾一種想要逃避當下情況的衝動。這種衝動在大多數時候都是瞬間發生的，但你大腦的自動駕駛觸發了習慣。
- 這並不是暫時欺騙你的心智那種作法，因為五分鐘過後，你可以自由地拿起你的手機。無論你是否真的開始滑手機，這種延遲都應視為一次勝利。
- 通常這種小暫停已經足以讓你不被吸引到虛擬世界，就算最後你查看了手機，也等於給了自己的心靈一個機會，去面對不適感並思考如何處理。
- 五分鐘延遲可以促使你的執行大腦介入。也就是說，後來你真的去拿手機的行為，變成了一個有意識的行為，而非自動駕駛的反應。
- 雖然完全禁止手機使用等嚴格規則，看起來應該更為有效，但這種作法需要相當強的意志力。一旦處在低電量模式時，如果新習慣尚未建立，這種規則往往會直接被忽視。

小提示：

- 你不必一整天都這樣做。請找出特定情況，也就是這種五分鐘法則會對你有益的那些情況，例如進行重要工作或與摯愛的人共度美好時光時。
- 如果有正當理由必須查看手機，請把它添加到有意識控制的待辦事項清單中，稍後再查看。
- 記得從小處著手，先選擇一個特定情況，成功後再擴展到其他情況。

進階五分鐘規則
駕馭衝動

　　人們常誤以為衝動會隨時間延續而增強，事實並非如此。習慣性的衝動往往像海浪一樣，來臨、達到高峰然後消散。「駕馭衝動」（Surfing the urge）是一種幫助人們應付吸煙渴望[*]的技巧，但也可以應用於許多其他情況。這種方法包括有意識地觀察在渴望發生時所產生的衝動感覺，與其對衝動做出立即反應，不如在這股浪潮上衝浪，記錄下你的身體和心靈的感受，直到它最終消散，就像起伏的海浪沖擊沙灘的情況一樣。

- 為了深入了解你為何本能地想要拿起手機，請利用五分鐘法則的延遲策略。在此暫停期間，評估出現的情緒感受，並將它們寫在紙上。
- 隨著時間經過，你可能會注意到一些情緒的模式。你可能感到不安、不舒服、有點悲傷，或者像在試圖延長一項具有挑戰性的任務。
- 辨識出這些情感，便能把它們從潛意識轉移到意識大腦中，讓我們可以理性地加以評估。請記住，我們身為人類，擁有獨特的後設認知能力——我們不僅能思考和感受，還能對自己的思考和感受進行再思考。因此，了解為何自己迫切想要拿起手機，就是改變習慣的第一步，將可讓你更有效地應用本書中的策略。

---

[*] 雖然尼古丁是一種成癮物質，但吸煙的行為是由許多習慣性行為所組成，跟使用手機的行為非常類似。而像尼古丁貼片或口香糖這類替代品，雖然可以解決化學依賴的問題，但人們通常仍會強烈渴望抽煙。這種強烈的衝動類似於我們本能上想要拿起手機的傾向，因而可以突顯這兩種行為是如何深深扎根於我們的生活中。這也正是為何吸煙者經常表示要「戒掉這個習慣」的原因。

3 執行電池

積木 2：備用計畫

為低電量模式準備好「備用計畫」，避免被預設為「無計畫」。

- 我們經常設定了充滿雄心壯志的「原定計畫」，而且會在某個時刻動力減弱責備自己，最後也未能完成這項計畫。我們無法持續處於高動力的狀態，所以當你陷入低電量模式時，請啟用我所謂的「備用計畫」——這是我個人創造出來幫助自己保持進度的方法，而且我經常會用到。
- 一個好的備用計畫應該是：(a) 與你的主要目標一致，(b) 給你一種成就感，但 (c) 對你的執行大腦來說，挑戰性小於原來的計畫。
- 很少人會用到備用計畫，因為我們經常誤把備用計畫跟失敗劃上等號。擁有備用計畫顯示出你對自己大腦疲勞程度的認知。缺乏備用計畫則會滋生一種「非黑即白」的心態，導致你自動預設為無計畫——例如，無意義地觀看內容或漫無目的地瀏覽你的手機。

以下是我自己的幾個例子：

原定計畫	備用計畫	無計畫
從事複雜的專案	管理一下專案	瀏覽網路而分心
學習新主題	修改某個舊主題	刷新推特
努力學習	整理一下筆記	滑 IG
高強度的身體訓練	散步一下	看 YouTube
寫論文	相關閱讀	查看新聞

★請記住：我們的大腦跟手機不同，在低電量模式下並不會出現任何警告提示。如果你發現備用計畫似乎也無法奏效，很可能是因為你的執行大腦已經耗盡能量。在這種狀態下，真正休息以重新充電，可能是最具生產力的決定。即使只有幾個小時的高效專注，效果通常也會比一整天處於分心狀態要來得更好。

低電量模式的徵兆

徵兆	原因
・感覺沒有動力 ・注意力難以集中 ・難以做出簡單的決定	執行大腦已經疲勞
・更可能按舊習慣行事 ・更可能想獲得短期獎勵 ・更會拖延	執行大腦已經把權力交給自動駕駛大腦
・比較煩躁 ・更容易自言自語地責怪自己 ・更容易發脾氣	疲憊不堪的執行大腦難以調節情緒

保持一致性

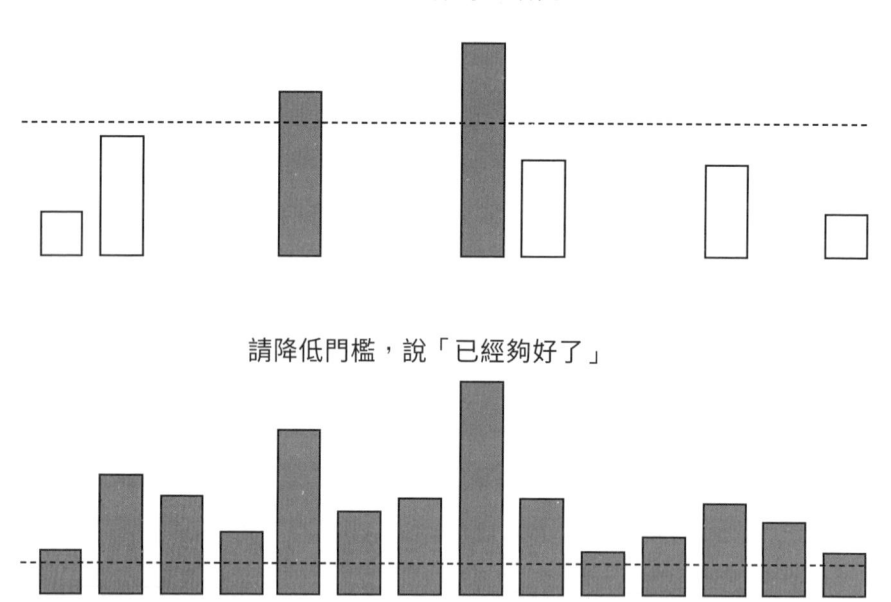

如果你難以保持一致性

請降低門檻,說「已經夠好了」

備用計畫如何建立習慣:如果你總是瞄準野心勃勃的原定計畫,卻難以保持穩定性,不妨降低對「足夠好」的標準要求。擁有備用計畫可以提高一致性,並最終為建立新習慣奠定基礎。

積木 3：插入障礙

利用障礙的力量來干擾大腦的自動駕駛模式，讓你是「有意識」的查看手機，而非習慣性地滑手機。

當自動駕駛的大腦遇到障礙時，執行系統就會被啟動，亦即你必須停下來思考：我真的想查看手機嗎？

手機策略：
- 將手機放置在難以輕易拿到的地方，讓你必須主動站起來或改變位置才能拿到。
- 把手機關機。自動駕駛模式的重點之一，就是你是在無意識情況下伸手去拿手機，所以要讓它無法如預期般運作。只要每次使用手機都必須先開機再執行，便會創造出一個實際的延遲，讓你可以啟動具有前瞻性思維的執行系統。
- 把手機放在包包底部，不要放在方便拿取的口袋中。這種作法再加上關機的雙重障礙，效果會非常明顯。出門時用這種作法，可以讓你有帶了手機的安全感（許多人都感到需要），但因手機並不方便拿取與使用，你便可自在地沉浸在周圍環境中，不受手機的干擾。

應用程式（App）的策略：
- 使用後登出應用程式。不要設置 Touch ID（指紋辨識）、Face ID（人臉辨識）或其他快速輸入簡單密碼的方法。因為解鎖密碼必須啟動大腦的執行系統，如此一來，你就不太可能在大腦自動駕駛模式下使用應用程式。

- 雙重身分驗證不僅對安全有保障，還能減緩登錄過程，讓大腦有機會重新思考以做出不同選擇。
- 將有問題習慣的應用程式從主螢幕移到某一個資料夾內。如果你發現自己自動移動它們到之前螢幕上的位置，你就會發現這是自動駕駛行為，而這也可以作為使用五分鐘法則（積木 1）所需的暫停機會。
- 使用完就刪掉應用程式，讓下次使用必須重新安裝。這對已經在此應用程式形成問題習慣的人來說，會是一個更強大的阻礙。

★ 如果你在面對這麼多障礙時仍然查看了手機，並不是代表它們沒有效果。相反地，請把重點轉向從下次查看手機到接下來一千次的查看手機。如果普通人每天查看手機的次數接近 100 次，短短 10 天內就能達到 1000 次。雖然我們只做了很小的改變，但我們設下的這些小障礙，卻能改變整個行為的平均值，也許可以減少到只有 500 次查看手機。你會驚訝於如此小的障礙，竟然能有效幫助你減少不必要的查看手機，同時在有必要時仍能使用你的手機。最棒的是？這種作法讓你可以達到平衡，不必採取全有或全無的極端方法。

★ 我必須提一下關於這些障礙的注意事項。自動駕駛大腦的效率極高，可能會形成新的預設序列來融入你所設下的新障礙，因此你很可能會再次回到自動駕駛模式。例如每天多次輸入複雜密碼，可能很快就變成新的習慣。因此請多利用這些障礙最初帶來的干擾效果，並將它們與本書提供的其他工具結合，以保持它們的效果。

積木 4：預先承諾

利用意志力高峰期來規劃意志力低谷期。

預先承諾的意思是「預先制定策略」，利用高電量時期來制定計劃，以應付意志力儲備下降的時候。這種對於未來規劃的方式，讓你即使在意志力減弱的時候，仍然擁有控制權。

預想策略 1 – 預先限制你的選擇：
- 將手機從床邊移開，提前避免早上一起床就滑手機。
- 在圖書館讀書時，把主要手機留在家中，帶一部只有必要聯絡人的功能手機出門。

預想策略 2 – 設定實施意圖：
- 請遵循以下這個簡單原則：「如果發生 X，我就會做 Y。」這是一種心理策略，已經被證明可以促進目標達成。在精神能量充沛時提前想好應對策略，便可在低電量模式下減輕執行大腦的壓力，協助你在面對挑戰時能有積極的回應。
- 你可以預先承諾在特定情境下，就會應用本書中的某些工具。亦即寫好一個如同下表這樣的清單，這個清單可以隨著你閱讀本書的進度而逐漸增加：

在這種情況下	我會用這個方法
學習時想要無意識地瀏覽網頁	五分鐘法則
躺在床上瀏覽工作用的電子郵件	插入障礙（登出工作電子郵件帳戶或從手機中完全刪除帳戶）
在家人共度時光裡查看手機	插入障礙（關機或放在拿不到的地方）
一覺醒來立刻拿起手機	實施五分鐘法則，起床、打開窗簾並開始各項準備工作
沒有心情運動，只想狂看各種內容	備用計畫（散步或一邊聽 Podcast 一邊做伸展運動）
不斷刷新社群媒體動態	插入障礙（每次看完後就登出應用程式、把應用程式放進資料夾內、每次用完就刪除應用程式）
沒必要的狂逛購物網站	插入障礙（不儲存密碼，不儲存信用卡資料）

預想策略進階版
設定新的手機使用模式

　　開始把更健康的數位習慣委派給自動駕駛大腦。

- 利用預想策略來建立你認為是「平衡」的手機使用模式。與其預先想好不查看手機，不如預先想好何時會積極且有意識地查看手機。
- 留時間給有意識的科技使用，例如看新聞、規劃自己想直播的內容，查看社群媒體等。這樣的目的是與其他活動如運動、工作、行政事務和社交互動等創造「平衡」。重點是不要過於嚴格，留點時間讓自己可以隨意做任何事。
- 建立這種結構的意義是：最後你的大腦將不會在那些有意識的情況之外尋找這些應用程式——就像我們每天只在固定的時間去刷牙一樣。
- 更靈活的方法就是預先想好一天內檢查應用程式的「最大次數」，但不限制具體使用時間。這樣就可以避免短暫、頻繁的分心檢查，並鼓勵有意識的使用、期待和享受。

★記住：不要限制過頭，因為這樣很可能會以失敗和失望告終。每小時查看一次應用程式，絕對比每天檢查兩次卻失敗要好得多。也請記得，小的成功比較容易建立，你查看手機的確實次數並不重要，選擇短到幾乎不需要意志力的時間間隔更為重要。這樣即使在低電量模式下，你也能維持住這種習慣。

策略
善用變化

當生活給你一張白紙時，就可善用機會來改變你的手機習慣。

- 當你即將經歷重大的人生變化，打亂你的日常生活的話，那就加倍努力，並實施新的科技習慣。
- 重大的人生變化相對比較少見，但你還是可以透過一些小的變化來獲得相同的情境改變，例如度假、新學年的開始或新工作等。
- 指定一個新地點如咖啡廳或圖書館──必須是一個自動駕駛大腦尚未將其與任何現有數位習慣相互關聯的空間。接著就可以把它當成創建新數位習慣的「原點」。
- 善用升級新手機的機會。當你的大腦重新適應稍微不同的按鍵佈局或配置時，便可利用這個變化來改善你的手機習慣。
- 特殊時間點如新年、每月的開始日或甚至每週的開始日等，都提供開始改變的起始動機。這些時間的流逝也在提醒我們要專注於更廣泛的願景，不要被日常瑣事困擾。把這些時刻當成機會，並採用本書敘述的策略。
- 在這本書中看到任何會心見解或「頓悟」的時刻，也能提升你的動力，創造出新的起始感。你可以把這些觀點，當成邁向更健康數位習慣旅程的跳板。

意志力規則

- 意志力依賴於執行大腦，它會根據你的認知疲勞程度而波動。
- 睡眠是為意志力充電最有效的通用方法。
- 充足的營養和適當的休息，有助於減緩意志力消耗的速度。
- 當執行大腦疲勞時，你的大腦便會進入低電量模式。
- 在低電量模式下，可能會讓你形成對立的數位習慣，進一步耗損你的意志力。

恭喜你看完第一部分。你現在對自己的大腦如何運作以及為何會伸手拿手機，有了更深入的理解，該是進入下一階段的時候了。

因為手機所擁有的某些特性，讓我們的手機比其他物品更容易形成對立的習慣。在本書的第二部分——習慣拼圖中，我們將專注於把大腦的自動駕駛系統重新編碼，而且你將會得到如何形成新的支持性習慣，以及重新塑造對立習慣的相關知識。讓你可以為你的自動駕駛大腦，裝上朝著目標努力的習慣，以取代妨礙目標的習慣。讓你可以支持自己的執行功能，並將自己的潛力最大化，就像是擁有額外的大腦能量一樣。

第二部分

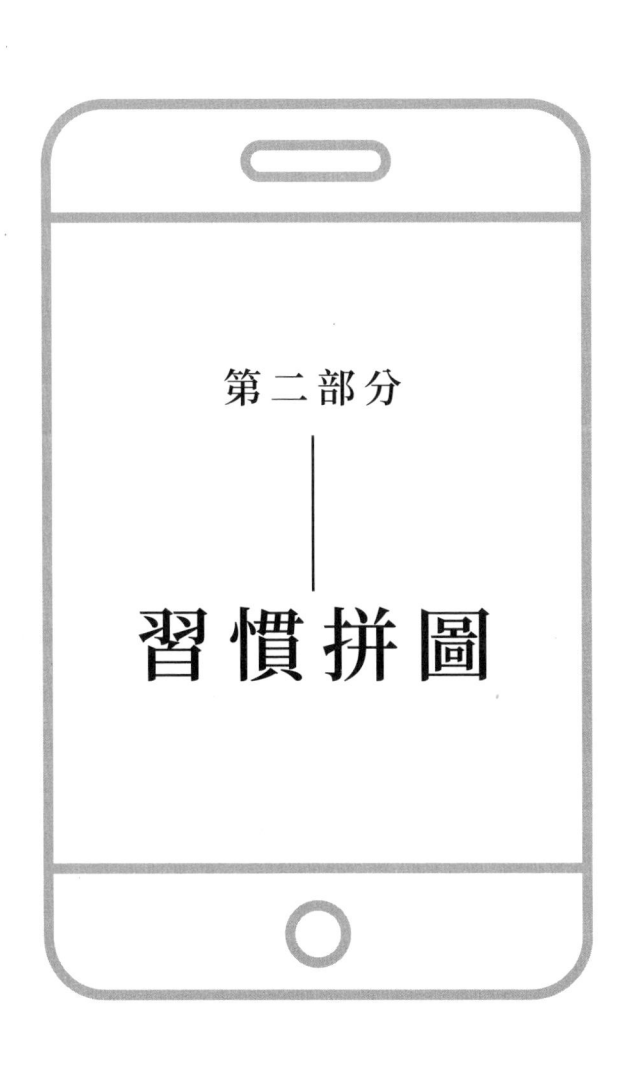

習慣拼圖

4 解構習慣

如果只要依賴我們的意願就能改變行為的話，就沒有必要寫這本書了。伴隨科技而出現的大量負面媒體報導，應該足以讓人們改變自己的數位習慣了——但事實並非如此。光是了解潛在的不良後果，並不足以改變習慣。在醫學上也常看到人們的習慣如此強大，以至於在大量關於威脅生命的健康報導後，依舊難以改變習慣。這是因為用恐嚇的方式迫使人們改變，不僅無效，還可能適得其反。我們的執行功能雖然可以考慮未來的後果，但習慣卻存在於自動駕駛的領域。雖然作為人體「老大」的執行功能，可以輕易蓋過自動駕駛，但這種行為就像逆流游泳一樣，不僅耗費體力，而且難以長期持續。此外，這種以恐懼為基礎的策略，會對我們的執行功能施加額外的壓力，因此只會進一步削弱努力的過程。

許多人試圖以類似控制呼吸的方式，控制自己的習慣，然而呼吸本身有很大一部分過程發生在我們的意識控制之外。呼吸由腦幹負責管理，這是與脊髓相連的重要大腦組成之一。雖然我們可以透過大腦的執行功能，有意識地調整自己的呼吸速率和模式，但也持續一段有限的時間，接著其他事物便會引開我們的注意力。持續控制呼吸會消耗許多

精力，試圖對我們的數位習慣嚴格控制時也是如此。我們的執行系統只能在一段時間內執行如此嚴格的規則，之後就會發現自己處於低電量模式，無法擠出多餘的腦力來執行。

數位排毒謬論

對許多人來說，改變手機習慣等同於進行「數位排毒」（digital detox），這種說法也引起相當多的媒體關注。數位排毒的應用方式各有不同，但本質上是指在預定的時間內（通常從一天到一個月甚至更長時間都有），不查看手機或特定應用程式（通常是社群媒體）。包括我自己在內的許多醫生，都反對使用「排毒」這個術語，因為它會與去除身體毒素的那種「既非科學又危言聳聽」的說法產生關聯。該概念並不適用於科技習慣，因為我們的手機並不是有毒的，所以我們也不是在進行排毒。撇開這些濫用詞語和虛假說法，我個人完全支持人們可以選擇「花時間」遠離自己的手機，不過有幾點必須注意。

我們要先了解的重點是：並非每個人都有可以斷開與數位設備聯繫的特權。許多人依賴手機進行工作，並與摯愛的人保持聯繫，如果他們是父母或照顧者，還必須隨時可以聯絡得上。不過好消息是：你並不需要進行數位排毒來改變你的手機習慣。事實上，這種排毒可能沒有實際成效。除了進行數位排毒的不切實際之外，把手機視為毒品，並且只靠「抵抗慾望」作為解決方案，當然也會存在一些重大陷阱。雖然禁用手機一天，可能會使你更加意識到自己的使用習慣，讓你重新思考自己與科技之間的關係。然而單僅憑這一點，不太可能形成任何有意義的長期

改變。對大多數人來說，我們的手機習慣已經深植於自動駕駛模式中，你可能需要幾周甚至幾個月的時間，才能重新改變這些習慣路徑。

　　較長時間的數位排毒也一樣如此，即使有人戒用手機幾周，當這段離線期結束後，通常他又會回到舊有的查看手機模式。這是因為數位排毒的「全有或全無」特性，提供了一個明確的斷點。你全力以赴地去除科技羈絆，但當科技排毒結束時，你又回到了原點。各位可以這樣想：進行時下流行的飲食法或斷食法，只教你吃或不吃什麼，並沒有教會你所需要的健康飲食來支持習慣，例如出門購買和在家烹煮營養食物，或在飲食上做出均衡的選擇。同樣地，完全斷開與科技的聯繫，並不是在教你如何適度使用手機。也就是說，在這段「禁慾期」結束時，你並沒有在自動駕駛模式中，建立任何支持性的手機習慣，因此這些習慣會回復到之前的模式──也就是你的舊習慣上。此外，大部分的數位排毒只會執行一次（無論時間長短），而頻率不高的事件不會形成習慣。數位排毒就像每年更新一次汽車保險的頻率，而要形成支持性習慣，需要不斷出現在每日行為，類似刷牙的習慣。因此，你的目標應該是把本書所提供工具的某些方面，融入你每日或至少每週的例行生活中。

習慣拼圖的四個要素

　　我們之所以會去嘗試這種相當戲劇化的「戒斷」與科技的聯繫，是因為我們在嘗試進行改變時，大多數人都覺得需要「重大改變」，因為我們需要感受到努力做了某事，取得了某些成就感。雖然跟這種徹底改變所需的紀律相比，我們提議的小變化似乎不夠「雄心壯志」，然而更

重要的是我們應該理解：雄心壯志並非一蹴可及，急躁往往是這種象徵重大改變背後的驅動力。

為了實現可持續的長期改變，我們可以同時從小處著手，並專注感受最簡單的變化。每當我向患者解釋這點時，我會利用完成大型拼圖作為比喻。要完成一幅複雜的拼圖，多數人都會先從邊緣開始，或選擇比較突出的圖案。這兩種技巧都可以讓拼圖更容易完成。拼圖的關鍵在於：在你進行拼圖的過程裡，曾經難以放置的拼圖片，逐漸會比一開始時，更容易放到正確的位置上。當拼圖完成時，無論你一開始採取什麼路徑，最後結果都一樣。因此，從小處著手並不意味著缺乏雄心壯志。由於開始改變是最困難的，所以選擇看起來最可實現的路徑，不外乎是一種相當明智的戰略性思考。

如果你認同以上說法，並且發現自己經常受到自動駕駛模式儲存的問題習慣困擾，你就應該採取新的策略了。我們的自動駕駛大腦是為了支持執行大腦，因此我們必須以與目標一致的方式，重新在大腦中寫入我們的手機習慣。這不是一次性即可完成的任務；你必須逐步進行，針對特定問題的數位習慣，慢慢地使用支持性習慣（數位或非數位都可以）來替代它們。因此，我們必須先了解習慣到底如何運作。

在過去三十年裡，我們在理解「習慣如何形成」方面取得了重大進展，每年發表的科學論文甚至數以千計。長時間深入研究這些資料後，我發現各家看法圍繞著四個關鍵主題：(a) 我們的習慣是如何開始的，(b) 什麼樣的行為是習慣性的，(c) 驅動改變的腦部化學過程，以及 (d) 形成習慣所需的時間。我以這些關鍵主題作為靈感，運用我最常用的比喻，把它們以四片拼圖的形式結合在一起，每片拼圖各代表一個主題：提醒、非常小的行動、獎勵和重複。

以下就是每片習慣拼圖的運作方式：

1. **提醒**：就是提示自動駕駛大腦執行某個習慣的「觸發點」。很可能是某個時間、某個特定位置，甚至是一種情緒狀態。
2. **非常小的行動**：這是我們所考慮的習慣本身。自動駕駛只能將非常小的行動寫入習慣，因為更複雜的行動，至少需要一些來自執行大腦的介入。
3. **獎勵**：因為執行非常小的行動而獲得的正面結果。獎勵會釋放化學物質，協助把「提醒」與「非常小的行動」綁定在一起。
4. **重複**：隨時間經過不斷重複的習慣，代表我們的神經連結會變得更強，讓習慣變得更容易和自動化。

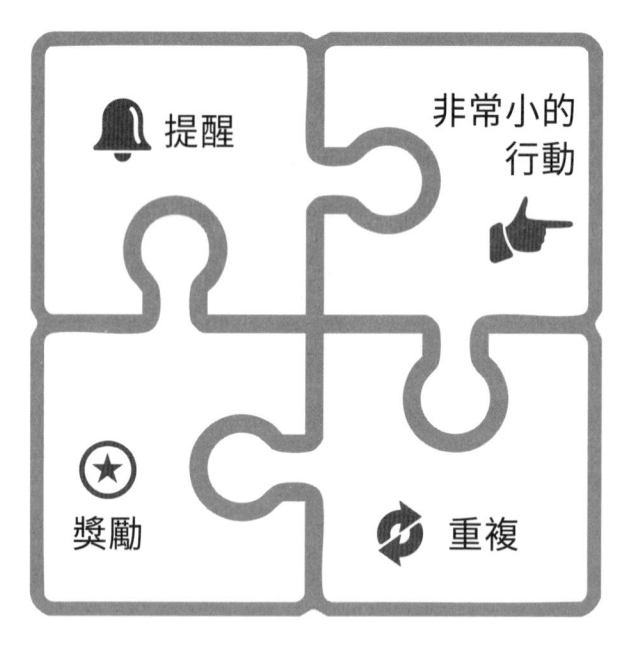

習慣拼圖：我們的每個習慣都是由「提醒」觸發非常小的動作，並且透過獎勵和重複來強化。這些構成並建立習慣所需的四個關鍵要素。

要把習慣序列寫入我們自動駕駛大腦中，上述的每一個要素都是必須的。我們通常會把前兩個元素——提醒和非常小的行動——視為習慣本身。當提醒出現後，自動駕駛大腦便會執行一個非常小的行動。隨後的兩個元素——獎勵和重複——都是儲存過程裡的重要組成。獎勵可以啟動儲存過程，重複則完成儲存，構成整個「習慣拼圖」。這就是導致你在各種情境中，不自覺地伸手去拿手機的習慣反應。

　　我們可以把每個習慣，都視為大腦中一段程式碼或語法代碼，自動駕駛會在認為合適的情境中，自動進行該行為。我們每個人都有許多這類已經完成的習慣拼圖，而這些獨特的習慣，決定了我們何時、何地以及為什麼伸手去拿手機。當我們談到大腦時，並沒有任何事情是按部就班的，一切都是相互關聯。這些要素以不同順序同時結合在一起，讓習慣拼圖展示一切。舉例來說，如果把拼圖看作一個列表，你可能會認為「提醒」很明顯的是第一行，然而大腦並不是以列表的方式運作。你很可能會先執行一個非常小的行動，隨後你的大腦將其與環境中的提醒聯繫起來，建立觸發，以便下次更容易執行相同的行動。意外的獎勵也可以啟動這個習慣形成過程，因為你的大腦會回顧造成獎勵的原因，更加關注以前發生過的這件事，並將其儲存為提醒和小行動，希望未來還能獲得同樣的獎勵。

　　此外，我們用來比喻的這個拼圖並非實體拼圖，而是神經細胞之間的化學反應代表。因此，它們會比標準的拼圖片更加靈活，強度也各有不同。增加其中某片拼圖的強度，就會加速習慣的形成。例如啟動習慣的提醒越多，習慣就形成得越快。而越小的行動，就越容易被寫入自動駕駛大腦中。獎勵性較高的習慣甚至會儲存得更快，而更多的重複則會加強大腦中的神經連結，鞏固該習慣。如果其中一片拼圖的強度較弱，

還可以用其他拼圖的強度來彌補。例如一個獎勵性較低的行動，仍然可以在更多重複的情況下形成習慣。

　　手機習慣在許多方面，都相當符合習慣拼圖的每一片組件。例如無所不在的提醒，包括環境中的外部提醒和我們心智狀態中的內部提醒等，都會促使我們發起查看手機的行動。我們的手機被設計得非常順暢，讓自動駕駛模式能輕鬆執行非常小的行動。而數位世界的寬廣，代表獎勵的可取得性相當豐富。最後，普通人每小時會多次伸手去拿手機，這個重複動作的數量，遠超過日常生活中任何行動的次數。

　　這些元素相互關聯，亦即想要消除問題習慣，就必須在每個步驟上都進行干預。因此，在接下來的幾章中，我將逐一深入探討習慣拼圖的每個元素，以便讓各位更容易理解當你執行一項習慣時，在你腦中到底發生了哪些事。了解我們為何會做這些事情，就已經足夠讓你開始播下改變的種子。不過為了進一步利用這點，我們在第二部分將以實用技術作為解決方案，其目的在於針對習慣拼圖的每個部分做改變。這種作法將幫助各位把任何問題習慣，轉變為支持性習慣，並在實際面重新寫入你的自動駕駛模式。只要從那些感覺最容易的拼圖部分開始，其餘的拼圖便會自然成形。

5 提醒

　　對其他人來說，這只是一首在希臘島上的小帆船背景中，所播放的過時歌曲，並不值得仔細多想。但對我來說，這首歌代表著一種強大的提醒，讓我的心思飄向遠方。我被帶到了另一個地方，回到那個我花了無數小時在顯微鏡下，細數神經元的實驗室黑暗房間裡，因為背景中同樣播放著這首歌。那種感覺如此強烈，我幾乎能感受到顯微鏡冰冷金屬的觸感。調節器的粗礪紋理仿佛就掌握在我的手中。我感受到調整載玻片所需的精細動作；以及雙擊可以拍照等。手中的肌肉正準備移動，身體的其餘部分則維持小心翼翼，避免擾動平衡。但這兩個地點唯一的關聯，只存在於我的思維中。

　　我們都經歷過類似的事情。這種情況之所以發生，是因為大腦是一部聯想機器。它不斷地建立聯繫，任何意想不到的熟悉場景、聲音或氣味，都足以觸發生動的影像。但除了心智影像，我們的環境也可以與身體動作相互連結——這就是習慣的本質。習慣是一種對情境線索的自動身體反應，科學家稱之為「刺激—反應」。自動駕駛大腦依賴這些線索，將其當成啟動習慣的「提醒」，這就是我們要介紹的第一片習慣拼圖。

🔋 外部提醒

在不知情的情況下，我們的自動駕駛大腦會不斷掃描環境，尋找外部提醒，以決定我們儲存的哪些習慣可以立即啟動。就像音樂觸發了生動的回憶一樣，地點也會促發某些習慣，這是大腦所使用的最強大外部提醒之一。舉例來說，如果一名跑者想起自己平常跑步的地點，可能就會自動引發跑步的想法，並產生想去慢跑的慾望。[29] 早上走進浴室，也會提醒我們的自動駕駛大腦進行刷牙。

科學家對於自動駕駛大腦如何利用基於「地點」的提醒來執行習慣，進行一項研究，內容是仔細觀察一組學生吃東西的情況。這些學生以為該研究是關於個性對於電影品味的影響，所以並未意識到放在他們腿上紅白相間的小袋子，才是實驗的重點。這些裝滿爆米花的袋子，經過巧妙的編號並仔細稱重，讓研究人員可以測量學生在實驗過程中吃了多少爆米花。他們發現學生的食用量跟他們所處的地點有關。在熟悉的電影院環境中，學生們的爆米花消耗量，遠高於另一組在會議室裡進行相同實驗、一樣飢腸轆轆的學生。[30]

由於我們的決策能力太珍貴，不能浪費在思考小而重複的行為上——例如從爆米花袋中取食。查看手機也是類似的行為，一袋爆米花放在腿上或手機放在附近，都可以觸發習慣，周圍環境同樣也會發揮重要作用。身處特定環境，可以提醒我們的自動駕駛大腦去拿爆米花（或拿手機），而處在另一種環境中則不會如此——這正是電影院與會議室之間的區別。這種過程會在潛意識下進行，因此，在正確的環境中，你腿上的爆米花袋將逐漸變空。與此同時，你在特定情況下也可能無意識地拿起手機。

除了地點以外，時間也是相當強大的外部提醒，可以觸發我們已經儲存的習慣。大多數人早晚刷牙，幾乎不需要特別努力去記得這件事。我們的自動駕駛大腦結合了地點和時間，啟動正確的習慣，因此我們不會在浴室外面或在中午走進浴室時，產生刷牙的衝動。時間和地點的結合也支配我們的飲食習慣。研究顯示，我們每天要做出超過 200 種的食物選擇，其中大多數是習慣性行為。[31] 這意味著我們往往在相同的時間和地點，吃了相同或類似的食物。某人可能在早餐時並不想吃巧克力，但如果他們的自動駕駛大腦儲存了晚餐後吃甜食的習慣，那根放在櫃子裡的巧克力棒，在那個特定時刻就會變得難以抗拒。

這種地點和時間的結合，可以在我們的數位習慣（包括任何有問題的習慣）中，發揮重要的作用。在智慧型手機普及之前，網際網路和電腦的習慣養成特性，被一個關鍵特徵限制住了：地點的限制。就像你通常只會在電影院點爆米花（最後可能還會吃得過多）一樣，你也只會在辦公桌前查看電腦。不過，隨著筆記型電腦的出現，電腦的體積逐漸變得更小、更方便攜帶。然而在許多情況下，它們仍然算不上行動裝置。例如你並不會在餐桌上隨意拿出筆記型電腦，並在對話變得有些尷尬時，開始查看你的電腦。有所限制的地點和時間提醒，很自然的限制了我們的數位習慣，讓人們在通勤、用餐和運動等不涉及科技的習慣活動中，得以享受長時間的自然休息。 然而在智慧型手機出現之後，改變了這一切。

擁有能夠連接網路、口袋大小的設備，並且擁有我成長年代當時的電腦處理能力，便意味著我們可以把它們帶到各處去。這種毫無限制的使用方式，提供了超越桌上型和筆記型電腦相關的固定地點，而有到處形成習慣的機會。我們的手機可能碰觸家中的每一個表面，而生活中幾

5 提醒　　81

乎沒有其他物品享有同樣的特權。每當我們在特定的地方和時間使用手機時，都等於在訓練我們的自動駕駛大腦：遇到類似時、地提醒時，啟動查看手機的行為。就像如果你一直隨身攜帶一袋爆米花的話，你就會開始在電影院以外的地方，養成吃爆米花的習慣。

　　這種時間不受限制又有多種地點的情況，等於提供了跟查看手機相關的大量提醒，甚至連「手機本身」也可以提醒。就像你看到一盤餅乾會想抓一個吃吃看一樣，看到你的手機也會想要拿起來，而且看到其他人在查看手機，你也會想滑一下手機。此外，手機跟我們環境中的其他習慣形成物品不同，因為這些掌上科技並非被動，智慧型手機會主動產生自己的提醒。包括通知或警示、熟悉的鈴聲和嗡嗡聲等，都會吸引我們的注意。甚至不是從自己的手機播放出來的聲音也會吸引你，當你聽到其他人的類似鈴聲所產生的本能反應，都顯示出我們的自動駕駛大腦中已經與手機形成各種連結，而且通常是在無意識的習慣情況下進行的。科學上稱這種情況為「提醒敏感化」，亦即我們的腦部對特定的提醒變得更為敏感。手機上的應用程式也是一種數位提醒，解鎖主畫面後可以看到一系列熟悉的圖示，這些圖示會比一般的網路瀏覽器，更容易提醒我們可以隨機執行特定動作，而非像使用瀏覽器時，還必須記得想查詢什麼內容。正是這種不斷增加的提醒數量，讓提醒成為了「習慣拼圖」的第一個組成部分，也讓形成新的手機習慣，要比形成日常生活中的其他習慣來得更快。

習慣的建構不會受到地點限制，就是社群媒體平台 Instagram（本地多稱 IG）的成功關鍵之一。Instagram 是 2010 年推出的一款行動 APP，直到 2012 年 10 月之前，都還無法在任何桌上型電腦使用。大家優先考量的是行動版本的應用程式（APP），電腦版則較難使用。經過了十幾年，Instagram 的網站與手機應用程式相比，在功能上仍然有所限制。對於外行觀察者來說，這似乎是一個很大的錯誤或某種疏忽——但事實上並非如此。

　　當 Instagram 推出時，它的直接競爭對手們，以及更成熟的社群媒體公司如 Facebook 和 Twitter，已經花了多年時間磨練了一整代人的社群媒體習慣，人們已經建立起頻繁查看社群媒體動態的習慣（當然有時這種方式也會讓他們感到困擾）。正因如此，Instagram 得以利用這些競爭對手的努力，建立習慣。不過，最重要的關鍵在於「地點」的不同。雖然 Facebook 和 Twitter 當然也有 APP，但用戶不一定要使用手機，也可以在桌上型或筆記型電腦上，以位置依賴的方式（例如你的辦公桌）持續查看這些社群媒體網站。反過來看，註冊 Instagram 就表示你必須在手機上安裝 APP，這就讓用戶可以隨時「隨地」檢查 Instagram。如此增加的提醒數量，便可在自動駕駛大腦中建立更強的習慣，因此到了 2020 年，Instagram 的一億活躍用戶中，有一半的人每天都會查看 Instagram，[32] 甚至有些用戶每天都會查看好幾次，這種習慣真正融入了他們的日常生活中。

　　如果你曾經感覺自己離不開手機，這就是主要原因。而隨著我們查看手機的情況越來越多，我們便創造一個複雜的提醒網路，持續觸發自動駕駛大腦來啟動我們的數位習慣。等到次數變多之後，就會開始滲透到日常生活裡的各個層面，讓你不斷自動地拿起手機，並感覺到自己離

不開手機。而創造平衡習慣的關鍵之一（在第二部分的實踐環節中將進一步探討）就是減少這種干擾，故意減少查看手機的情況，以便減少和削弱觸發我們自動駕駛大腦的提醒網路。

內部提醒

對於希望重新思考手機習慣的人來說，常見的建議是「關閉通知」。我們都認為不斷出現的通知一定會帶來干擾，但事實上多數情況並非如此。在第二章裡，我們探討過一項由倫敦經濟學院進行的研究。在這項研究中，參與者被要求戴上裝有攝影機的眼鏡，讓研究人員可以直接觀察他們如何使用智慧型手機。在對錄製的影片進行詳細分析後，發現一項驚人的事實：參與者有89%查看手機的情況，並非有通知促使他們查看手機，他們似乎都是隨意伸手去拿手機。[19] 而正是這些未被提醒的查看，佔去我們查看手機的絕大多數。當使用手機的方式變得如此習慣時，無論我們是否聽到通知的提醒，每隔幾分鐘都還是會拿起手機。由於人類的習慣是以隱秘的方式進行，不像震動或提醒那樣明顯，才讓我們誤以為這些因素是主要的干擾原因，卻未注意到自己行為的內部提醒才是主因。

我們的自動駕駛大腦不僅被寫入了回應環境中的外部提醒，還有許多查看手機的強烈衝動是來自於內部。原本由外部提醒觸發的行為，也可能隨著時間經過發展出內部提醒，而我們無法控制這種大腦形成的聯想。舉例來說，一個外部的物理觸發因素，例如撕裂的指甲，可能會導致某人咬指甲，然而一旦這種行為在多個情境中重複時，大腦就會開始

把咬指甲與某種情緒狀態相互關聯。不久之後，焦慮、不耐煩或挫敗感，便成為某人無意識地執行咬指甲行為的內部提醒，即使沒有撕裂指甲的外在物理觸發，也會如此。

不限制使用手機的方式，就表示除了外部提醒以外，我們的大腦機制還會開始把我們的習慣與內部狀態連結起來。也就是說，當我們在未來的情境中遇到相同的內部狀態時，就會伸手拿手機，因為這種身體動作，已經成為情緒的普遍出口。我們的手機已經可以對許多種情緒不適提供暫時的緩解，不論是憤怒、悲傷或無聊；滑手機就像是一種數位分心藥膏，可以讓我們的情緒傷口獲得短暫舒緩。而且這種現代的應對策略，有時可能真的有用。滑手機一段時間後，情緒可能逐漸淡去，我們可能會得到新的看法，或是發訊息向朋友尋求情感支持等。但如果策略應用不當，就可能阻礙我們為了改善現狀所採取的積極措施，這點在第11章進一步探討。

對於「限制通知」以減少智慧型手機形成習慣的建議，我是贊同的。因為通知有時可以形成習慣最初的外部觸發因子——就像撕裂指甲的例子一樣。關閉手機上不必要的提醒相當簡單，需要的意志力並不多。然而更重要的是我們必須了解，對於複雜的手機習慣問題來說，這算是相對簡單的建議了。有些研究證實，即使把通知的數量大幅減少到完全沒有，似乎對智慧型手機使用的整體習慣沒有任何影響。[33] 因為在我的經驗中，許多人都已養成「忽略通知」的習慣——尤其是在通知數量過多而導致通知疲勞後。然而就算完全不受通知影響，大家仍然不斷拿起手機。當某人的手機使用習慣已經嚴重到影響他的日常生活時，很可能就是已經形成了許多外部的，以及更重要的，與內部提醒密切相關的強大習慣。因此，我們需要進一步的策略來應對，光是關閉通知依舊不夠。

最重要的是我們必須了解，手機有時已經演變成一種「應對機制」，所以我們應該以不帶批評的態度來看待，這也是五分鐘法則及其進階版本「駕馭衝動」派上用場之處。在「積木1」中介紹過的這些技巧，為大腦提供可控制方式消化不良情緒的機會。五分鐘法則讓你延遲自動查看手機的習慣，協助你發展出替代的應對和自我安撫的策略，而且不至於太過強迫。當這種進展讓你變得習慣於這種五分鐘的暫停時，你便可以開始試著「駕馭衝動」——承認並仔細觀察自己當下的感受和衝動，而非立即行動。這些作法相當重要，因為它們讓你可以有意識地應對情緒不適的能力，最後讓更合適的反應得以顯現。

停止提醒

我們經常使用手機來協助每天的各種活動；例如查看時間、快速查找訊息或發送訊息等。然而大腦這部聯想機器，往往會以「聯想性」的方式進行思考。因此與目前任務看似無關的想法，也常在我們腦海中因聯想到而閃現。這些想法並不一定重要：例如我們一直想做的一項任務、尚未回覆的一條訊息、想不起名字的一部電影等。與其讓這些無關的想法溜走或將它們寫下來（如果真的很重要），你還可以把它們跟某個身體行動結合起來：拿起手機。如果你處於低電量模式或感到無聊、分心時，這種情況更可能發生。我們開始隨著這些思緒，像《愛麗絲夢遊仙境》一樣地進入虛擬世界。當你陷入漫無止境的滑手機時光後，就更難放下手機了。

除了被情境觸發提醒外，日常生活中還充斥著多種「停止提醒」。

這種提醒可以終止習慣序列,讓自動駕駛大腦知道何時該結束我們的習慣性動作。這種暫停還給了我們思考下一步該做什麼的時間。停止提醒可以啟動執行大腦,讓它負責決定我們的後續行動。如果沒有這種暫停的話,我們的自動駕駛大腦將繼續沿著同一軌道運行。停止提醒就像內部提醒一樣,也可再分為內部和外部。例如我們可能在感到「吃飽」時結束進食——這是一種內部提醒;而當盤子裡的食物吃光時(如空盤子),則是一種外部提醒,通常也會更可靠,而且有時甚至比內部提醒更強。在一項研究中,研究人員偷偷把受試者的盤子換成了大50%的盤子,但他們仍然吃了與平常相同的食物「比例」(例如留下一點飯或整盤吃光),這便是因為過度依賴於盤子上剩餘食物的外部提示所造成。[34] 大多數閱讀本書的人,或多或少都曾在某個時刻,吃過超出飽足感的食物——舉例來說,吃完一大包而非小包洋芋片,或是吃完一整盒冰淇淋。我們經常忽視來自內部的飽足感訊號,而依賴外部提醒來決定何時停止進食。

大量提醒會讓我們頻繁查看手機,但當沒有看到更新的內容時,我們很快就會放下手機:沒有新訊息、更新的新聞或新電子郵件的情況,便可提供強大的停止提醒。然而這些社群媒體公司的成功,必須依賴掌握用戶注意力的能力,因此許多應用程式在設計時,就會盡量減少可能的暫停或停止提醒。例如按時間順序排列社群媒體動態的社群網站,在快速頻繁查看手機的時候,就表示一般用戶很快就會滑動到先前看過的內容,於是在看到相同內容後便停止閱讀,這種完成感就是一種強大的停止提醒。而較新演算法的「無限動態」社群媒體的引入,會不斷提供新的內容,相當於一個虛擬的無底冰淇淋桶。還有「自動播放」功能會自動開始下一集節目,不讓我們的執行大腦決定是否繼續觀看。最後取

而代之的，就是我們毫不費力地遵循著最小阻力的道路走下去，導致更長的觀看時間。

這種感受跟胃部的「牽張受體」（stretch receptor）有所不同，這些受體會向大腦發出訊號，告訴大腦已經超過了飽足點。瘋狂追劇和無意識滑手機的情況，並沒有相對可靠的神經系統來引導我們感到滿足。大量觸發提醒和相對較少的停止提醒之間失去平衡，讓我們很容易拿起手機，卻很難放下來。這種情況很可能導致我們失去控制；無法主動停止使用某個應用程式，而且我們還可能會被另一個也在爭奪我們注意力的線上活動分散注意力，接著便從一個應用程式跳到另一個應用程式，或從一個連結跳向另一個連結，越陷越深。進入虛擬的捲動畫面深淵後，又會同時啟動我們的神經通路，形成新的習慣，讓我們更可能一次又一次地重複這種行為。

社群媒體公司因為這種無止境的動態演算法遭到批評，但它們同時也被賦予修復此問題的責任。它們的解決方案是以一個彈出視窗，告訴你在某個應用程式上花了多少時間。如果你總是嚴格遵守這些通知，它們可能會有效，但只要忽視幾次後，就會在我們的自動駕駛系統中形成新的重複習慣。我們會繼續滑手機，自動忽略任何彈出視窗，讓它們只是一種小干擾，而不是一種有用的工具。

若想重新取得控制權，最重要的便是重新建立停止提醒。比較簡單的實用步驟就是禁用所有串流平台的「自動播放」功能。這可以讓你的執行大腦，每次都有機會決定是否繼續觀看，而不是自動進入下一集或下段影片。如果你是容易沉迷觀看影片的人，這種小改變可以帶來明顯的影響。而為了進一步加強這種做法，你還可以在每集之間實施五分鐘法則（積木1）。利用這個空檔來伸展一下身體、在日記中寫下一些想

法，或者做一點家事。你所做的事並不會比暫停本身重要，但你可能會發現五分鐘一到，你會比較願意再多等一會兒。如果影集結束時吊觀眾胃口的懸念誘惑很難抵抗的話，你可以嘗試設定好下一集的定時器，例如只觀看最初幾分鐘——懸念通常在下一集的前五到十分鐘內就會解決。透過這種作法，你可以改良自己的內部停止提醒，有效教會大腦判斷故事暫時告一段落，是時候該遠離手機螢幕了。

　　如果你選擇用外部的計時器或彈出視窗作為停止提醒的話，重點就是絕不能忽略它們，以免形成重疊的「反效果」習慣。而如果這種習慣已經形成了，你可能會發現禁用這些提醒通知有其用處，但也要用到本書列出的其他技巧。一直等到你的大腦脫離這種習慣一段時間後，便可以再重新啟用計時器或彈出視窗等通知。而且當這些通知出現時，建議各位使用五分鐘法則——而非突然結束你的活動。你可以告訴自己只是暫時休息五分鐘，之後還可以選擇回到手機上。這個小而可管理的步驟，並不需要用到太多意志力，即使在低電量模式下也可以進行。雖然一開始似乎微不足道，但透過持續應用五分鐘法則，就可以培養出一種積極的習慣。隨著時間拉長，就會更加茁壯發展，替代掉那種無意識忽略通知的有害模式。

改變情境

我們身上的每個習慣，都跟許多外部和內部提醒相互關聯，其中有些顯而易見，有些卻不易發現。我們的自動駕駛大腦會使用這些「提醒組合」來啟動每一個習慣。科學家通常會把這種組合稱為「情境」（context）。情境在執行我們的習慣中，具有重要的作用，但它並非以二元的（全有或全無）的方式出現。相反地，特定情境會增加或減少參與特定數位習慣的可能性，即使相當微小的情境變化，也可以改變我們的行為。

請思考以下這個例子：想像一下傍晚時待在客廳，有時間和地點可以作為外部提醒。如果心情不好（內部提醒），你可能會在社群媒體上滑動態來分散注意力。如果你的心情不錯，比較想放鬆一下，可能就會選擇玩遊戲。就算你使用同一個應用程式，情境中的微小變化，也可能導致不同的行為。以社群媒體應用程式為例，這種變化影響的可能是吸引你的內容類型、你對這些內容的回應（按讚之類）、你搜尋的帳號，或甚至你回應朋友訊息的方式。值得注意的是，雖然我們的執行大腦具有可以覆蓋這些習慣的潛力，但這些行為有許多都是在自動和潛意識的層面運作，以至於它們經常繞過我們的意識。此外，執行大腦對自動駕駛的影響程度，取決於其當下的狀態——它可能充滿能量且有能力，或正運行在低電量模式。

當情境改變時，我們的習慣也會改變。例如我們在工作日與非工作日的例行事項會有所不同，這是因為自動駕駛大腦會根據特定情境，創造一組新的習慣。遇到全新情境如度假時，由於外部環境的陌生以及我們的內部狀態的變化，很可能會降低許多已建立習慣的觸發機會。因為

在面臨意外或處於不熟悉的環境時，我們的日常作息經常受到干擾；例如在旅行時，我們很可能會「忘記」多年來一直執行的習慣。用神經科學的運作方式，準確一點的說：我們從未真正忘記，只是執行特定習慣的「提醒」消失了的緣故。

某些生活事件——例如假期，還有搬家、結婚、與伴侶同居或開始新工作、開始上學或上大學等，都會明顯改變我們的情境，導致每天的例行公事和已儲存習慣的重大中斷。因此，它們會在自動駕駛大腦中，創造某種程度的空白，為我們的新情境建立一組新的習慣。這些事件可以提供徹底改變大量習慣的機會，並為我們的目標建立全新的、更有益處的習慣。如果你即將經歷重大的人生變化，便應好好利用這種機會，因為這樣的情境可以讓實施本書提供的策略，變得更為容易。

必須注意的是，並非所有情境變化都在我們的控制之下，或都是建立更好習慣的機會。例如大多數父母可能會說「成為父母」是最大的情境變化之一，因為他們的新責任，涉及到各種習慣的根本轉變，要照顧一個有著不可預測需求的小孩，讓每個既定的例行公事都可能被徹底改變。許多新手父母可能會發現自己直到下午或更晚一點，才會換衣服或刷牙。而照顧一個小孩以及隨之而來的各種擔心，也會對執行大腦造成壓力。同時，由於缺乏睡眠而無法讓執行大腦休息充電，會讓父母覺得自己經常處於低電量模式。結果在某些情境下，例如抱著熟睡的寶寶，父母沒別的事可做時，他們便會尋找最接近的物品，也就是手機，以避免自己睡著或是可以查詢一些育兒建議。很不幸的，這樣的結果便是讓某些父母發現有了孩子之後，查看手機的次數反而增加了。一旦這種行為寫入自動駕駛大腦中，就很可能演變成一種長期習慣。

🔋 疫情加速

我們的習慣在生活的不同階段都會發生變化，但有一種情況是人類共同經歷的，這件事導致我們在科技習慣上，相當重大但無意圖的轉變：全球 COVID-19 大流行。過去二十年裡，我們在手機上花費的時間穩定增加，但當 2020 年初，世界各國政府發佈「居家防疫」以減少 COVID-19 的傳播時，雖然拯救了生命，同時也引發了數位習慣的加速形成。

疫情引發了情境上的重大變化，因為封鎖大幅改變人們的日常生活儀式。有大量的人被要求在家工作，打亂了他們每天早上習慣的例行公事。對有些人來說，他們的自動駕駛大腦因情境變化而感到困惑，讓他們坐在自家的書桌前時，才想到自己忘了刷牙。而對其他人來說，選擇不換衣服，一直穿著睡衣這種通常與疲倦相關的衣物，也導致他們整天感覺遲鈍。封鎖會減少許多「非科技習慣」的提醒，因為世界各地的人們，被迫停止戶外活動。而「科技習慣」的提醒則增加，因為螢幕成為我們主要的溝通工具，同時也是我們在這種不安和恐懼的時期，了解新聞的主要方法之一。

任何造成高度不確定性的事件，都會對我們的大腦產生重大影響，例如看到威脅性的新聞故事，或是對醫療檢查結果感到焦慮等。由於我們的執行大腦是面向未來的，因此對未來結果的擔憂，往往相當沉重地影響著我們，造成心理上的疲勞；當我們花費大量精力考慮所有未來的可能選擇時，執行大腦的影響力就會減弱。而對於「未知」所產生的疲勞感，會比「確定將有負面結果」的情況更為明顯。例如在一次實驗中，參與者無法確定當天稍後是否必須上台演說（還故意告知演說會被他人

評分,以增加壓力),造成他們都無法集中注意力,所以他們在任務中所犯的錯誤比第二組還多(第二組被告知他們當天「確定」會面對這種令人焦慮的情況)。[35] 這種不確定性對執行大腦的消耗特質,還透過第一組吃掉更多甜點的情況表現出來——他們更可能依賴自動駕駛,尋求立即獎勵,甚至還影響到那些平常能夠控制自己飲食習慣的人。[36]

「壓力進食」是大多數人都熟悉的情況,每個人都可能經歷過。但令人感到驚訝的是,我們使用科技的方式與之非常相似。在一項研究中,參與者被分配一項高壓任務:用五分鐘的時間準備一場關於自己為何是特定工作理想候選人的演講,並將其錄製下來,以增加他們感受到的壓力。在這項任務中間的休息時刻,參與者在等候室被秘密觀察,他們使用手機的頻率明顯高於那些被分配到低壓力任務的人,後者只需為即將開始工作的人提供一份書面建議。[37] 實驗結果就像壓力可以引發過度的飲食一樣,這種高壓情境也導致使用手機的頻率增加。

疫情為大量人們帶來了巨大的不確定性與壓力。許多人描述自己受到「腦霧」(brain fog)的影響,這點在他們的執行功能上得到大量的觀察。雖然腦霧並非一種醫學上的診斷,但在注意力減少、工作記憶不良和心理疲憊的症狀,都指向疲憊的執行大腦,因為大腦必須不斷適應持續變化的情況。由於執行功能受阻,對於未來的不確定性讓我們疲憊不堪,於是我們發現自己越來越依賴於自動駕駛習慣。如果把手機聯繫可以加強家庭關係和情感上的因素考慮進去,再加上無法參加戶外的非科技性活動限制時,疫情期間手機使用量的增加,便不會令人感到太過驚訝了。

各種科技設備成為聯繫所有人的強大連結,讓我們可以繼續工作和學習。然而這樣一來,大腦就會形成更多的螢幕使用時間關聯和更多提

醒，蓋過許多不能參與的無科技設備活動。這些習慣一旦被寫入神經迴路後，就不容易關閉，甚至可能成為問題習慣。雖然目前仍為時已晚，我們無法充分理解疫情對於日常科技習慣的長期影響，但已經有一些報告說明，疫情期間形成的新數位習慣，在限制解除後仍然持續存在。

6 非常小的行動

2016 年時，Instagram 達到前所未有的成功，也為該公司帶來許多問題。這個應用程式最初的目的是能夠即時分享美麗的照片——亦即捕捉當下的瞬間。而作為一款僅限於行動裝置的應用程式，用戶可以直接從手機拍照並分享圖片，讓整個過程非常簡便，有助於培養定期上傳和互動的習慣。不過，隨著 Instagram 用戶數的迅速成長，用戶們對於發佈完美圖片的壓力也與日俱增。人們開始拒絕創始之初那種隨意拍照的想法，改為精心策劃自己的 Instagram 動態，對於每一個細節都嚴格要求。[38]

這種作法讓 Instagram 感到擔憂。用戶覺得他們上傳的每一張照片，都必須代表一個重要的時刻，足以在動態的永久記錄中佔有一席之地。上傳照片曾經是一個自然而然的「非常小的行動」，如今卻變得需要仔細考量。在追求完美的過程中，人們發佈的內容減少了，平均每位用戶每週僅發佈一次。[39] 發佈減少便意味著內容減少，這又反過來代表著隨時打開 Instagram 查看最新動態的人也會跟著減少。習慣正在改變，而許多競爭對手應用程式也在爭奪人們的注意力，所以 Instagram 留下的

空白時間不可能長久維持。他們需要一種功能，可以讓上傳圖片變得更簡單，也就是說，他們需要再次將這一過程變成一個「非常小的行動」。

了解習慣的規模

生活上的重大行動如上大學、搬家或應徵工作等，都需經過謹慎的計劃和深思熟慮。正如前面說過的，這些複雜決策都是由執行大腦負責運算，而真正的小事則會被委派給自動駕駛大腦。簡單的自動駕駛大腦無法編寫入複雜的行動讓其自動執行，必須是很小的習慣才可以。而我所說的「小」，指的是真的很小的習慣。儲存在自動駕駛大腦中的習慣，通常會比人們預期的要小得多。例如洗手的習慣在大多數成年人中根深蒂固，因為我們從小就被教導要洗手，但這個習慣不光是洗手的過程而已。洗手過程中的每一個動作本身，也都是一個小習慣。從我們用哪一隻手開水龍頭，到我們使用多少肥皂，再到我們以各自獨特的順序摩擦手掌的過程等。這在醫療專業人士中尤為明顯，因為他們的培訓包括花了大量的時間和精力來改掉一些根深蒂固的洗手習慣，以便能用更徹底和臨床的消毒方式來洗手。

以自動化方式執行的這些非常小的習慣，表示它們跟執行大腦設定的宏觀目標可能會相互矛盾，以下是我自己生活中的一個例子。身為一名醫生，我在疫情期間洗手的頻率，比正常情況下來得更多，這導致我的手得了皮膚炎，手背上開始出現紅腫和脫皮的情況。解決這個問題的方法是使用一種對皮膚刺激較小的抗菌清潔劑，因為它相較於普通肥皂，更能保持皮膚的天然油脂和水分。然而每次我都自動選擇熟悉的常

規肥皂來洗手,而非放在一旁的乳霜型洗手乳。只有當我感到手上出現意外刺痛時,才會意識到自己的錯誤。這看起來似乎是一種很簡單的改變,如果我能在當下想到,並且應用意識思考,就能做到。然而在很多情況下,我的自動駕駛大腦會更傾向於重複那些由外部提醒所啟動的已儲存習慣。

即使表面上看起來很複雜的一系列行動,實際上也是由非常小的習慣積木所組合而成。例如烹煮最喜愛的菜不會是單一的習慣,而是由數十個習慣一起組成:如何從櫃子裡取出烹飪用具、如何切菜、如何攪拌鍋中食物等。雖然執行大腦可能偶爾會介入,例如我們會停下來查看食譜,考慮下一步該做什麼,然而一旦決定了,執行大腦就會將控制權交回自動駕駛大腦,讓我們可以思考其他事情。

科技依賴非常小的行動

科技出現的目的通常是為了讓我們的生活更輕鬆,將過去需要努力的行動,變成輕鬆無礙的行為。例如遙控器可以讓我們輕鬆打開電視,網路購物讓找到想買的東西變得更加容易,電子郵件減少溝通障礙,非接觸式的支付速度更快....這些創新無疑相當有益,但由於它們很容易遵循最小阻力的路徑使用,因此也很可能成為習慣。把手機放在容易觸及的地方,就表示只需最小的動作就可以使用手機。行動越簡單,所需的思考就越少,執行大腦的參與度也變得較低,讓自動駕駛模式的行動變得更加容易。

在手機時代之前,想要發表自己的想法需要相當的努力和時間。不

論準備書籍或發表文章，通常需都要花上很多時間的草稿、寫作和編輯。隨著世紀交替，部落格文章爆炸性成長，情況開始改變，任何人都可以立刻於線上寫下他們想寫的內容並發布。雖然這比在雜誌或書籍上發表文章來得簡單，但寫部落格仍然需相當多的意識努力來管理網站或平台，因此限制了習慣的形成。社群媒體創造了一個替代方案。它所提供的平台降低了發表的門檻，透過簡單的註冊過程後，分享想法或影像變成了非常小的行動。只需寫幾個字或拍一張照片，經過幾個步驟之後，就可能讓整個世界看到它。

　　就科技領域而言，成功依賴於用戶習慣的形成，因而非常小的行動相當重要。雖然 Instagram 在無意中提高其動態消息上對「夠好」的標準，但另一款應用程式用的卻是降低這個標準。Snapchat 的最初概念便是拒絕 Instagram 創造出來的那種精緻世界，[40] 這個應用程式可以發布未經過濾、隨性、即時的內容，稱為故事（Stories），而且這些內容在發布之後還會隨即消失。跟 Instagram 那種你必須每週進行一次的高度規劃的「非常大的行動」相比，Snapchat 等於全力推崇可以隨意進行非常小的行動，你可以每天發布多次，無需繁瑣的照片編輯和規劃。因此，人們開始養成記錄整個日常的習慣：一早醒來──發文──喝咖啡──發文──完成運動──發文──以分享他們的成就。這種由故事提供的非常小的行動，具有巨大的習慣形成力量。

　　為了保持競爭力和形成習慣，Instagram 必須果斷採取行動。因此在 2016 年 8 月，它推出自己版本的故事（Instant story，限時動態），等於直接抄襲 Snapchat[41]，把發布標準再次降低。雖然 Instagram 限時動態仍然保持高度規劃性，但你只需要進行非常小的行動，就可以把內容上傳到限時動態。Instagram 文化自此轉變了，人們不會只在特別時

刻發文，而是可以即時分享日常活動，為自己和追隨他們的人形成眾多的習慣，讓這些人頻繁打開 Instagram 查看更新。

　　Snapchat 和 Instagram 使用的故事（限時動態）是讓一切變得更加自動化的眾多範例之一，展示非常小的科技行動，如何被寫入我們的自動駕駛大腦中。科技公司在這方面不斷創新：例如透過臉部辨識後，我們不再需要按下按鈕來解鎖手機；而且在所有應用程式（從電子郵件客戶端到社群媒體再到遊戲）中，都能保持登錄狀態。程式設計師會針對用戶的行為尋找解決方案，以使其更為便利。當串流媒體服務商觀察到人們在觀看影集時，總是會跳過片尾字幕和劇情回顧，因此便創建可以「一鍵跳過」的功能。即使是像在 Instagram 上雙擊整張照片按讚（不必按下某個小按鈕）這種小細節，也都是為了讓用戶更方便。然而這種便利性，其代價就是創造出許多數位習慣。

　　習慣之所以被稱為非常小的行動，並不是由於其大小，而是因為執行這些行動所需的心理努力程度很小之故。寫一篇長篇部落格文章需要大量的心理努力，但將思想編輯成短短的一條 140 字推文，同樣需要花費許多心理努力。2017 年，Twitter（現為 X）意識到這一點，便將其推文的字數增加一倍，以確保人們有足夠空間發表自己的想法，但標準並不會提得太高，因此也不會像發表或閱讀「長篇文章」所需的心理努力。而 TikTok（抖音的國際版）這個以一分鐘長度的短影片聞名於世的應用程式，也為用戶提供製作較長影片的選項，減少把影片裁短所需的編輯工作，Instagram 後來也隨之跟進。而以長影片聞名的 YouTube，則是為用戶提供短影片格式內容的選項 Shorts，讓製作和觀看所需的心理努力都隨之減少。

　　科技公司不斷努力讓我們的各種數位任務都能更輕鬆，非科技活動

則仍要求我們付出相同努力。而隨著我們形成越來越多的數位習慣後，這兩種類型活動之間的平衡，已經往數位活動傾斜。這是因為習慣讓我們的腦部降低心理疲勞，切換到自動駕駛模式，增加我們內在的輕鬆感。這一點在低電量模式下尤其明顯，自動駕駛會在這種時刻接管我們的行為。因此在低電量模式下，我們更傾向於拿起手機查看 Instagram 限動，而非進行持續時間相當、但並非習慣性的非科技活動，因為在我們的大腦中，後者被認為更耗費精力。

　　這也突顯了在我們的數位習慣中，存在一個重大的衝突。前面說過，當我們設定想要實現的目標時，通常會為自己設定較高的標準，而這些標準往往難以維持。這點便與科技不斷尋求讓產品更容易使用的方式，形成對比。所以為了解決這種互相無法匹配的情況，在你無法達到高標準時（例如在低電量模式下），你必須預先做好一個備用計劃（積木 2），尤其是要結合插入障礙（積木 3），才能把你想避免的科技行動規模變大（變難），協助重置平衡狀態，以阻止你的大腦自動駕駛模式「自動」偏離到最簡單的選項。

骨牌效應

　　當你觀察神經科醫師檢查病人時，你會看到一系列相當複雜的動作，這些動作包括測試面部、手臂和腿部的多條神經功能。隨後醫生會在身體的特定位置，用「肌腱反射槌」敲擊以引發「膝躍反射」（knee jerk reflex）。學習這一系列的檢查動作可能讓初學者生畏，但對於經驗豐富的臨床醫生來說，一切感覺都很自然。其間的差別就在於習慣。

小的身體動作本身就像一種提醒,可以觸發隨後的行動。這就表示一系列非常小的動作,可以被串連在一起,形成一條動作鏈,每個動作都會啟動下一個動作,就像一排倒下的骨牌一樣。如果你要求我在「不同順序」下完成對病人的神經檢查,我就必須動用執行大腦來記住已經測試過的內容,以及接下來要做的檢測。然而,這種一系列可預測的非常小的動作,意思就是一旦我開始讓第一個骨牌倒下,其他的動作就會自然而然地跟隨。因此這個檢查序列可以靠我的自動駕駛模式執行,讓我的執行大腦專注於尋找異常以及思考潛在的診斷,而非思考接下來要做哪個檢查動作。

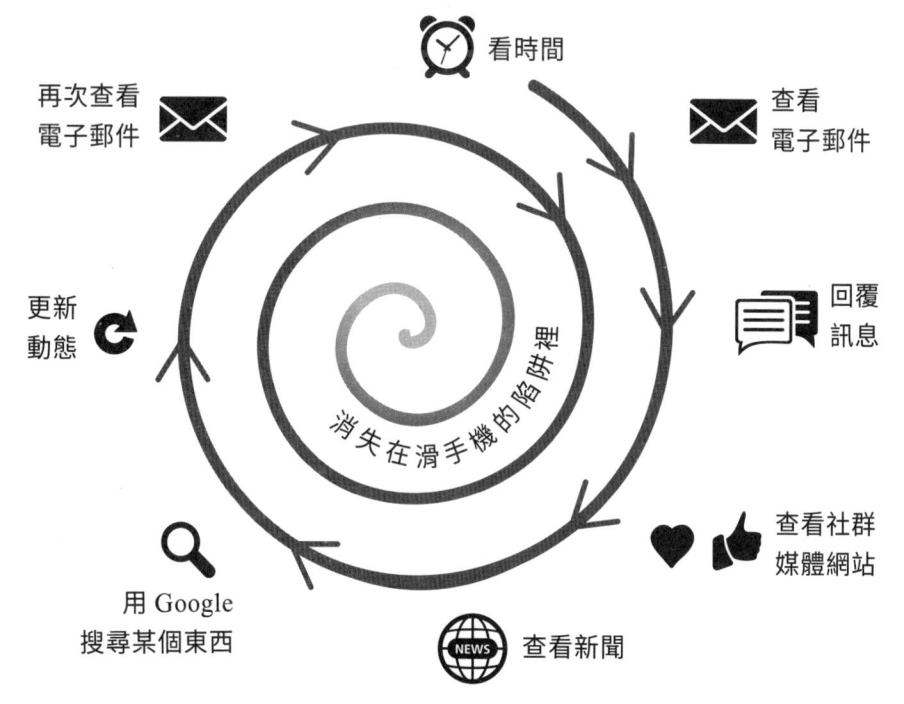

看時間 / 查看電子郵件 / 回覆訊息 / 查看社群媒體網站 / 查看新聞 / 用 Google 搜尋某個東西 / 更新動態 / 再次查看電子郵件

消失在滑手機的陷阱裡

數位分心循環:每次非常小的動作,都能做為下一個動作的提醒,就像連續倒下的骨牌一樣。有時在這套序列動作的最後,已經過了一段時間,於是我們覺得應該再查看一下這些應用程式,於是又再重複此循環。

這種「骨牌效應」在我們使用科技時同樣可以觀察到。當你拿起手機時，你會執行一系列動作（例如檢查訊息、電子郵件、新聞 APP 和社群媒體等），每次的順序應該都類似，而且每個人都是根據自己儲存的習慣，發展出獨特的應用程式查看循環。仔細觀察應該會發現即使在每個應用程式內，你所執行的動作類型也都是相似順序。你可能會先檢查通知、瀏覽動態消息或點擊其他功能，最後可能在換到下一個應用程式之前，又在進行最後一次刷新動態。

像拿起手機看時間這樣的簡單動作，很可能就是第一個倒下的骨牌。而每個後續的個別行動雖然都很小，但已足夠觸發下一個骨牌倒下，直到它們累積起來形成一個強大的數位循環，儲存在自動駕駛大腦中自動執行。這就是為何骨牌效應有潛力把每一次「快速查看手機」，變成一次無意中的數位分心時刻。在倫敦政治經濟學院的研究中，這種情況的發生頻率約為 20%：也就是在五次查看手機中，有四次可以維持單一目的的互動，但有五分之一的機會，參與者被吸引進入手機的虛擬世界，陷入自己個人的數位循環中。[19]

這樣的循環一旦形成就很難中斷，部分是因為缺乏「停止提醒」，無法喚醒執行大腦作出決策；部分則是因為在所有行動完成之前，我們會感到未完成，類似於想要彈完「一段經常練習的音樂作品」的情況。雖然我們最初的意圖可能是快速查看某件事，但在我們意識到之前，就已經過了很長的時間。數位循環的持續時間難以控制，它的「滑順」特性，讓我們的大腦在被手機吸引時，經常錯估流逝的時間。為了打斷這種循環，我們必須識別其組成部分，並在各個關鍵點插入障礙（積木3）。障礙可以停止循環所依賴的自動駕駛模式，並啟動執行大腦，讓你有機會做出不同選擇。在疲憊和低能量狀態下，可以用較小的替代選

擇,例如延遲使用的五分鐘法則(積木1)。

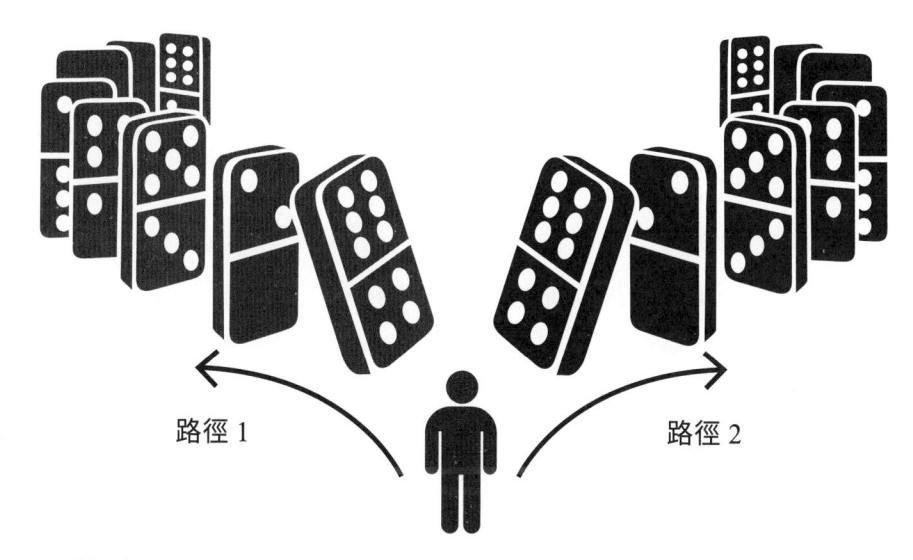

路徑1　　　　路徑2

骨牌習慣:一個不一樣的小動作,就可能透過骨牌效應而引發戲劇性的結果。

非常小的行動影響

　　本書讀到此處,許多讀者可能已經拿過或至少想過要拿起自己的手機。這並沒有關係,畢竟只是一次快速查看,你可以在滑完手機之後,繼續回來仔細看書。如果我暫時停止寫這本書的動作,花五分鐘滑一下手機,什麼事都不會發生。我可以再回到寫作中,沒有人會注意到。這是因為每個小行動的短暫影響,看起來總是微不足道。

　　而我們大腦的意識部分(即執行功能),花了大量精神和努力來思考大事,因此很容易忽視那些已經委派給潛意識自動駕駛大腦的小事。這也表示我們經常低估小行動的力量,卻高估大行動的力量。執行大腦

會制定整體的願景,但實際的努力還必須透過自動駕駛大腦中的習慣(支持目標的習慣)來完成。大型的、極具野心的行動很少,而微小的習慣卻有無數。我們的生活並不是靠幾個重大決策的結果,而是數以百萬計非常小的行動下的產物。例如,我們一生中搬家的次數有限,但為了保持家中整潔,我們無數次地將物品放回正確的位置。這個原則對於手機習慣尤其重要,因為我們不該只靠一次性的徹底改革,而是需要持續努力來建立和維護長期支配我們如何花時間、集中精神或培養關聯的支持性數位習慣。時間也會加大這些小行動的力量。每天看似微不足道的五分鐘,累計起來每年就是三十個小時。當你把休息、開會和各種干擾考慮進去時,這些時間幾乎等於一周的工作時數,確實是我們不該輕易忽視的一段時間。在真實世界中,人們通常會忽視這小小的五分鐘,認為這段時間不夠長,無法做任何重要的事情,不如快速瀏覽一下手機。例如沒有足夠的時間閱讀,但可以花幾分鐘滑動態;沒有足夠的時間寫日記,但可以發篇推文;沒有足夠的時間運動,但可以看幾段TikTok影片等。在數位世界中,大多數科技公司都非常樂意成為那些我們認為微不足道的小行動,也就是那些五分鐘時間的接收者。他們知道當這些短暫的查看手機加在一起,隨著時間經過後,就會累積成重要的影響。

　　正如我們在前一章所學到的,執行大腦給定任何行動的機率,取決於我們的環境和內在狀態。但現在必需了解的是,它還會取決於我們之前所做的事。即使在相同情境中,執行一個非常小的行動,也可能藉由骨牌效應徹底改變我們的行動過程。經常有人說如果他們一起床就整理床鋪,就會導致較有生產力的一天,而如果一直穿著睡衣,則會導致相反的結果。輕輕一推,第一個骨牌倒下,其餘骨牌隨之倒下。對某人來

說,「拿起樂器」可能是第一個倒下的骨牌,最終演變為一次成功的練習。而對另一個人來說,「穿上慢跑鞋」就是開始跑步的第一個骨牌。這些啟動習慣提供了發起點,如果沒有第一個骨牌,活動將無法延續下去。就像坐在書桌前或穿上慢跑鞋,可以讓我們處於最佳的寫作或運動位置一樣,拿起手機則使我們處於滑動並追隨「數位分心循環」的最佳位置。骨牌效應的潛力可以放大一個非常小的行動,無論這個小行動支持我們的目標或與之對立都可以。*

很重要的是我們必須強調:與其害怕使用科技,我們更應該重新掌握「有益處的數位習慣與問題性的數位習慣」之間的平衡。無論是在生產力或娛樂方面,手機都有各種合理的使用理由,所以偶爾使用手機當然也完全合理。但我們必須留意這些非常小的行動對我們的影響,以及在我們的自動駕駛大腦中所形成的數位習慣。習慣的無害特性以及不易被察覺的能力,代表它們可以在不知不覺中侵入我們生活的各個層面,並隨著時間推移和骨牌效應而不斷增加。因此,當我寫下這些文字時,我可以迅速查看手機五分鐘,然後再回到寫作上,沒有人會察覺。但如果這種情況一天發生太多次,而且持續一年的話。這種習慣就會慢慢吸引著我,讓我難以集中注意力,以致最後無法完成本書的文稿,屆時我會有什麼感受呢?我想我知道自己的答案,現在該換你找到自己的答案了。

---

* 在撰寫這本書的過程中,我的骨牌習慣是先寫下一個字。聽起來可能有點可笑,但這種作法對我非常有效。一切的骨牌序列是我先泡杯咖啡,坐在我的書桌前,打開本書的 Word 文件,閱讀我上次寫到的內容,然後決定接下來要寫什麼,隨後就經常會出現一連串的寫作行動。而當我生活忙碌時,幾個星期沒寫作是很常出現的情況。但這種每天寫下一個單字的習慣,讓我在大腦中建立了一個強大的寫作習慣,而不是在生活忙碌時讓幾個星期白白溜走,這是過去經常發生的情況。

7 ↖ 獎勵

　　雖然 Facebook 的按鈕「讚」在塑造這個依賴數位貨幣而繁榮的社會中扮演重要角色（譯註：獲得讚的數目就像獲得數位獎勵一樣），但它的出現其實是個意外。[42] 它原先的目的在於「簡化」對貼文回應的繁瑣過程，改用一個非常小的動作來取代這些回應。例如，對於某人成就的重要宣告進行祝賀時，可以只用簡單的點擊按鈕來取代，按讚次數會累積合併為一個數字。這個非常小的動作可以讓我們與貼文的互動增加，完全不需打字。而且人們仍然可以自由留下更長、更真誠的評論，這些評論也不會被淹沒在類似的回應中，而是會更脫穎而出。「按讚」實現其預期目的，但它也帶來了意想不到的獎勵效果。人們開始發更多動態，以便獲得「讚」。

　　我們直覺知道手機具有獎勵功能，可能拿起手機獲得娛樂或興趣、滿足與他人交流和互動的需求，或把它們當成一種「分心」的工具——在無聊時刻或我們想暫時逃避艱難任務的便利替代品。但在這些時刻，我們的大腦發生了什麼事呢？本書到目前為止，我們已經學習到大腦機制是由兩個核心部分組成，並談論環境中的提醒和我們自己的內部

提醒，都可成為習慣拼圖的第一部分，並且跟第二部分——非常小的習慣行動連結在一起。在本章中，我們將重點關注於「獎勵」，也就是習慣拼圖的第三部分。它將與「重複」一起進行工作，把非常小的習慣性行動與觸發提醒緊密結合。為了解釋獎勵如何發生，我們必須更深入探討，甚至進一步縮小範圍。也就是說，我們必須談談一種在大腦中發現的化學物質——多巴胺。

獎勵拯救習慣

大腦在自動駕駛系統之下、腦幹之上的部分，腦組織開始變窄並形成一個連接脊髓柄狀的地方，就是中腦（midbrain）。這裡的一小撮神經元（大約佔大腦總數的不到1%）形成了腹側被蓋區（ventral tegmental area, VTA）。這是大腦中的兩個主要多巴胺區域之一。另一個區域是位於自動駕駛系統內部的「黑質」，得名自拉丁文的「黑物質」（substantia nigra），因為它的特徵就是暗黑色的外觀。多巴胺是大腦中主要的神經傳導物質之一，是我們的神經元用來彼此交流的化學物質。大腦透過穩定的多巴胺濃度基準運作，這種基準會輕微地波動，然而也可以快速爆發的形式釋放，爆發可以發生在毫秒時間內。多巴胺的濃度基準和快速釋放後隨之而來的短暫停頓，形成了一種多巴胺摩斯密碼。科學家們嘗試破解這種密碼已經超過七十年了，但我們仍在探索其複雜度和功能性。

如果你在網路上快速搜尋一下，應該會看到多巴胺被稱為「快樂分子」（the pleasure molecule），然而多巴胺在大腦中的作用其實複雜

得多。例如黑質產生的多巴胺，在運動中扮演關鍵角色。這種情況在巴金森氏症中最容易看到，該疾病會讓黑質中的多巴胺細胞受損，導致運動緩慢和顫抖。黑質在運動中扮演著重要角色，腹側被蓋區的多巴胺細胞則在獎勵訊號中則扮演著關鍵角色。我希望各位不要依據流行和簡化觀點，把多巴胺視為快樂分子，而是將該區域的多巴胺視為具有以下兩個功能：

- 提供學習訊號
- 激勵行動

　　腹側被蓋區與自動駕駛大腦之間，擁有像高速公路般的大型連接。當我們獲得獎勵時，這裡釋放的多巴胺會告訴自動駕駛大腦必須評估目前情況，因為它想要回顧到底是什麼樣的小行動導致現在的獎勵？目前環境中的提醒因素是什麼？因此，獎勵期間釋放的多巴胺，為大腦提供了一個強大的學習訊號，開始在提醒和非常小的行動之間建立連結，因而改變我們的大腦連結。從本質上來看，「獎勵」展開了習慣的儲存過程，「重複」則完成這個過程。這種儲存過程更新了儲存在自動駕駛大腦中的習慣序列。每當自動駕駛大腦遇到相同情況時，就會尋求重複相同的獎勵行動。

　　我們的大腦會不斷評估這個世界，並預測即將發生什麼事情。因此，當這些預測錯誤時它必須知道。也就是說「意外獎勵」釋放的多巴胺，會比「預期獎勵」釋放的多巴胺更多，並且提供更強的學習訊號。預測獎勵的確切價值對我們的化學訊號來說，不如意外獎勵那麼重要。例如某人贏錢時的數額雖然比不上他們的薪水，卻會為他帶來更大的快樂。這是因為我們的薪水是可以預測的，贏錢則是意外驚喜。有保證的

獎勵並不會讓我們的大腦興奮，就像如果在遊戲節目裡，所有參賽者每次都保證獲得相同獎勵時，節目就不可能好看一樣。

因此，獎勵在把數位習慣寫入自動駕駛大腦的過程中，扮演了相當重要的角色。以我先前提到的情況為例，當你坐在書桌前開始工作時，可能發現自己無法集中注意力，這在低電量模式下並不意外。所以你可能會尋找其他的事來做，例如打開社群媒體應用程式，發表某些內容，隨之而來的便是熟悉的提醒聲，亦即出現通知，因為大量的讚湧入。這個無聊的早晨突然變得更有趣了，多巴胺也激增。在手機上那些吸引人的內容，為這場自動駕駛提供了重複非常小的行動的「學習訊號」：在你的外部環境（即你的書桌）和內部狀態（即感到無聊）時作為提醒（該滑手機了）。這就是儲存一個新數位習慣的起點。

在 Facebook 的「讚」按鈕推出之前，留言評論所需的額外打字努力，讓評論的次數相對較少，而且無法知道還有誰看過你的貼文（或是否有人看過）。這種評論的稀少性自然限制了可以帶來的獎勵性，但「讚」按鈕的出現改變了這一點。對貼文按讚的微小行為，代表有更多的人願意這樣做。這些社會認同的獎勵，突然有了數字化的表現，檢查通知以查看意外湧入的讚，變得極具獎勵性。更重要的是這對大腦來說是一種學習經歷。因此，這項習慣被保存下來了，發文的數量也會隨之增加。

日常生活的絕大部分都比較單調，所以我們的大腦知道要期待些什麼，數位世界的廣闊性和多樣性就代表出現「意外獎勵」的可能性更大。我們更可能在查看手機時（而非在實體環境中）意外發現獎勵，例如突然收到正面意義的電子郵件、一則相當吸引人的新聞，或是來自朋友的訊息等。這些意外的獎勵，提供了更強的多巴胺學習訊號。而且數位世

界甚至還能為生活中那些通常不會獲得獎勵的方面，提供數位化的獎勵。例如分心時的隨意念頭，原本很快就會被遺忘，但透過在網路上搜尋到的一連串有趣連結，這個念頭反而會得到一種「獎勵」。而當這種稍縱即逝的想法發佈在社交媒體上時，也可能會獲得按「讚」的獎勵。

手機不僅在我們能做的事情上給予獎勵，還在我們能「避免」的事情上提供獎勵。快速查看手機可以提供一種獎勵，亦即暫時逃避困難的任務、無聊的時刻或尷尬的社交情境。手機獎勵性的部分原因在於，它們不需要任何艱苦的工作努力。跟學習、訓練或做家務等活動不一樣的是，手機提供了輕鬆獲取訊息和娛樂的方式，而不需要付出任何重大努力。

動機分子

多巴胺擁有雙重力量——不僅有助學習，也是一種強力動機因子。後者的作用在 1990 年代的一系列突破性實驗中得到了驗證，其實驗的對象是猴子和果汁。猴子和人類一樣認為果汁相當美味，獲得果汁的可能性會引發相當的興奮，導致多巴胺分泌明顯增加。在這些實驗中，科學家會在果汁出現之前的幾分鐘內，持續開啟一盞燈。剛開始猴子並未特別注意燈光，沒有把它跟即將到來的獎勵相互關聯。然而，多巴胺在學習中的作用，促使它們的行為產生變化。猴子的大腦開始主動將環境中的提示（燈光），與果汁的獎勵結果相互關聯。沒過多久，只要開啟燈光，就會引發猴子的期待。甚至在果汁出現之前，它們就開始舔嘴唇。更有趣的是多巴胺訊號本身的變化：最初是由「獎勵」提醒的多巴胺分

泌激增，現在卻是由「燈光」這個提醒所觸發。亦即多巴胺是在對獎勵的「期待」中釋放的，而非對獎勵本身的回應。[43]

這個實驗清楚描述了多巴胺在期待／動機和學習中的雙重角色。當獎勵是意外獲得時，多巴胺便會提供學習訊號，觸發自動駕駛大腦「回顧」獲得此一獎勵之前的過程。然而，當大腦學會準確預測獎勵時，便開始向前「展望」，預期即將到來的獎勵。這種多巴胺的激增就是驅使我們獲得渴望獎勵的動機。從科學的角度看，多巴胺可以提供一種評估，以告訴我們為了獲得特定獎勵，花費有限的精力資源是否值得。獎勵越大，多巴胺的激增就越強烈，我們的行動驅動力也會越強。

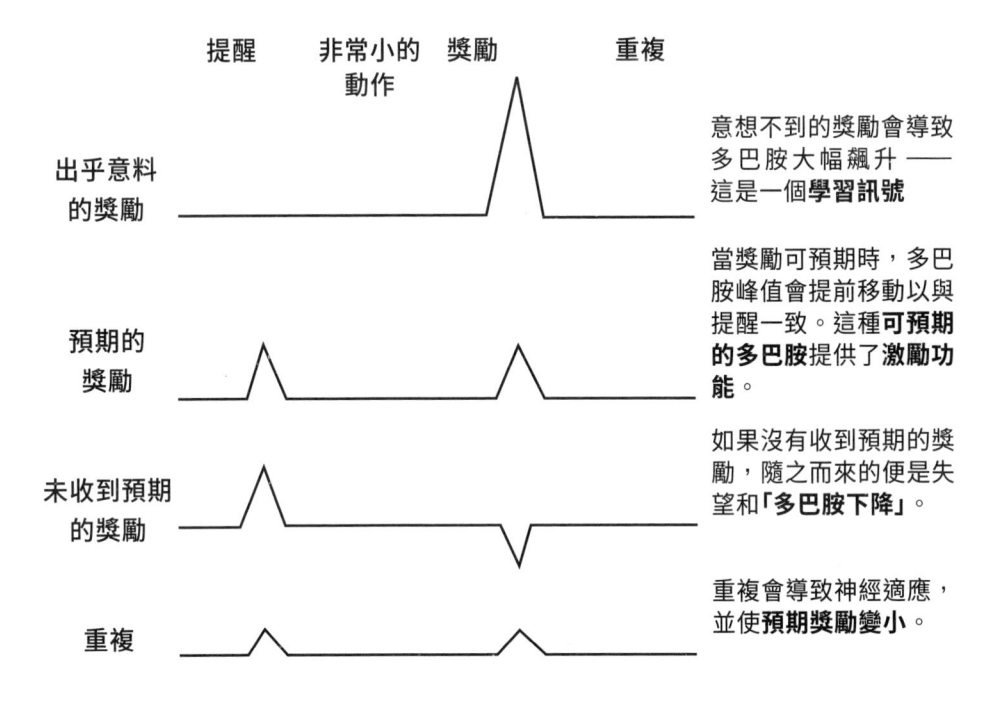

	提醒	非常小的動作	獎勵	重複	
出乎意料的獎勵			╱╲		意想不到的獎勵會導致多巴胺大幅飆升——這是一個**學習訊號**
預期的獎勵	╱╲		╱╲		當獎勵可預期時，多巴胺峰值會提前移動以與提醒一致。這種**可預期的多巴胺**提供了**激勵功能**。
未收到預期的獎勵	╱╲		╲╱		如果沒有收到預期的獎勵，隨之而來的便是失望和**「多巴胺下降」**。
重複	╱╲		╱╲		重複會導致神經適應，並使**預期獎勵變小**。

多巴胺動態圖：四種關鍵情境下多巴胺分泌的變化。它不光只是被認為的「獎勵分子」，事實上多巴胺還在學習與動機中，扮演了重要角色。

7 獎勵

這就是為什麼數位習慣如此難以管理的原因。跟猴子面對單一提醒燈情況不同的是，人類世界有許多提醒，既來自外部環境，也來自內部狀態。我們的床、桌子、餐桌，甚至廁所（對某些人來說）都成了提醒訊號，暗示如果我們拿起手機就會有潛在的獎勵。而我們的內部狀態無論是感到快樂、悲傷、無聊或焦慮，也會發揮同樣的作用。當大腦遇到這些提醒時，便會在潛意識層面上預期數位獎勵，甚至在我們碰觸到手機之前就會開始預期的多巴胺激增峰值。如果不拿手機就需要靠執行大腦介入，耗費珍貴的精神能量來壓制自動駕駛。一天多次如此介入後的疲憊感，更可能讓我們處於低電量模式。不幸的是，在這種狀態下，我們又更容易受到手機提供即時獎勵的誘惑。

　　這種期待時的多巴胺激增，意味著我們願意查看電子郵件和社群媒體應用程式，並多次點擊螢幕，就算多半只會看到無聊的內容也一樣。大腦判斷這種行為是值得的，因為它希望能出現一個有趣的通知，一個可能的獎勵。吸引人的潛在獎勵承諾（而非獎勵本身），驅動著我們的行為。我們「想要」看看是否發生了令人興奮的事情。雖然我們經常沒有收到手機承諾的獎勵，但這種渴望依舊會持續存在。舉例來說，我們在同一小時內第十次查看社群媒體時，幾乎不會帶來任何額外的滿足感。但「想要」獎勵與「喜歡」結果是截然不同的情況。雖然最後可能因為自己再次分心而感到不悅，但我們依舊會一次又一次重複這種行為，期待獎勵出現。

設計獎勵

雖然根據報導 Facebook 的「讚」按鈕的出現是場意外，但是我們的手機和應用程式中的功能，通常都是故意設計為增加獎勵之用。這些設計選擇並不僅限於科技領域，在各種行業中均普遍存在，它們都利用了神經科學的見解，增強「習慣」的形成。雖然在作法上可能有所不同，但它們確實無所不在。例如在餐廳用餐時，可能會在餐後意外獲得免費甜點；在超市購物時，可能會收到下次購物的折扣券；而在咖啡廳裡，你可能會發現你常喝的拿鐵，推出了季節性的風味拿鐵。這些意外的獎勵被以策略性的方式設置，試圖按下大腦的習慣儲存鍵，激勵你持續這些習慣。

要說明設計獎勵如何影響人們行為的例子，我們可以看看社群媒體平台的演算法推薦。剛開始時，新社群媒體平台的新奇和令人興奮，本身就已經是一種獎勵。然而，隨著用戶成長，它們的吸引力也開始隨新鮮度而減弱。這些社群媒體出現時，可能是以簡單的反向時間順序顯示貼文：亦即最新的貼文總是在推播消息的最上方。然而隨時間經過，這種方法會讓人們較難找到真正有價值的內容，推薦反而成了以高頻率出現但品質較低的貼文為主導，例如那些模糊的晚餐照片，會把更令人興奮的公告或快樂的新聞埋在雜亂訊息中。雖然前面提過「預期」的多巴胺可以讓我們能在沒有持續獎勵的情況下維持習慣，然而保持「平衡」相當重要。在社群媒體使用的情況下，只有當獎勵足夠頻繁以吸引我們的興趣時，習慣才能維持下去。如果每次打開應用程式時沒有吸引我們的內容，就可能導致用戶跳離。如果獎勵過於不頻繁，大腦就會尋找其他更具吸引力的數位活動。實際的情況就是用戶會切換到不同的其他應

用程式。因此，維持數位習慣最重要的，就是確保獎勵足夠頻繁以維持我們的參與和興趣。

為了增加獎勵內容的出現頻率，社群媒體平台通常會以演算法，根據用戶參與度優先顯示貼文，其過程類似報紙在頭版上刊登引人注目的標題。然而在社群媒體的情況，選擇優先貼文的並非人類編輯，而是複雜的電腦程式碼。這種演算法不僅優先考慮集體參與度較高的內容，還會根據用戶的個人偏好訂製推薦內容。亦即利用來自用戶線上互動的數據，例如按讚、回覆和分享等，演算法也會不斷改進其預測能力，這種自我改進被稱為「機器學習」（machine learning）。它提供「用戶認為有獎勵的內容」的微調能力，可以增加形成習慣的可能性。事實上，目前 Instagram 的首席執行長亞當·莫瑟里（Adam Mosseri）便坦言，內部測試顯示用戶認為舊的時間順序演算法帶來的獎勵較少，其結果便是他們在平台上花費的時間減少。[44]

2016 年推出的 TikTok，其演算法與一般社群媒體平台有所不同，用戶並不需要花時間和精力尋找需要關注的人，或是填入自己的動態。TikTok 的關鍵特徵之一便是它可以讓用戶花很少的努力，就能得到意外的獎勵。一旦有人註冊 TikTok，他們的動態就會立刻被填滿平台上最吸引人的影片，並且會以演算法來收集他們觀看時的喜好和厭惡，讓用戶的動態進一步個性化。當 TikTok 推出時，其演算法不僅讓觀看影片內容變得更具獎勵性，還會讓發布影片也變得更有獎勵。跟一般社群媒體網站提供的可預測按「讚」不同的是，TikTok 上的貼文更有可能走紅，因而提供意外的獎勵。這就像與預期的薪水跟中頭獎相比的情況，對該平台之所以能迅速流行，起了關鍵的作用。

社群媒體的成功，證明了意外獎勵的重大影響，進一步加強了我們

對社會認可和歸屬感的內在需求。大量的讚、突然增加的粉絲或意外的正面評論，都能觸發我們反覆滑動手機螢幕的衝動。單次意外的獎勵體驗（例如影片被瘋傳），常常會成為形成習慣的催化劑。我們會著迷於密切監控社群媒體的熱門影片，迫切期待下一個令人興奮的事件和另一個獎勵時刻的到來。

我們的手機並不是毒品

重要的是請不要把多巴胺簡單地貼上「壞的」標籤，就像它是一種無法抗拒的危險毒品一樣。多巴胺是人體神經化學組成裡的一個重要成分，扮演著多種關鍵角色，而這些角色本身並沒有負面性。理解和管理這些獎勵機制，才是真正改變遊戲的關鍵。多巴胺並不會評判我們——它的目的只是驅使我們尋求獎勵並重複行為，所以它可以塑造支持性習慣，也可以塑造有問題的習慣。然而它被錯誤的貼上「快樂分子」的標籤，而且這種觀念持續流傳著，促使我們認為手機提供了某種「多巴胺刺激」的想法。這種被強調成「毒品器具」的不當說法，常以恐嚇方式影響我們對於科技的行為態度。

我在博士研究中投入大量時間研究多巴胺，並在本書努力提供多巴胺訊號的全面性解釋，向各位展示這些概念如何應用在我們的手機習慣上，同時也小心翼翼地避免過度解釋數據。各位必須記住的是：關於多巴胺的描述，在流行媒體中通常被過度簡化或者純粹只是推測而已。例如在猴子和果汁實驗中，研究人員使用微透析法（microdialysis）測量多巴胺分泌峰值。這種技術是把一個小探針侵入大腦，取樣浸潤神經

細胞的液體，藉此測量多巴胺濃度。然而這種過程以及測量神經元釋放多巴胺的各種先進技術，對人類來說是過於侵入性的。因此，我們對多巴胺功能的理解，大部分來自於在猴子、小鼠或大鼠等動物所進行的實驗。雖然這些實驗提供了珍貴的見解，但當我們考慮人類與科技互動的獨特性時，這些非針對人類的實驗，的確有其侷限性。

雖然我們可以使用掃描技術，對人類的多巴胺系統進行成像，但這些掃描只能在較長的一段時間內進行。它們在診斷與多巴胺濃度降低相關的疾病中，有其重要作用——例如當巴金森氏症的診斷難以確定時，我可能會要求做掃描。然而它們無法判斷當我們遇到獎勵經驗（例如查看手機）時，發生的多巴胺快速激增情況。了解這種實驗的侷限性相當重要，尤其是當我們試圖把實驗結果轉化為日常科技習慣，並試圖理解我們與數位世界的互動時更是如此。

現代社會中的許多經歷，都會被貼上「多巴胺刺激」的標籤，但我們必須記住獎勵性並不等同於有害性。事實上，多巴胺在學習和動機中的作用不僅是必要的，更是我們的生存關鍵。當我們考慮到巴金森氏症患者的苦苦掙扎時，這點變得更為明顯。對帕金森氏患者而言，多巴胺低下不僅導致運動困難，還會導致很明顯的缺乏動機。這種狀態被稱為「木然」（apathy），意思是即使提高獎勵，也不再能提供由多巴胺介入所導致的相同激勵動機。[45] 對我的一些患者來說，這種情況會嚴重到讓他們無法再擁有「啟動」自己喜愛活動的神經化學多巴胺驅動力——無論獎勵來自數位活動或非數位活動都一樣。缺乏多巴胺還意味著巴金森氏症患者在「形成習慣」方面也會遇到困難。[46] 當我們考慮科學研究的世界時，多巴胺的基本角色會變得更加明顯。舉例來說，我們可以觀察那些被基因工程改造成無法產生多巴胺的小鼠。這些小鼠即使面臨美

味食物的誘惑，移動的慾望也會大幅減少。如果不加干預，它們將會餓死。人類如果缺乏多巴胺，也會面臨類似的命運。然而，當這些小鼠的多巴胺分泌透過 L-DOPA（用來治療巴金森氏症的藥物）恢復時，它們便活過來了，也會開始在籠子裡衝來衝去並且進食。[47] 這點強而有力地說明多巴胺的動機驅動在人類生存中的不可或缺性。正是由於這種多巴胺驅動力，推動著人類不斷探索、追求新事物和持續創新。因此，讓我們尊重多巴胺在人類生活中所扮演的複雜角色——它並不是壞人，而是推動人類前進的重要組成部分。

我們的身體仰賴平衡，就算是由大腦自然產生的多巴胺，一旦「過量」就可能產生問題。所以我們在此必須明確區分由「大腦機制」釋放的多巴胺，與由「藥物」釋放的多巴胺的不同。手機觸發的多巴胺激增，跟我們吃到美味食物、見到摯愛的人或撫摸動物時的化學訊號相同。然而許多娛樂性藥物可以欺騙我們的大腦，促使其釋放超過生理機制數量的多巴胺。雖然它會加強我們的愉悅感，然而正是這種人為的多巴胺高峰導致了上癮。如本章所述，多巴胺會按下習慣的「儲存」按鈕，但在生理機制以外，透過藥物釋放的多巴胺會更強力地重塑大腦迴路。這種重塑相當於降低執行大腦的音量（控制力）——正如我們所見，會造成長期的嚴重後果。藥物上癮改變大腦，減少執行大腦思考，嗑藥對於健康、財務和人際關係等有害影響的能力。而執行大腦的功能是人類自我控制的源頭，因此一個上癮的人終將淪陷而難以自拔。[48] 取得和注射藥物等事項都會被優先考慮，壓倒一切。在我的診所裡，每當同事對於像凱拉（Keira）這樣的毒癮患者症狀復發而感到沮喪時，我都會向他們解釋這整個過程。日常物品如小勺子或打火機，對大多數人來說都是無害的物品，但對那些與藥物使用強烈關聯在一起的人來說，卻成為了足

以觸發毒癮的強大提醒。這就是使上癮變得極具挑戰性的原因——它不僅是關於藥物本身，對藥物上癮苦苦掙扎的人來說，他們必須面臨的是藥物在大腦所留下的強大印痕。

即使是以醫療方式人為增加多巴胺，也可能帶來不良的影響。如果多巴胺分泌正常的人使用 L-DOPA（提高多巴胺的藥物）便會影響他們的決策能力，導致他們做出更衝動的選擇：更專注於短期獎勵，因此也會冒更大的風險。[49] 包括我在內的神經科醫師，在為帕金森病患者開立處方時，都會對一類稱為「多巴胺受體作用劑」（dopamine receptor agonists）的藥物非常謹慎，也都會附帶警告他們可能會出現衝動控制障礙，導致與購物、賭博、暴飲暴食或觀看色情內容有關的過度或病態行為。[50] 因此，這些用藥患者必須仔細監控。手機科技的目的在於將獎勵最大化並形成習慣，然而它並不是一種成癮物質，也就是說，我們可以在不需要成癮干預（戒除）的情況下，就能解縛我們的手機習慣。

延遲折扣

如果我們真的很「理性」地考慮自己使用手機的情況，可能就會意識到今天查看手機——已經檢查過一百次的小獎勵——遠不如實現未來的夢想來得更有價值。對我來說，寫這本書遠比快速滑動 Instagram 要充實得多，我相信還有許多事也會讓你覺得更有滿足感。但如果事實如此，為何我們最常做的優先選擇似乎是拿起手機呢？這是因為手機提供的獎勵有個重要的特性——它們所出現的時間尺度。

大腦有一個特性被稱為「延遲折扣」（delay discounting），讓大

腦自動降低遙遠獎勵的價值。意思就是當獎勵距離我們越遠，其價值就越被削弱（譯註：當獎勵需要經過等待才能獲得時，獎勵在一個人心中的價值感就會降低）。這種折扣效應會讓預期的多巴胺激增變得更少，因此，對於明天贏得一大筆錢的期待，可能會讓你幻想用這筆錢能做的所有事情，但這種興奮感會在考慮一年後也獲得相同獎勵時（一年後才中獎），大幅減少。而當考慮十年後或二十五年後的相同獎勵時，這種感覺會減少得更多。對未來獎勵的期待往往是在其「接近」時才會變強。

延遲折扣是一種生存機制，用來確保我們關注自己眼前的安康。在以前的某些緊急情況下，這點可能相當有用，但現代的大多數人並沒有立即的危險，因此我們的大腦在此機制上過度補償了。延遲折扣表示我們仍然重視未來的獎勵，但這些獎勵必須更大，才能彌補大腦為獎勵施加的折扣。這也正是科技擁有高度優勢之處。隨著我們的思想可以立刻發布、快速完成，或是劇集之間可以跳過等待之類，都讓科技可以提供更強大的獎勵，因為這些獎勵不必等待。因此，像查看手機這樣的小型即時獎勵，在當下似乎更具吸引力，壓倒了更遠但更重要的成就。

延遲折扣是讓「預先承諾」（積木4，亦即預先制定策略）變得如此有效的機制。由於這種傾向，我們會降低來自未來的獎勵。這也使得提早做出更健康的選擇，會比在當下權衡選擇時更為容易。舉例來說，如果你想為即將到來的一周規劃餐點時，比較可能選擇營養豐富的餐點；而當你感到飢餓，馬上要決定要吃什麼的時候則否。這種概念同樣適用於我們的數位習慣——明天再查看應用程式的想法，似乎遠比不上當下幾乎無法抗拒的衝動那麼誘惑，當你處在低能量狀態時更是如此。然而即使是短暫的延遲也能產生重大影響，如果你一直在應用五分鐘法則（積木1），耐心等待這幾分鐘過去，你會發現在許多情況下，你不

再想查看你的手機──這種短暫的延遲就足以降低獎勵的吸引力（延遲折扣）。

　　建立我們期望的支持性習慣，其困難之處在於：這些習慣所提供的長期獎勵經常被大腦打折扣。不過我們可以透過破解系統並改變獲得這些回報的時間框架，來解決這個問題，也就是利用短期獎勵來建立提供長期獎勵的習慣。例如，在一項研究中，參與者只有人在健身房裡，才能接觸到好聽的有聲書（短期獎勵），這種作法增加了他們到健身房的出席率（長期獎勵），因為有聲書即時獎勵的特性，協助鞏固了這個習慣。[51] 而且兩種活動不需要同時進行，就能建立彼此的關聯。而在執行習慣後獎勵自己也同樣有效，這並不是建議你必須為每個習慣創造新的獎勵，而是類似在你享用美食之前，插入一個支持性的習慣也會同樣有效。舉例來說，如果你每晚都沉迷於喜愛的電視節目，便可將此作為動力，只要先完成一個支持性的習慣，例如快速清掃家裡一遍即可。這樣一來，觀看你最喜愛節目的樂趣，便會與之前平淡無奇的打掃任務關聯在一起。

　　在思考獎勵時，大多數人會想到的是外部獎勵或實體獎勵，但內在獎勵同樣強大。內心的批評性思維，例如認為自己做得不夠好或可以做得更好，都會破壞習慣的形成。理解自己每個非常小的行動，都是邁向形成習慣的一步，也都在重塑你的大腦，這會對你如何看待自己的表現產生重大影響。請確保在每次應用本書中的規則時，給予自己一個獎勵──作法可以是象徵性或實質上的，例如拍拍自己的背之類，同樣會很有用。

調節獎勵

在評估科技類的獎勵活動時,我們必須記住問題並不在於總花費的時間,而在於「控制」的程度,因為問題的關鍵在於無意識和無法調節的時間長度。這點在一項針對「追劇」(binge-watching)的大型研究中得到了清楚的證明。這項研究有超過 4,000 名實驗者參與,研究人員將他們分為四個不同組別,每組都有其不同特徵。[52] 最極端的是「狂熱追劇者」(avid binge-watchers),這組人從觀看電視中獲得巨大滿足,選擇沉溺於各種影集中。雖然他們在不同類型電視節目中花了大量時間,但他們並不認為自己的觀看習慣有什麼問題,而是將其視為一種有意義且愉快的活動。相較而言,「休閒電視觀眾」(recreational TV viewers)並未從觀看內容中獲得相同的滿足,他們的觀看頻率也較低。

第三組名為「無法調節的追劇者」(unregulated binge-watchers),特別引人關注。這些人花費在看電視的時間與「狂熱追劇者」相近。然而「狂熱追劇者」是有意識地沉浸於他們的熱情中,而「無法調節的追劇者」則缺乏這種意圖和目的。因此,他們難以調節自己的觀看時間,經常在無意中追劇,結果發現自己的看電視的習慣變成為了問題。這也跟最後一組「規律的追劇者」(regulated binge-watchers)形成鮮明的對比。這組人能夠控制自己的觀看習慣,因此在適度觀看的情況下找到自己的滿足感。

看到這裡,你可能很快就已經找到了自己所屬的組別。這個概念不光適用於追劇者,也跟其他活動如遊戲、刷社群媒體或線上購物相通。如果你是科技的「狂熱用戶」,被激發了熱情,而且這就是你選擇花時間的方式,那完全沒問題。然而,如果你屬於無法調節的組別,那麼建

立更健康的數位習慣以重新掌控你的科技使用便相當重要。只要朝向有規律的組別邁進，便可減少潛在的問題行為，重新獲得控制感。你將不再把科技視為問題，也可減少挫折感，並開始以更受到控制、更有意義的方式來享受科技。

學會實踐你的預期，就是調節獎勵的關鍵。因為最常見的誤解是認為「獲得獎勵」是最愉快的部分。但事實上，由於多巴胺是在「預期獎勵」時釋放，因此預期的愉悅價值一定會更高。簡而言之，問題不光是獲得獎勵，而是擁有可以期待的事情。這點在日常生活中隨處可見，例如我們的整體情緒會隨著一周經過而上升，期待著週末的到來。我們的情緒峰值通常出現在星期六，因為還有大部分的週末時間在你前面。然而到週日時，即使很多人還有一整天的休息時間，但我們的情緒卻開始下滑。[53] 這是因為大腦前瞻性的思考方式，已經考慮到星期一即將來臨。還有，我們會數著日子等待聖誕節來到，熱切期待著這一次假期；而一旦假期結束，我們就開始計劃下一次假期，目的就是為了能有一些可以期待的事。有時我們對獎勵的期待過於強烈，以至於實際獲得獎勵時，感覺反而有些失落。由於人類的基因組成和多巴胺訊號的傳遞各有不同，因此，每個人對這些感受的體驗程度也有所不同。對許多人來說，這種概念經常引起共鳴，因為大多數讀者都會告訴我「期待獎勵」的過程，往往比獲得獎勵本身更令人愉悅。

知道了這一點後，讓我們把「規律的追劇者」與「無法調節的追劇者」的概念進一步延伸，描繪一下這兩組人在獎勵體驗上的不同。一個「規律的追劇者」可能透過細細品味每一集之間的期待，來獲得更強的快感，從較少且有意圖安排的獎勵中，獲得更豐富的滿足感。相反地，「無法調節的追劇者」受到即時滿足的驅動，反而會因過度使用而體驗

到快感逐漸減少——這也可能導致觀看體驗的滿足感減弱,並因本身感知到的問題觀劇行為,而更感到內疚和挫折。

在我們與科技的互動中,經常會陷入無法調節的狀態,而被獎勵的誘惑所吸引。然而,科技的即時回報特性,讓我們幾乎沒有時間去期待任何東西。我們可以在非常短的時間內獲得大量獎勵,有時甚至是瞬間獲得。然而這也意味著這些獎勵是短暫的——它們結束得如此之快,以至於沒有任何累積或期待的過程。簡而言之,我們被各種獎勵包圍,卻失去了期待的樂趣。解決這個問題的辦法並非移除這些獎勵,試圖讓我們的實體環境或科技環境變得「乏味」。例如我很感激我的社群媒體動態消息符合我的喜好,我也享受著觀看引人入勝的各種節目,因為它們跟享受美食和發人深省的書籍一樣美好。這些獎勵豐富了我們的生活,但我們必須重新找回平衡——這也是我個人信念的核心部分。

這種平衡的關鍵在於「有規律的獎勵」,而非完全剝奪獎勵。也就是說,與其快速得到許多即時獎勵,我們可以減少獎勵的次數,並且練習「期待獎勵」,從而充分利用多巴胺帶來的預期快感,就像「重質不重量」之意。再加上對於「反覆拿起手機所獲得的獎勵會逐漸減少」的了解,便可幫助我們控制過度使用手機,以更有意圖性的方式來使用它們。理解這點之後,我們便已準備好解決習慣拼圖的最後一塊——重複。

8 重複

　　亨利一生的大部分時間都被癲癇困擾著。他在七歲時被自行車撞倒，頭部受創導致癲癇發作。後來癲癇逐漸惡化頻繁發作，嚴重到他無法離開家門。在他二十七歲時，雖然服用了高劑量的藥物，病情仍然持續惡化，治療的選項也相當有限。最後，醫生建議他進行尚屬實驗性質的腦部手術。在1951年進行的這次手術後，亨利成為了神經科學中最著名的患者之一。在去世前的五十多年裡，他只以縮寫 H.M. 為人所知，直到去世後，他的全名才被公開——亨利·古斯塔夫·莫利森（Henry Gustav Molaison）。

　　雖然手術控制了他的癲癇發作，但亨利醒來時出現了一項驚人的後遺症。由於當時醫界對大腦內部運作的知識有限，許多腦區的功能尚未完全了解。所以人們很快就發現亨利被切除掉的兩個高爾夫球大小的腦區，包含了海馬迴，也就是我們的記憶收件箱。人類大腦兩側各有一個海馬迴，這兩個海馬迴負責接收所有新的記憶，然後將其轉移到其他腦區做永久儲存。因此，雖然亨利過去的記憶完好無損，但由於缺少了記憶收件箱，他無法形成任何「新記憶」。你可以跟他進行對話，但只

要注意力被轉移，對話內容很快就會被忘記。亨利仿佛被困在時間桎梏中，一直到他八十二歲去世時，依然認為自己只有二十幾歲。

不過，亨利雖然無法記住任何新經歷，但他的大腦依舊可以學習。某次驚人的發現是，當他被要求在一張紙上，透過鏡子的反射來描繪星形圖案時（這對我們來說在視覺上是違反直覺的），他卻逐漸變得越來越熟練。然而由於他的失憶症（amnesia，亦稱健忘症），他從不記得自己曾經練習過這項任務。每次他都像第一次一樣接受這個挑戰，仔細聽取指示，然後對自己超乎預期的表現感到驚訝。[54]

事實證明，雖然亨利患有嚴重的失憶症，但他仍然可以建立習慣。這點與巴金森氏症患者形成有趣的對比，巴金森氏症屬於大腦中與多巴胺相關的機制毀損，而這對習慣拼圖的第三項要素相當重要。因此，巴金森氏症患者即使保擁有形成新記憶的能力，也難以建立新的習慣。相反地，像亨利這樣的患者，雖然有嚴重的失憶症，卻仍可以發展習慣，這是因為他們的自動駕駛系統仍然完好無損。在某些研究中，雖然失憶症患者並未意識或記得曾經練習執行過這些任務，但他們在依賴習慣發展的任務中，表現優於巴金森氏症患者。[55]

對亨利和所有人來說，習慣依賴於大腦的潛意識部分，因此可以在我們不知情的情況下形成。然而為了讓習慣可以根植於大腦中，還需具備一項關鍵因素，這也是習慣拼圖的最後且相當重要的一塊：重複。

8 重複

🔋 重複造就習慣

單一行為對於改變幾乎沒有任何作用。例如你不可能只靠一次訓練就變得健美，也不可能用功一回就得到學位。「重複」具有放大每個行動的潛力：只放一塊磚頭毫無意義，但重複堆砌這些磚頭，就能變成某種更具體的東西——一座建築。我們的所有習慣，不論是數位或非數位習慣，都是透過重複的行為所建立。到目前為止，我們已經知道「提醒」是啟動自動駕駛大腦來執行非常小的行動的起點，也就是習慣的起點。獎勵釋放多巴胺，開始將習慣拼圖的前兩片：提醒和非常小的行動關聯起來。然而這只是開始，跟使用電腦按一次即可完成儲存有所不同，大腦要儲存一個習慣，還需要最後一塊拼圖，也就是「重複」。

在亨利接受手術的年代，科學家們認為我們的大腦是固定不變的，而且改變的能力有限。事實證明他們錯了，大腦會不斷地變化，以至於我可以肯定告訴你，光是閱讀這本書，你的大腦就已經改變了；而且當你讀完時，你的大腦將變得更不一樣。我們知道每個人的大腦擁有幾十億個神經元，這些神經元之間可以形成無數的連結，稱為突觸。由於這些突觸可以不斷重新塑造，因此被形容為可塑的，這也就是為何「突觸可塑性」（Synaptic plasticity）一詞可以用來描述大腦儲存習慣的過程。大腦中的連結越常使用就越強，越不使用則越弱。因此，我們塑造出的大腦，不只是個性獨特的印痕，也是我們每一段經歷和每一刻日常生活的呈現。

我們很常見到新手做某件事笨手笨腳，而專家來做則游刃有餘，大家應該都曾經歷過這樣的情況。例如對大多數人來說，剛開始學開車相當困難，因為要控制一輛重量接近兩噸的機器，同時還需精確調整油

門、變速和轉向等多重動作。這對初學者來說，需要相當多的專注力，但這些動作最後終究會演變成像「第二天性」一樣地簡單，不再需要思考。然後你就學會開車了。重複的過程強化了大腦中的神經連結，讓動作變得更加容易，正如神經科學界的格言所說：「一起觸發的神經元，將會連結在一起。」就像在森林中開闢一條路；隨著重複走過的次數增加，路會變得更明顯且容易走通。一旦這條路建立起來，原本較難的行動會變得自動化，只需較少的意識努力即可通過。

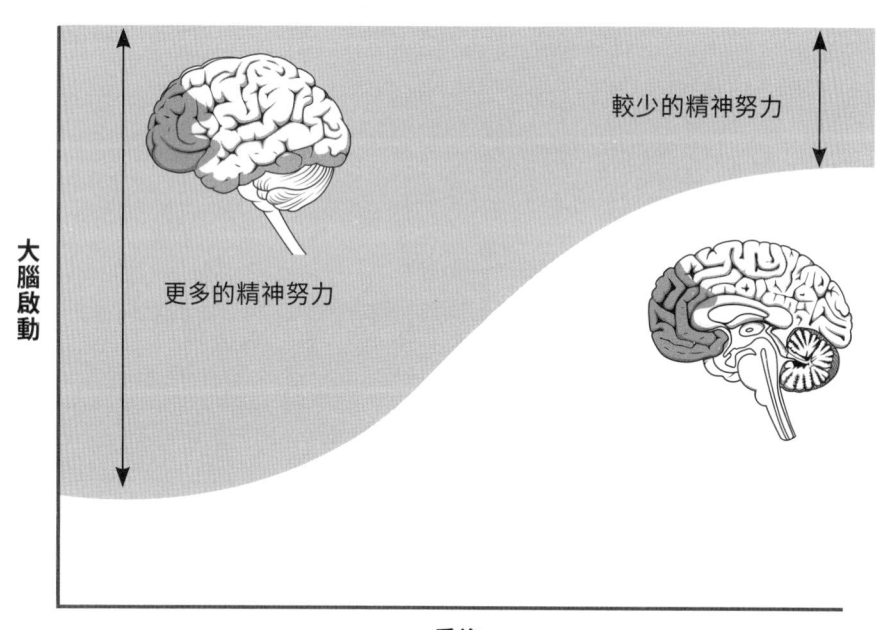

重複會增加自動駕駛的啟動：最初的動作大量依賴於執行系統，耗費較多的精神努力。經過重複後，自動駕駛的啟動次數逐漸增加，以便支援執行系統。這樣的轉變可以減少啟動這些動作所耗費的心力。

在這個過程之後，大腦發生了變化。如我們所知，所有的行動最初都依賴於我們的執行大腦，重複練習則可訓練自動駕駛大腦自動執行某項行為，最後就變成一種習慣。如果在一個人重複練習後掃描他的大腦，就會看到他們的自動駕駛系統啟動增加。[56] 而當自動駕駛大腦接管了一部分或全部的負擔後，執行大腦便逐漸放棄控制。能同時使用自動駕駛大腦和執行大腦，就像是擁有了額外的大腦能力，讓整個行動比較不會精神疲勞。這是我們並未意識到的過程，直到我們回首觀察才會發現，甚至可以回憶起第一次做這件事時有多困難。

科技鼓勵重複

我們本能地知道培養習慣的最佳方式，就是頻繁的做某件事情——每天一次或至少每週一次。不常發生的事件很難成為習慣，因為它們缺乏夠多的重複性。這就是為何刷牙成為你的習慣，而續保車險卻沒有。如果是每天進行多次的活動，更可能形成強烈的習慣。每個人每天平均拿起手機上百次，重複次數遠遠超過日常生活中的任何其他行為，正是這種重複行為，讓科技習慣深深扎根於你的生活中。

鼓勵重複行為是企業常用的策略，其目的在讓消費者對他們的產品或服務形成習慣。例如咖啡店可能會在顧客累積消費達到一定次數後，提供免費咖啡來激勵顧客再度光臨。這類忠誠度計劃的目的便是要增加「重複」，並與「獎勵」結合（如前章所述），以促進習慣的養成。科技產品會使用各種方式來鼓勵重複行為，有些方式可能較不明顯，例如 Instagram 和 Snapchat 的限時動態，這些動態會在 24 小時後消失。這

種動態的短暫性，創造了規律發布的隱性目標（該發新限動了），或引發急迫感（限動不看就消失了），促使我們定期查看應用程式，以免錯過更新。而其他功能則會更明顯地增強重複性；例如 Snapchat 提供一個用來計算你與朋友連續互動天數的「Snapstreak」（譯註：中文可稱「儲火」，因為不連續互動，火就會熄滅），要保持紀錄就必須每天使用該應用程式。

建立新習慣的過程很可能令人覺得沮喪，尤其是當進展看似緩慢或不存在時，然而科技會透過獎勵重複行為來克服這點。程式設計師們會確保我們擁有多種方式來監控進度，除了 Snapchat 設計了連續互動紀錄外，一般遊戲也會設計升級，或是社群媒體會有累積貼文數、粉絲數和按讚數等。大多數社交網路上的指標都會顯示數字，用戶在 Instagram 上的貼文數字或 Twitter 上的推文數字都明顯可見。TikTok 上有一個重要指標就是累積按讚總數，這個數字會隨每個影片的發布而增加。展示總投入數量給我們看，讓我們不想失去這些成果——因此我們便會重複這些行為。

寫入新習慣

長期流傳的迷思是形成習慣需要 21 天，但這並非基於科學研究。最早也是最常被引用的一項科學研究發現，所有參與者中形成新習慣的中位時間是 66 天[57]——這約是所謂「21 天法則」的三倍，後續的其他研究也確認了類似的數字。[58] 然而，這並不是說所有習慣都需要 66 天來形成。在這些研究中比較不常被提到的，就是形成習慣所需時間的範

8 重複　129

圍非常廣，從 18 天到 254 天不等，而最高的數字其實是數學推算出來的，因為這項研究只持續了 84 天。

習慣形成的時間，取決於個別習慣及其對應的「習慣拼圖」。一個簡單的行為，如果配合大量提醒並且得到高度獎勵且經常重複的話，很快就會形成習慣。大多數關於習慣形成的研究主要集中在與健康相關的行為，例如訓練、多吃水果和蔬菜或多喝水等。然而科技習慣更容易養成，因為它們能有效滿足「習慣拼圖」的每一個部分。查看手機是非常簡單的動作，有多重提醒並且獎勵豐厚。而且不只是每天重複一次的行為，在每個小時內就會多次重複，加速了習慣的形成。

與其按天數來思考習慣的形成，更好的方式是按重複次數來考量。比起反覆查看手機這種每小時進行多次的行為，每天只做一次的行為較難形成習慣，因為任何沒有經常做的事都不太可能變成習慣。一般而言，習慣的強度會隨著重複次數的增加而增強。然而它們並非線性關係，因為每次重複對形成習慣的影響並不相同。較早期的重複對於建立習慣強度以及決定習慣能否持續，有著最重要的影響。經過幾次重複，一旦克服開始時的初步障礙後，即使習慣尚未完全形成，情況也會朝著有利的走向。隨著重複次數增加，習慣的強度會趨於穩定，幾乎達到最大值。而已經擁有多年的習慣，其強度已達到最大，便不需再進一步增強。

因此，無論是科技習慣或非科技習慣，形成習慣最困難的部分就是開始。此外，手機上的功能並非不可抗拒到一定會形成習慣的地步。舉例來說，許多人都曾經下載過某些應用程式，打算使用，但最後它們只佔據了螢幕一隅，從未被打開過。我們能否養成一個基於應用的習慣，在早期重複階段時相當重要。習慣的形成有一個「不成則敗」的關鍵點，在這個點上習慣若非被增強，就是被拋棄。這一點可以從 Meta 收購的

新社群媒體平台 Threads 的案例中看出。雖然剛開始時有 4400 萬人註冊 Threads，但在接下來的幾週內，每日活躍用戶下降了 70%，代表有很多人沒有建立起使用該平台的強烈習慣。[59] 如果我們在下載應用程式後開始使用的話，那麼習慣的強度很快就會增加。[60]

應用程式開發者通常會試圖透過在安裝應用時，提示用戶開啟提醒和通知來提高重複行為的可能性。這些功能的目的，在於讓用戶增加在習慣形成早期階段跨越「不成則敗」關鍵點的機會。當習慣路徑尚未建立時，這些提醒相當重要，而一旦路徑建立後，大腦的自動駕駛模式就更可能用上外部環境和內部狀態中的多種提醒，不再只依靠通知來行動。這個早期的「不成則敗」關鍵點不僅適用於數位習慣，也適用於大多數習慣。所以人們在改變已經根深蒂固的習慣時，所面臨的主要困難在於一開始需要依賴執行大腦的動力，重新改寫這些習慣。一般而言，這種動力在最初階段最高，隨後會逐漸減弱，尤其是當我們進入「低電量模式」時更是如此。對於許多人來說，在進行夠多重複以便將習慣插入自動駕駛模式之前，動力就已經耗盡了。在這個階段放棄，便意味著沒有做出實質性的改變，於是我們必須從開始處重新再來一次。*

---

* 這將對那些有執行功能障礙的人，產生更大的影響，因為他們的動機高峰會消耗得更快。如此還會反過來加大「動機逐漸消退與成功建立新習慣」之間的差距。在像巴金森氏症或注意力不足過動症（ADHD）等多巴胺功能異常的情況下，調節失衡是研究的重點，因為此時大腦的「儲存按鈕」，也就是「習慣形成」的機制在基本上已經失效了。習慣拼圖裡其他組成部分的優勢，可以彌補這些弱點，因此可以用更多次的重複來建立習慣。然而，這也進一步擴大了動機與習慣形成之間的差距。

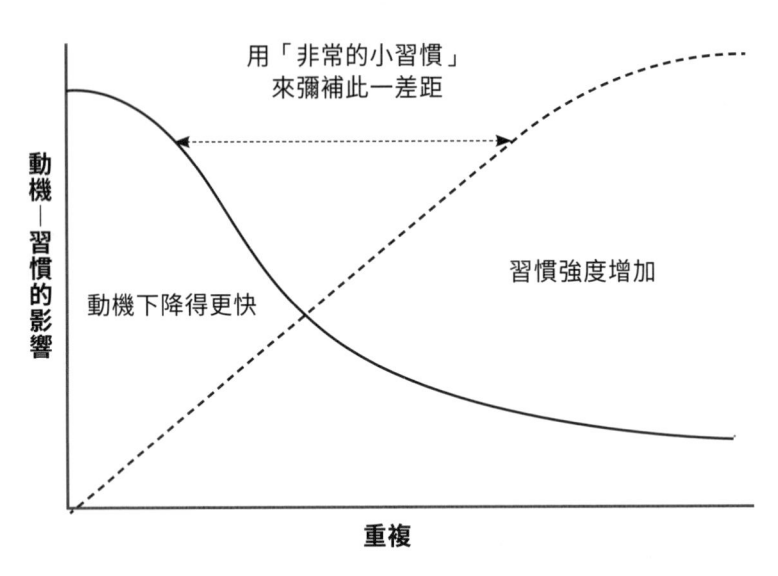

動機與習慣的力量：動機通常在習慣有機會形成前就已經減少，非常小的動作便是彌補此差異的有用技巧。

───────

彌補這些動機差距相當重要，我們可以把這些科技設計者用來培養支持性習慣的相同方式，應用到自己的生活中。如第六章所述，科技公司的重要方法之一就是簡化過程並使事情變得更容易，以創造非常小的行動。同樣地，在我們的生活中，我們不應自責必須「更努力」，而是應該專注於將行動縮小到足以輕鬆重複的程度，尤其是在我們經常想要拿起手機的低能量時刻。與其抱持不切實際的期望，我們應該慢慢地建立習慣，以一磚一瓦或一個個非常小的行動來建立。五分鐘法則（積木1）和備用計畫（積木2），都是增加重複性小行動的範例。即使在低電量模式下，也能讓形成習慣變得更為可能。藉由發展這些習慣，便可彌補初始動力耗盡與習慣鞏固之間的差距。

🔋 重複改變獎勵

我們的習慣建立在獎勵的基礎上，並藉此啟動儲存過程，再經由重複而完成整個過程。一旦重複的次數足夠完成儲存過程，初始獎勵的重要性便會減弱，因為不再需要每次都按下「儲存」按鈕。透過重複，一個最初需要有意識控制，必須依賴於執行大腦的行動，便會逐漸轉交給自動駕駛模式。一般而言，行動變得越自動，為了持續該行動所需的獎勵就越少。習慣甚至可能變得相當根深蒂固、自動化，以至於我們在不需要任何獎勵的情況下，仍然會執行該習慣。這是因為支撐該習慣的神經通路，經過頻繁使用並且建立完善，以至於自動駕駛大腦能夠很輕鬆的導航。也就是說，我們之所以會持續重複這種行為，只是因為我們之前做過太多次。

在第五章「提醒」中，我們討論過一個實驗，參與者在電影院與會議室兩個不同環境中，被秘密觀察他們吃爆米花的情況。在該實驗裡，研究人員的另一項實驗是給某些人新鮮的爆米花（在一小時前爆好的），其他人則拿到一週前製作的舊爆米花。研究結束後，參與者們被問到喜不喜歡手上的爆米花味道時，拿到舊爆米花的人顯然不喜歡。然而在對爆米花袋秤重時，研究人員注意到那些在電影院有強烈的吃爆米花習慣的人，依然吃了舊爆米花。[30]

強烈的習慣經過多次重複後，就會出現獎勵敏感性降低的特徵，亦即與該習慣相關的獎勵，會隨時間經過而變得不再重要，有時甚至完全不需要獎勵。這就是為何許多有問題的強烈習慣，雖然產生了負面影響，但仍持續存在的原因。獎勵敏感性降低在建立支持性習慣時，可能是有利的，因為最初我們需要有意識地給自己獎勵以建立這些習慣，但

隨著習慣的增強，這種獎勵已經變得沒有那麼必要。舉例來說，剛開始父母可能必須讚美孩子，或是使用獎勵圖表來為孩子建立刷牙的習慣。然而成年之後，我們在繼續這個習慣時，已經不再需要獎勵圖表。習慣越強，我們越可能在低電量模式下繼續該行為，即使疲憊不堪，直接上床似乎是更具獎勵性的選擇，但我們還是選擇先刷牙。

當然，爆米花的例子有點極端。如果你在電影院一直被提供舊的爆米花，你很可能會換家電影院或選擇不同的零食。通常我們所經歷的獎勵減少，會比這種情況更微妙。比較典型的情況是，反覆獲得相同的短期獎勵，會導致其初始吸引力隨著時間經過而減退，這是因為我們的大腦建立了新的基準線。舉例來說，偶爾吃一片蛋糕是一種享受。然而當它變成常規時，就會變成一種習慣。當獎勵敏感性降低後，如果沒吃到平常固定吃的蛋糕，就會演變成失落感。因此，我們會繼續這個習慣的原因，比較像是為了避免這種失落感，而不是因為渴望得到獎勵。有時候因為獎勵已不再像以往那樣令人滿足而感到挫折時，我們可能會「升級」行為來獲得更多獎勵。如果我們的日常習慣是一片巧克力蛋糕的話，為何不在上面加一些奶油，作為小小的特別獎勵呢？當然，這樣的獎勵也會逐漸失去吸引力。

這個概念準確描述了許多不必要的查看手機行為。報告顯示有些人查看手機的頻率高達「每小時 10 次」或「幾乎隨時」查看。[61] 讓我們反思一下，這到底是因為他們覺得查看手機可能有獎勵，或是像那些吃舊爆米花的人一樣，只是在遵循一種自動駕駛的行為模式，伸手去拿了手機？更多時候，答案可能是後者，而且這種行為往往會產生挫折感。因為查看的間隔通常太短，幾乎不可能發生任何有價值的事情。然而，這種經常查看手機的習慣，一旦在我們的自動駕駛大腦中建立起來

後，當你不做時便會產生失落感。雖然查看相同應用程式的新鮮感因過度使用而減弱，但習慣仍會執行，以防止不查看所帶來的不適。挫折感源於獎勵敏感性降低，這會重置我們大腦的基線。為了重新獲得那種難以追尋的獎勵感，查看手機的行為便升級了，演變成幾乎是持續查看的習慣。不幸的是，這種模式導致獎勵因過度使用而又變得更薄弱，就像同時吃多片巧克力蛋糕一樣，每一片的味道都隨著吃下一片而減少滿足感。

跟從爆米花或蛋糕中獲得的可預測獎勵不同的是，我們從手機和網路世界社交中所獲得的獎勵是不可預測的。在我們經歷獎勵敏感性降低的情況下，這種區別尤其重要。正如我們所學到的，多巴胺的作用更像是一種學習訊號和動機，而非一種快樂分子。也就是說，我們之所以經常被誘導去查看手機，是因為存在著潛在的意外獎勵。在我們每天無數次查看手機中，可能有一次會顯示出特別有價值的訊息——一個重要的獎勵。這種可能性讓我們保持動力，持續進行相同的習慣，即使期待已久的獎勵通常不會出現，或即使出現卻不如預期地令人滿意也沒關係。

完全避免科技帶來的所有獎勵，並非解決方案。反之，我們應該有意識的使用科技，並努力進行幾次有意識的查看手機。也就是「主動」選擇沉浸於某些事物中，調節我們的獎勵，並利用多巴胺的預期力量，提供比無數次瑣碎查看，更令人滿意的體驗。頻繁查看會導致獎勵滿意度下降，而這種不滿足感又促進了過度查看，把我們困在一個不斷追求微小獎勵的循環中，完全不會考慮到從長期來看，對我們真正重要的事物。

雖然重複會讓短期獎勵失去最初的新鮮感，但重複對於長期獎勵卻有相反的效果。從事具有長期益處的活動，例如學習一項新技能，最初

可能會讓人感到沮喪，因為這些較長期的活動主要依賴我們的執行功能。然而隨著習慣序列被寫入自動駕駛模式後，這些活動就會變得更加容易和愉悅。雖然被歸類為良好長期益處的事物，對每個人來說可能都有所不同，但個人成長和自我提升，都是值得注意的關鍵特徵。數位和非數位活動都可以出現這個類別中，因此我們也可以利用科技來提供長期益處。舉例來說，與其重複查看相同的應用程式幾十次，不如將其中的一些查看，用來參加線上課程、學習新技能、聆聽有聲書或閱讀有益的文章。透過投資時間在那些能夠產生有意義、長期獎勵的活動上，我們便可以抵消不斷追求短期獎勵的循環。請記住，這並不是一種全有或全無的作法，因為短期獎勵是生活中的快樂來源之一。只是如果它們變得更少但更多樣化，而且不與你的長期目標相悖，它們就能產生更多的獎勵。達到短期和長期獎勵之間的平衡，就是讓生活享受得以最大化，以及完成我們想要的長期目標的關鍵。

解開習慣拼圖

當習慣拼圖的四個部分組合在一起時，習慣路徑便被建立並逐漸增強。根深蒂固的手機習慣，就是指在許多情況下，伸手拿手機已經成為我們自動駕駛的預設選擇。一旦這些連結被強化後，就需要一段時間才能削弱它們，因為從大腦移除事物相當困難。就像你無法立刻忘記一段痛苦的記憶，無論多麼努力也一樣，因為大腦並沒有神奇的「刪除」按鈕。記憶的淡化和情感的處理需要時間，讓已經建立的習慣路徑逐漸減弱和消失，同樣需要一段時間。

如果你對必須改變的習慣數量，感到難以負荷的話，請記住，我們的問題習慣往往會比支持性或中性習慣更凸顯。因為其負面性，會讓我們很自然地更關注它們。然而，避免過於專注在改變壞習慣而忽略支持性和中性習慣，是相當重要的一件事。專注於建立支持性習慣之所以重要，是因為要加快解開一個習慣的過程，你需要為自動駕駛提供「替代」選擇。你必須建立一條替代路徑，用一個新習慣來取代舊習慣。也就是說，與其緩慢拆解習慣的那些舊關聯，不如強化替代的新關聯。

滋養你的新路徑同時忽視舊路徑的作法便意味著：隨著時間經過，自動駕駛的大腦將會在舊路徑尚未完全刪除之前，開始採用新的習慣路徑。而為了讓替代方案生效，你必須用一個相等的、非常小的行動來取代你的手機習慣，這個新行動必須能夠滿足與手機習慣相同或至少類似的需求。例如針對因為疲倦而產生的查看手機行為，你所選擇的替代活動，也必須提供與查看手機同類型的「微休息」行為。舉例來說，你可以用快速的伸展運動、散步或澆花等行為，替代例行的查看手機行為。盡量避免用你認為過於「有生產力」的活動（例如讀一本書）來替代，因為這樣並無法滿足類似的微休息需求，並可能導致失敗。接下來在本書的「第二部分」，將深入探討如何重新在大腦編寫你的自動駕駛模式，並且提供機會來加強和擴展第一部分的基礎習慣。

實踐

為自動駕駛大腦重新編碼

現在我們已經掌握了數位習慣如何根深蒂固的知識,所以該開始改變它們了。本部分包含兩個步驟:第一個步驟會指導各位,如何拆解由「問題數位習慣」形成的習慣拼圖,第二個步驟則展示如何在其基礎上,建立支持性的習慣。

步驟一:拆解有問題的數位習慣

積木 5:利用地點

減少基於地點的提醒數,防止習慣被啟動。
- 地點對自動駕駛模式來說,是非常強而有力的提醒,利用地點的關聯性,便可預防某些習慣被啟動。
- 開始建立特定的地點習慣,為各種手機活動或應用程式,設定好與地點相符的規則。如果你有經常查看同一個應用程式的問題習慣,便可指定家中某個特定的「數位區域」來執行這些操作。
- 以積極的方式來建立這些新的健康模式非常重要:將某些地點重新設定為可以使用手機功能的地方,而非設定一些不能使用手機的地點。

- 同時，利用地點的力量來建立支持性習慣。例如把書桌指定為專注的聖地，把臥室指定為放鬆的避風港。隨著時間經過，你就會發現在這些空間中，不再需要抵抗手機習慣，因為這些習慣根本不會被啟動了。

一些想法：
- 把你的居住空間區分為放鬆、專注和娛樂區域。這些地點可以是特定的某個空間（例如廚房或客廳），甚至是在它們內部的特定地方（例如某把椅子上）。
- 是否有些手機功能更適合在電腦或平板電腦上查看？這樣也會自動限制了它們的使用地點。
- 考慮是否可以在某台舊手機安裝較為複雜的應用程式，並將其放在一個特定地點。
- 把手機放在固定地點，再搭配智慧型手錶確保你能收到重要通知。
- 覺得特別有問題的應用程式，可以設置一個不容易記住的複雜密碼，並將該手機放置在指定地點。

★請記住，我們的目的並非永遠不查看手機；而是要培養與手機之間的「更有意識和意圖」的關聯，藉此減少那些自動的和無意識的查看。如果你發現自己在自動駕駛模式下伸手去拿手機，也不要感到太過沮喪。當你意識到自己真的如此的話，請立刻移動到某個你指定的「數位區域」。隨著時間經過並透過重複後，你的大腦將會習慣並建立這種關聯性。

<u>自我反省作業</u>
重新設定你的數位環境

變更手機佈局

- 移除不再使用的應用程式：因為這些應用程式會造成「數位雜亂」，讓大腦在想找某個應用程式時，還要浪費腦力忽視它們。
- 只有一些工具，或對你有長期好處的應用程式，才放在主螢幕畫面上。
- 把有問題習慣的應用程式放入資料夾中，便可減小該圖示的顯示大小，也可以在它們原先的螢幕位置，換上一個有用的應用程式。
- 讓訊息相關的應用程式都不發出提示音，並且規定好某個時間才查看和回覆訊息（參考積木 4，預先承諾）。
- 每次下載新應用程式時，都一定關閉通知，除非該應用程式是你想培養的習慣。
- 關閉自動播放功能。

★將應用程式移動到手機上的不同位置，就等於增加一個障礙，可以讓相關的數位習慣更容易受到意識控制（因為必須記住應用程式的新位置），如此便可讓原有習慣變得更薄弱。但這只是暫時的，過了一段時間後，對於新應用程式位置的習慣，也會再度自然形成。因此，重要的是與本書中描述的其他技巧，一起搭配使用，以創造健康的數位習慣。

積木 6：加入後果

增加工作量來減少手機的獎勵性質。

- 查看手機之所以會成為我們的首選行為，其部分原因在於這些查看通常是短暫的、輕鬆的，而且沒有任何附帶後果。因此，我們經常利用查看手機來快速逃避困難的任務。
- 五分鐘法則（積木 1）和插入障礙（積木 3）都會讓手機的獎勵性降低，因為你的大腦會套用上一定程度的延遲折扣。
- 你可以把某個繁重的任務附加到某些查看手機的習慣上，以便降低獎勵，讓它們變得較不吸引人，更像附帶的例行公事一樣。如此一來，你的大腦就會意識到在不合適的時候進行短暫查看，將帶來更多麻煩，藉此來降低問題習慣的頻率。

一些範例：

習慣	附帶艱難的任務
查看電子郵件	必須回覆收件箱中的每封電子郵件（如果你不希望看起來像立即回覆了郵件，也可以設定回信的發送時間）。
	如果你的收件箱很滿的話，也可以改為每次查看收件箱時，都必須處理掉特定數量的電子郵件。
查看新聞	無論是否感興趣，都必須從頭到尾看完一定篇數的新聞文章。
查看社群媒體	每次登入時都必須閱讀（或留言）一定數量的貼文。
	將查看動態消息的方式從基於演算法的顯示，切換為反時間順序的呈現方式。

積木 7：調節獎勵

將多巴胺的預期力量最大化，以調節獎勵。

- 請開始把獎勵的「質」置於「量」之上，用心期待更少但更重要的獎勵。這些經過期待和努力所獲得的獎勵，由於受到預期多巴胺的推動，因此帶來的滿足感會比立即獎勵更高。立即獎勵會因為過度出現而迅速失去吸引力。

- 當你無法查看手機而有挫敗感時，請將其重新界定為期待。主動告訴自己，這是一件值得期待的事。

- 與其讓自己陷入無數次、干擾性的短暫查看手機，不如利用預先承諾（積木 4）來安排一段時間，專注於你最喜愛的數位活動。預先規劃獎勵能防止頻繁查看手機的干擾，並訓練你的大腦期待有意義的延遲獎勵，而非不斷尋求微小、瑣碎的獎勵。

- 這種方法，尤其是與利用地點（積木 5）相互結合後，便能讓獎勵產生關聯，為你的執行大腦提供迫切需要的喘息機會。與其不斷與干擾性的查看手機掙扎而消耗意志力，不如在你預定的時間和「數位空間」中，提供具有恢復性質的獎勵性休息。

策略
利用期待的力量

透過每天期待例行程序來放大期待感：
- 每天早晨想三件你期待的事情，例如享用一杯早晨咖啡、與朋友見面、或從事某項嗜好等。
- 可加入數位或非數位活動——例如你期待的影集今天會推出最新一集，或玩個小遊戲之類。
- 套用這樣的例行程序，不僅可以提升你的心情，還能增強你在這些活動到來時的愉悅感。它還可以鼓勵你更有意識地運用時間，並提高你仔細品味期待獎勵的能力。

透過 80/20 法則來調節數位獎勵

在調節你手機上的獎勵活動時，請考慮使用 80/20 法則，也被稱為帕雷托法則（Pareto principle）。此法則源自經濟學，說明 80% 的結果來自 20% 的努力投入。
- 在手機使用的環境中，這種法則代表你從某個應用程式所獲得的價值、享受和好處，多半可能都發生在前五分之一的互動中。剩下的時間則可能都是重複滑手機，只可能提供最小的額外獎勵。
- 反過來說，就運動、寫日記或冥想等活動而言，這個法則的

> 最大好處是讓你從「什麼都不做」，轉變為從「做一些事情」中獲益，即使只做一點點也可以。
> - 這種心態可以當成一種強而有力的解藥，讓你用來對抗完美主義，協助你啟動新習慣，並促使你在數位互動中保持平衡。

步驟二：寫入新習慣

積木 8：非常小的習慣

展開一個與你的目標相符的「非常小的習慣」。

- 在本書前面的部分，曾經請各位思考過：如果能減少查看手機的次數，你希望多出來的時間和精力可以去做點什麼——現在就是實現這些想法的機會。
- 不論決定培養什麼習慣，都要找到可以對應的非常小的行動。記住，這個非常小的行動不是你的最終目標，而是起點。
- 確保這個非常小的習慣一定要足夠簡單，以便在「低電量模式」下還可以執行，因為我們在這種時刻最依賴習慣。
- 請記住，非常小的習慣可以透過「骨牌效應」加以放大。有時你可能只執行這個習慣一次——推倒一個骨牌；而有時你會持續進行，並引發一系列骨牌倒下。無論結果如何，你都已經啟動了神經網路——亦即你正在建立一個習慣。

應用來自手機的教訓：

- 任何行動都不嫌太小：永遠不要擔心你的非常小的習慣太過微不足道。如果思維設定的標準太高，會讓大腦難以開始——所以反過來，請降低你的標準。
- 使用持續提醒：這些提醒可以基於一天中的某個時間、某個實體地點、你的內部狀態或與你現有例行活動的連結。非常小的行動代表它可以插進任何時間點或任何地方，讓你可以為它形成大量的提醒。
- 重複加強習慣：行動變小後，就會增加被頻繁重複的可能性。

以下是一些例子：

最終目標	非常小的習慣
閱讀更多書	只讀一頁
提高靈活性	只做一次伸展運動
跑步	穿上慢跑鞋
學一門語言	學一個單字
寫一本書	寫一個句子
任何遠大目標	從五分鐘開始做起

非常小的習慣

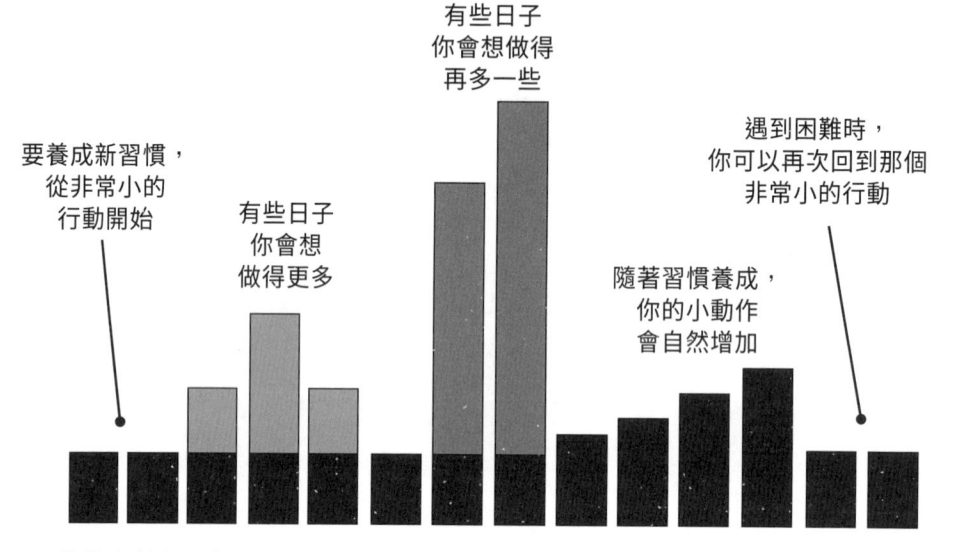

非常小的行動如何幫你建立習慣：每個小行動都可以作為起始點，為形成長期習慣奠定基礎。

非常小的習慣的優勢

- 幾乎不需要動力，所以不會耗盡你的意志力。
- 幾乎沒有阻礙，可以避免拖延。
- 在大腦進入低電量模式下也可繼續執行。
- 可以作為查看手機的直接替代方案。
- 非常小的行動會以類似大行動的方式，啟動你的神經網路。
- 更有可能保持連貫性，因而實現創造習慣所需的重複性。

策略
翻轉五分鐘法則

鞏固「非常小的習慣」，實現你的目標。

- 把你的非常小的習慣，設計為可以在五分鐘內完成的行為，這樣可以減輕「開始行動」帶來的相關壓力和心理抵抗。一旦你突破了初始慣性，可能就會發現自己更願意，也更能夠在最初的五分鐘後繼續進行。

- 利用五分鐘法則的相同原則，專注於啟動積極行為，而非延後不希望做的行為。這樣可以幫你把困難的任務變得可管理，並協助你鋪平穩定、漸進的進步之路。

- 舉例來說，如果你的目標是多運動，但你卻對開始一次完整的訓練感到缺乏動力，那你就可以嘗試只做五分鐘的運動。這是一個小而可管理的承諾，也可輕鬆融入你的日常生活。這五分鐘是不能妥協的，但之後是否繼續可由你自己決定。

- 你在五分鐘之後是否會繼續並不重要，重點是保持一貫性，而非強度。每次實施這個法則，都可以啟動你的神經網路，嵌入一個隨著時間增長的重複習慣。五分鐘可能看起來不多，但隨著這些小勝利的累積，便可為長久改變鋪平道路。

- 當你對五分鐘法則的熟練程度提高之後，便可把目標時間增加到十或十五分鐘。如果覺得太難或太累的話，也可以減少時間，以保持連貫性為主。

★請記住 80/20 法則──其最大的收穫是來自於「從無到有」。

積木 9：取代問題習慣

為你的自動駕駛提供替代的選擇：用新習慣取代舊習慣。

- 取代習慣為自動駕駛提供了另一條路徑，這樣就不會執行有問題的數位習慣。
- 要讓轉變有效，你必須用一個新的、最低努力的行動來滿足類似的需求，取代掉現有的手機習慣。
- 舉例來說，如果你的手機習慣是在認知疲勞期間提供心理緩解的話，你的取代活動也應該提供恢復性的休息，如果取代的是「生產性」的活動，便會是無效的。
- 理想情況下，選擇帶有自然結束訊號的取代習慣。這樣你就不必在休息結束時強迫自己停止活動，也可減少精神上的壓力。

舉一些例子：

- 替代毫無目的地瀏覽社群媒體的話，不如發訊息給你想見的朋友、讀幾頁書或在手機上玩一個簡短的單字遊戲，或是計劃今天的晚餐亦可。
- 如果你打算瀏覽線上商店的話，可以用整理一下衣服抽屜來替代。
- 與其早上起床後立刻拿起手機，不如立即起床並打開窗簾。

進階骨牌習慣

非常小的行動 x 障礙

　　在查看手機之前,插入非常小的行動作為障礙,並在完成非常小的行動之前,不得使用手機。
　　一些範例:
- 如果你是愛整潔的人,可以在玩手機遊戲之前先整理十樣物品。
- 如果想讀更多書的話,可以在瀏覽社群媒體之前先閱讀幾頁書。
- 如果你想強化上半身力量的話,可以在查看新聞之前先做十個伏地挺身。
- 在觀看新一集電視節目之前,利用五分鐘法則開始一項你一直拖延的專案。

積木 10：綁定誘惑

增加非常小的習慣的獎勵性質。

- 許多科技活動都提供了即時獎勵，但從運動、學習、做家務等非科技活動所獲得的獎勵往往是延遲的，因此會被我們的大腦進行延遲折扣。
- 綁定誘惑可以把提供長期會有好處的活動，與即時滿足結合在一起，促進正向關聯，加速習慣的形成。

嘗試：

- 聆聽 podcast 以避免做家事時的乏味。
- 在跑步機上觀看你最喜愛的電視節目。
- 把訓練運動安排在享用獎勵之前——獎勵並不需要同時出現才能連結。因為當我們的大腦遇到獎勵時，便會回顧過去發生了什麼。
- 你甚至不需要引入新的獎勵。只要靠本來給自己的獎勵（享用你最喜歡的食物、飲料、小吃、觀看電視節目），並在那之前安排你的支持性習慣即可。
- 每花一分鐘做你想培養的習慣，就可以查看某個手機應用程式一分鐘，當然獎勵也可以是象徵性質的就好（不一定要查看手機）。

★提醒自己：每一個非常小的行動，都是走向形成習慣的一大步，而且正在重新連結你的大腦。亦即讓你不太會與內心的批評對抗。因為它們會破壞習慣的形成，並優先考慮內在獎勵。

在挫折中掙扎嗎?

就這一次

- 當你感到缺乏動力時,大腦便渴望獎勵,試圖讓你放棄你已經練習過的東西,「就這一次」就好。不久之後,「就這一次」就會變成經常發生的事情。
- 這在為社群媒體設置提醒時尤其常見 —— 一開始你只想關掉提醒的彈出式視窗,認為只是一次而已,但最後卻會養成了每次都關掉該提醒視窗的習慣。在五分鐘法則或移動到指定的數位空間時,也可能發生這種事。
- 當你做某件事想著「就這一次」時,請想像自己在同樣的情況下每次都這樣,持續一整年。
- 利用五分鐘法則來評估你對這樣做的感受。如果你不覺得每天這樣做會感到快樂的話,現在就不要這樣做。

解決挫折問題

- 花時間思考一下為何你會面臨挫折 —— 若能以非評判的方式分析到底發生了什麼事,便能提供有價值的訊息。你是否是意志力低下?精神疲憊、工作過度、累了?或只是忘記了?
- 尋找共同主題,考慮實施不同策略。
- 使用預先承諾(積木4),設置「如果-那麼」的實施計劃,防止挫折再次出現。
- 提醒自己以下的科學原理:研究人員發現,發展習慣時錯過一天兩天的,可能會暫時削弱習慣的強度,但只要參與者在

幾天內恢復正常，這種情況將會得到補償。從長期來看，對習慣的形成並不會產生持久的變化。[57]

習慣的形成

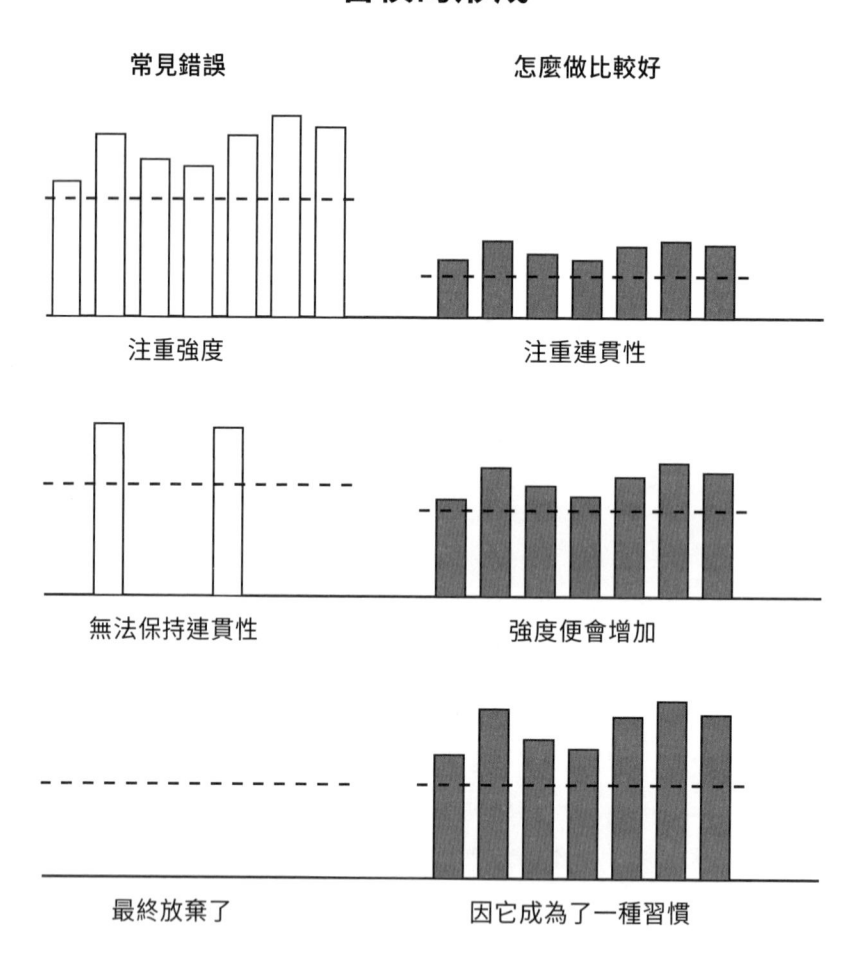

常見錯誤	怎麼做比較好
注重強度	注重連貫性
無法保持連貫性	強度便會增加
最終放棄了	因它成為了一種習慣

持續性勝過強度：習慣拼圖的關鍵就是重複，將持續性放在強度之前，便是成功建立新習慣的重要方法。

策略
追蹤你的習慣

　　監控你的進度以應對動機下降的情況。我們可以看到自己對手機所投入的回報——按讚數或發文數、遊戲中的最高分數、累積的粉絲數等。在建立新習慣時，看到這些進展會非常有激勵作用。因此請為你的新習慣創建一個指標。

- 你可以嘗試「追蹤習慣」——每當你應用本書學到的新技巧便記錄下來，每次記錄都會是一個小勝利。
- 把達成的重複行為加以視覺化，有助於保持動力。

額外提示：
- 追蹤習慣也可能助長全有或全無的心態。例如建立一個連續的帶狀習慣，可能帶來相當程度的激勵，然而如果打破連續，也可能會讓人失去動力，以至於最終放棄。
- 一旦你能理解這點時，就可以把記錄的方式改成在頁面「塗上顏色」來追蹤你的習慣。例如每當（或每天）應用了一個技巧時，便塗上一小部分，這樣你就能看到頁面慢慢被顏色填滿。更重要的是，如果錯過一兩天，並不會影響其連續性，仍然可以讓你看到已經累積的進度。

如需更進階的實用工具來促進你的數位習慣之旅，請造訪 www.drfayebegeti.com 網站。這個平台提供各種資源，協助各位在執行過程中保持動力。記住，每一小步都是朝著正確方向前進。希望你已經開始實施本小節談到的一些技巧。如果還沒開始，請把這段話視為一個訊號，立刻開始！因為把事情留到以後，就可能完全不做。請擁抱這個過程，持續前進！在下一部分中，我們將深入探討手機如何影響生活的特定層面。

第三部分

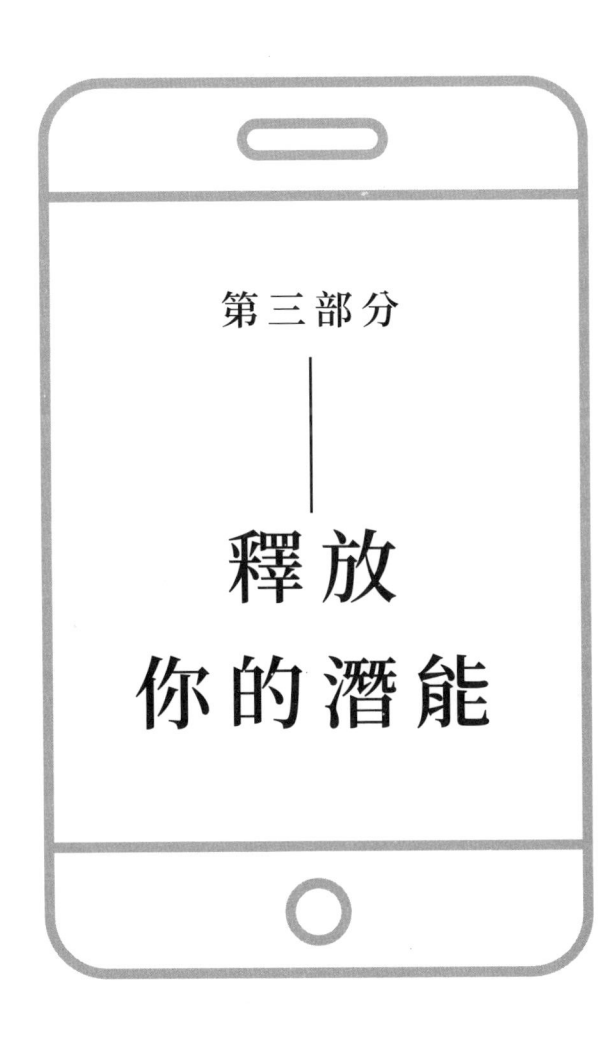

―

釋放
你的潛能

9 專注

我們的大腦天生就容易分心，這是一種重要的安全特性，可以讓我們迅速將注意力轉向周邊發生的危險。如全神貫注地觀察一片葉子並不是件好事，因為這會讓我們容易成為野生動物的獵物。而隨著社會變得更安全（至少野生動物的威脅減少後），專注於某項任務或工作的能力，也逐漸成為一個明顯的優勢和值得讚賞的特質。然而，如果你再次發現自己處於不安全的情況中，你的大腦依舊會切換到高度警覺，尤其是對噪音和動作極其敏感，也隨時準備對潛在危險做出反應。除了繼承而來的這項重要安全特性外，獎勵也是吸引人們注意力的另一項遺產，例如你可能會把注意力從乏味的葉子，轉移到多汁而色彩鮮豔的漿果食物上。雖然我們現在的環境通常很安全，食物也隨手可得，但正是這些我們本性中殘留的特徵，讓我們容易分心，而手機也正是利用了這一點。因為手機提供了一種充滿潛在危險和獎勵的線上世界，吸引著我們的注意力，讓我們在想要集中注意力於特定任務時，反而建立起一系列困擾我們的科技行為。

執行功能與專注力在某種程度上，是由我們的遺傳所決定，所以有

些人天生就更擅長專注。雖然基因決定我們的起跑點，但這並不意味著人的專注力無法改善。這就有點像是為賽跑進行訓練的情況：有些人天生適合跑步，但即使你沒有這種天賦，透過正確的訓練和技巧，你仍然可以提高自己的速度和耐力。如果你覺得自己在保持專注方面有困難，這是可以改善的，但你需要更有意識地實施正確的策略，以便支持你的目標。本章將教你專注力的運作方式，並提供技巧來幫助各位，不但可以充分利用手機之便，還能夠不妨礙你的專注力。

拖延

根深蒂固的數位習慣為「開始」工作帶來挑戰，經常會讓人難以啟動，增加拖延的誘惑。而所謂的「拖延」，就是指雖然知道會產生負面後果，卻仍推遲行動，數位世界便是一個最誘人的拖延平台。查看手機或應用程式是人們逃避困難工作的常見方式之一，因為這些作法提供了更容易獲得的數位獎勵。這又是我們的執行大腦和自動駕駛大腦之間的衝突結果，尤其是在我們處於低電量狀態時最為明顯，因為此時大腦是由自動駕駛做決策，對快速獲得獎勵更加敏感。如果被許多當下更容易完成的行為包圍的話，就會增加我們選擇經常使用應用程式的機會，而不太可能展開一項具有長期效益且更有價值的任務。

大多數人可能都不知道進入專注狀態需要時間和準備。就像運動員會進行一套預定的熱身動作，既是為了啟動肌肉，也為了讓自己在心理上進入狀態。例如在每次發球之前，網球運動員會仔細選擇一個球，走到發球線，將球在地上彈跳幾次，然後看向對方場地的特定位

置,最後才將球拋向空中。在比賽中的這些例行動作,不光是為了準備好身體,更是為了準備好心智。當我們在工作時,同樣無法立即進入狀態。研究顯示,人們在開始工作時,並不會立刻全神貫注,而是隨著時間逐漸打起精神。對於在早上 9 點開始工作的人來說,專注力大約會在早上 11 點達到高峰。因此人們通常會在這個時間點之後休息、吃午餐。接著又經過一段初期的低迷狀態後,專注力會在下午 2 到 3 點再次達到高峰。[62]

當然這種模式是基於平均值,每個人都有專屬自己的獨特節奏。同樣地,個體的基因差異,也會讓某些人可能在早上更早的時候就能進入專注狀態,其他人則可能需要更長的熱身時間。最重要的便是了解自己的節奏,並且在不過於苛責自己的情況下管理期望。一般關於生產力的建議,通常會建議我們從最困難的任務開始進行,然而這種建議忽略了過渡到專注狀態所需的時間。因此,有許多人認為自己應該在坐下來以後,立即達到最佳狀態——不需任何熱身的例行程序。但如果強迫自己在大腦尚未熱身的情況下保持專注,可能就會發現自己的注意力難以啟動。於是你開始拿起手機,也就是拖延。

檢查電子郵件、查看新聞、瀏覽社群媒體等這些非常小的行動,都提供一種短期獎勵。而隨著時間流逝並透過重複的動作後,這種「數位熱身」的例行程序,便會寫入我們的自動駕駛大腦中,並與我們工作地點的提醒相互連結。研究顯示,大部分的拖延是出於習慣[63],而這些習慣會讓我們覺得,在查看完自己最常用的應用程式之前,如果展開一些更困難的工作,可能不是正確的做法。我們變得就像是準備發球的網球運動員一樣,只不過我們的準備是自己個人的數位循環。

這種數位熱身的例行程序很可能適得其反,在我們應該專注的環境

產生不利的數位行為，這些行為也會侵蝕到工作的其他方面。與運動員有限的熱身動作不同的是，數位世界經常缺乏明確的結束訊號，因而讓我們陷在裡面的時間變得難以預測。我們可能延長或重複這種數位分心的循環，以作為一種拖延手段。虛擬世界的波動性，明顯影響到我們的專注力和生產力，亦即會讓我們以別人設定的條件，而非自己設定的條件展開一天的工作。舉例來說，當我們打開信箱時，可能會看到來自同事、客戶甚至促銷優惠等各種訊息，這些訊息都在爭奪我們的即時注意力。而這種訊息的轟炸，為我們設定了一個你我並未主動選擇的議題，亦即這是由他人的需求和要求所主導。同樣地，當我們進行像是「數位熱身」般的瀏覽著社群媒體時，也會受到所看內容的影響，無論這些內容是來自新聞更新、個人狀態或主題文章都會如此。而且這些訊息還可能引發情緒，也就是需要執行功能來進行情緒調節的內容，很可能讓我們產生與專注焦點無關的額外思維。這種未經過濾的訊息流入，很可能會為我們的一整天定下基調，影響我們的情緒、思維，甚至工作進度。結果我們不是以自己定義的目標和意圖開始新的一天，而是被虛擬世界不斷流動的訊息和需求所驅動，這當然會顯得混亂且容易令人分心。此外，停止這個循環也需要相當強的意志力，因此我們會發現自己在尚未開始工作之前，就已經消耗了大量珍貴的精神能量。

　　你可能還記得，大腦中的延遲折扣是指遙遠的獎勵程度會被降低。早上的時候，由於有完整的一天呈現在我們面前時，確保一項任務在一天結束之前完成的動機減少，更別提截止日期遙遠的情況了。所以我們的自動駕駛系統，反而會引導我們偏向短期獎勵，因而與執行功能的長期計劃直接衝突。雖然過去的經驗告訴我們，太晚開始進行工作一定會讓你覺得更糟糕，但我們仍然會在手機上滑個不停。最後，當截止日期

的陰影逼近時，我們的短期思維自動駕駛系統終於趕上了執行功能（譯註：長期獎勵已經變成短期獎勵了）。這種對短期獎勵期待的心情，或許可以解釋為什麼對許多人來說，在期待的午餐休息之前，或下午在回家前的那段時間，似乎都會有一段專注力「爆發期」，因為這兩個時間點都提供了人為的截止時間。在研究中也顯示，這種暫時的截止時間點，確實可以集中我們的思維並減少拖延。

數位拖延不只跟開始專注工作有關；每當我們面對困難的時候，它都可能悄然介入。生活裡有許多方面都需要一定程度的努力，這點經常會引發大腦本能地想要逃避不適的情況，例如學習、運動和清潔等活動，都會伴隨著固有的難度。同樣的情況，情感任務如進行困難的對話、撥打有難度的電話，甚至處理害怕可能失敗的困難項目等，都會令人生畏。上述活動有一個共同點：它們都需要來自執行功能的努力和（或）情緒調節，因而使它們成為拖延的主要目標。大腦在展開這些任務時，會有一定的抵抗感，而當這種抵抗感過高時，我們便會尋求逃避。再次地，克服這種抵抗需要用到執行力，而一旦我們的執行功能已經疲憊時，就更可能會拖延。我們也經常會在開始運動、整理東西或甚至入睡時拖延（在第十章會進一步探討這種現象）。由於我們的自動駕駛系統會尋求短期獎勵，因此在這樣拖延的過程中，完成了習慣拼圖，於是問題習慣就被寫入自動駕駛中。這些被寫入的習慣通常被賦予自動執行的能力，讓以後想展開各種困難任務時，都會變得更困難。相較之下，用手機獲取訊息和提供娛樂的門檻非常低，幾乎不需要任何相關的辛苦努力，而且拿起手機也沒有抵抗感。這也就是為什麼我們會發展出比其他的任何活動，都更頻繁拿起手機的行為。

面對困難的任務時，我們往往會想要拖延，大腦也會誤導我們認為

完成困難任務所需的精力會平均分配。因此，我們會假設完成任務所需的能量，應該與任務的長度或難度成正比，但事實上並非如此。啟動任務所需的能量，通常高到不成比例。而一旦你開始進行，擁有了一些動力之後，繼續進行任務所需的能量就會大幅減少。因此，困難任務的困難之處便在於如何開始，這也是為何大多數人都會想要拖延的原因。五分鐘法則（積木1）是克服這種習慣的一個有效方法，你可以告訴自己只要開始進行任務五分鐘，之後如何拖延都沒關係。然而當你克服了「開始」這個初始障礙後，往往更可能繼續進行任務而非停止。就算你在五分鐘後真的停下來，也等於已經開始用另一種行為「取代」你的拖延習慣（積木9，取代問題習慣），讓你更有機會啟動你的神經網路，並對拖延習慣進行覆寫。你還可以結合備用計劃（積木2），亦即從一個心理負擔較小的任務開始，讓大腦用一點時間來熱身，然後再挑戰更困難的主要任務。這也是我自己使用過的工具。我需要相當長的時間才能進入寫作狀態，所以當我需要進行撰寫本書的工作時，我會先進行被動閱讀、編輯前一天所寫的內容。另外也要請各位放心，實施備用計劃並不是在走捷徑，只是對你的執行功能進行一種訓練而已，可以把它想像成在健身房重訓之前所做的輕熱身。同時，在讓自己更容易開始的過程中，你可以透過插入障礙（積木3）來增加數位拖延的難度，並透過加入後果（積木6）來進一步降低手機的吸引力。

由於拖延源於自動駕駛大腦與執行功能之間的衝突，如果我們把遙遠的截止日期轉換為目前的具體目標，就會有所幫助（譯註：例如一年完成300頁文字，改為一小時只要寫完五十字）。不幸的是，許多人都犯了一個錯誤，把截止日期設置離現在太遠，無法引起自動駕駛大腦的關注。例如把一個為期一年的專案分成幾個三個月的時間段落，對自動

駕駛大腦來說並沒有足夠的吸引力。真正要讓自動駕駛大腦參與進來，最好設置不超過一到兩小時的短期截止期限。如果你在專注方面真的感到有困難的話，這些截止期限就應該設得更近，之後的長度再隨著練習逐漸增加，就像在健身房裡舉重時，也是逐步增加重量一樣。一旦完成後，必須在每個截止時間結束時，設定自己的獎勵，因為自動駕駛大腦會被短期獎勵所吸引。這就是為何上述研究中的參與者，於午餐前一小時或一天工作結束時，都會經歷注意力激增的階段，因為他們知道自己可以午休或下班了。你也可以利用這種效果，在完成一段明確的專注工作後安排一個小獎勵（例如，休息一下或吃點小零食）。這種獎勵也可以是數位的，例如瀏覽線上商店或聽 Podcast。其目的是建立一種習慣，利用多巴胺的動機成分，讓你在獲得獎勵的過程中有意識地參與。期待感的實踐非常重要，因為期待的過程會放大獎勵效果並且可以協助調節過程（積木 7，調節獎勵）。因此當你達成目標時，請確保自己停下來並祝賀自己，不論完成的目標多麼微小，都不要忽視這一點。在專注工作期間獎勵自己，同時也讓自己更不會拖延，就能協助促進更有意識的工作和更有意識的查看手機。

干擾的影響

當我們被問到手機如何妨礙專注力時，大多數人首先想到的就是干擾──幾乎從不間斷的通知，讓你的注意力從任務中被不斷轉移，例如 Line 訊息、新聞提醒和收件箱有新郵件進入等，這些干擾都可能讓你迅速查看一下手機再回去工作。然而進入專注狀態的基本要求，就是必

須有一段足夠的無干擾時間才行。正如前面提過的，我們的大腦需要時間才能進入更深層的專注狀態，如果經常被打斷，就會破壞我們的注意力並中斷思路，最後的結果可能就是只有表面上像在工作而已。研究證明，收到訊息後的注意力干擾，會明顯增加我們犯錯的機率。[64] 干擾的時間成本往往超出我們的預期，因為在遭受較大干擾後，回到原本任務所需的時間竟然高達二十三分鐘十五秒。[65]

干擾可以分為兩類：第一類是外部干擾，這是來自人或系統的干擾，例如電話、訊息或通知等。大多數人都非常清楚它們對於有價值工作的潛在中斷，甚至可能厭惡它們。第二類是內部干擾，當我們在任務進行中，在還未達到自然的休息點前，自己打擾自己，這種干擾往往沒被大家注意到。我們在第五章談到人們查看手機的情況中，只有 11% 是由於外部干擾，例如通知等。[19] 但大多數時間，人們都是完全無意識地拿起手機——這就是一種自我干擾。研究證明，在進行專注工作時，自我干擾的頻率幾乎與外部干擾相同[65]，但我們對此的意識較低——這表示我們正在自動駕駛中，有些人甚至可能每幾分鐘就會自我干擾一次。當考慮到我們無法像對待外部潛在干擾那樣避免自己的干擾時，這些自我干擾的持續存在，便可能讓它們更具破壞性。

―――

你可能還記得同樣在第五章，我們討論過的「提醒」也分為外部和內部兩類。乍看之下，它們似乎與干擾同義，然而它們的功能並不相同。提醒充當自動駕駛大腦的提示，以啟動某個特定的習慣。而外部和內部的干擾，則會停止正在進行的活動，中斷我們的專注和流程。有時這些術語之間會有點混淆，因為提醒可能會導致我們自我干擾。例如看

到手機，可能會提醒我們檢查社群媒體的習慣，然後我們可能會停止正在做的事情去瀏覽動態。但理解兩者的區別相當重要：提醒就像綠燈，意味著「開始這個行動」，而干擾則是紅燈，意味著「停止你正在做的事情」。當一個提醒導致我們停止任務時，就成了一種干擾。

自我干擾更可能發生在我們的執行系統疲憊時。在這種情況下，我們可能處於低電量模式卻尚未休息，而繼續堅持著。請記住，在這種狀態下，執行大腦將控制權讓給了自動駕駛，後者會被快速獎勵所吸引。外部干擾也可能促成這種現象。研究顯示，剛經歷無法控制的外部干擾的人，更容易在之後進行內部的自我干擾。[66] 因為這些外部干擾削弱了個人的注意力與耐力，並使執行系統疲憊，因而讓他們更容易自我干擾。隨著時間經過，自我干擾就像拖延一樣，很可能演變成一種習慣，最後，我們就會在不自主的情況下，查看手機或參與其他分心的活動。

當我們儲存了自我干擾的習慣後，即使我們並未處在低電量模式，自動駕駛大腦依舊會在周圍環境或內部狀態中，被提醒去執行這些行為。為了要打破這種循環，找出特定的干擾行為與活動，請各位觀察自我干擾的情況，然後試著插入障礙（積木3），讓自動駕駛模式暫停並啟動你的執行系統。接著，為了測試自我干擾的衝動是否為自動反應或真實的休息需求，各位可以嘗試實施進階的五分鐘法則（積木1）：駕馭衝動。如果這種衝動在五分鐘內消退的話，那麼它很可能是自動駕駛，你也可以重新專注於工作上。而且隨著時間經過，實施這個進階規則可以增強你的執行耐力，讓你不太可能對即時衝動做出反應。倘若自我干擾的衝動持續存在的話，可能就表示你的執行系統真的需要短暫的脫離（休息一下）。只要運用得當，這種快速的任務切換，就可以讓疲憊的執行系統得到所需的休息。

對許多人來說，自我干擾就是他們的大腦感到認知疲憊的徵兆。當我們的執行系統疲憊不堪，試圖休息時，通常會轉向比較不具難度的任務，進入自動駕駛模式。雖然我們努力想保持生產力，但這樣的自動駕駛並不一定就代表我們給了自己一個真正意義上的休息。常見的例子就是自我干擾去檢查電子郵件——當你打開電子信箱查看時，因為疲憊無法立刻回覆，所以新郵件不斷累積，進一步增加了執行系統的壓力，因為看到還有多個未完成的任務在背後纏繞著。這種暫時查看一下郵件的作法效率過低，在我們回到工作上時還會感到更疲憊。於是在這種「假休息」之後，更可能再次自我干擾。為了對抗這點，我們可以加入「後果」（積木5）來真正區分工作和休息，例如要求自己在查看郵件後立刻回覆所有收到的郵件。

要讓休息具有恢復效果，就必須讓疲憊的神經網路有充分的休息。正如第三章所述，這種休息效果因人而異，而且在某種程度上取決於我們之前的活動，因此你必須記住你所選擇的活動，對自己的執行系統到底是充電或消耗能量。知名作家馬雅·安傑洛（Maya Angelou）經常會準備一副撲克牌，讓她在寫不出東西時，可以有其他東西佔據她的「小腦袋」（little mind）。[67]這種說法是祖母傳給她的，就像一種描述自動駕駛大腦的聰明說法。這種「策略性休息」，亦即利用即時獎勵且挑戰性較低的活動來佔據自動駕駛模式，可以為我們的執行系統提供短暫的休息（就像在健身房做完一組運動之後的暫停）。如此一來，我們可以在感到思慮清楚、富有新想法的情況下返回工作。你當然也可以選擇以數位活動來作為休息，但請確保這些數位活動能幫你充電。例如，瀏覽新聞或社群媒體對某些人來說可能是個愉快的休息，但對其他人來說，觀看那些有爭議的評論或負面新聞故事，也可能會耗盡他們的精神

能量。在這種情況下，把這種活動替換為其他輕鬆的數位活動或選擇類似的簡單活動，比較能提供更有效的休息。

最重要的原則就是：有意圖的休息具有恢復作用，分心則會令人疲憊。多次的自我干擾，並不會累積成令人滿意的休息，反而會是挫折的來源。關於這一點，部分是因為分心帶來的罪惡感，部分則因為我們試圖停止滑手機並重新回到工作上時，一次又一次失敗而耗費掉的意志力。一般人的自我干擾，可能會頻繁到這些瞬間分心所花掉的時間，幾乎可以用在有意圖且能充電的休息上。這就類似於某人感到飢餓卻選擇吃零食，最後吃下的量與正餐相差無幾。由於選擇不休息，我們的大腦最後屈服而分心，而這種分心持續的時間，已經長到直接進行「恢復性休息」反而會更有時間效率的情況。

正如第五章所述，「地點」在我們的自動駕駛執行習慣中，扮演了關鍵角色，但如果我們在書桌前自我干擾的時間過長，那麼書桌就不再能代表工作區域，你的自動駕駛大腦因此變得困惑，也就不足為奇了。馬雅·安傑洛（Maya Angelou）直覺地認知這一點，所以她會去飯店房間寫作，因為這個地點對她來說，只代表了工作。而當她的執行系統需要休息時，她也會從酒店的書桌轉移到床上，玩一局單人紙牌，這對她的自動駕駛大腦來說是一種獎勵。我覺得這是很明智的建議，所以我推薦各位也可以這樣做。定義一個專注的地方，並使用不同的地點來進行有意圖的休息（積木 5），即使是在同一個房間內，這種作法依舊有助於控制在你環境中的提醒。

我們必須管理自己對於「持續長時間專注工作」的不切實際期望，而這剛好也是形成「自我干擾習慣」的關鍵因素。安傑洛會在早上 6:30 開始寫作，並在下午 1 點結束，她提前設定好自己的期望，並有意識的

停止工作。然而我們經常不斷工作，一直到自己筋疲力盡為止，結果在這樣的過程中，反而養成了許多自我干擾的習慣。如果你發現休息不再具有恢復性，而且自我干擾的頻率不斷增加的話，很可能是因為你已經進入低電量模式，是時候該考慮結束一天的工作了。雖然這種想法可能會與一般人對於生產力和時間管理的信念相違背，但在低電量模式下強迫自己工作並持續產生自我干擾，就表示你已經在大量消耗精神能量，想把注意力重新引回到原來的任務上。這就像是在多次走走停停的情況下完成一趟汽車旅行，車子的燃油效率會變得很低。不斷被干擾又重新引導注意力，會讓我們無法進入最深層的專注階段。雖然投入長時間的努力，但在注意力分散的情況下，也會導致較淺薄且品質較低的工作成果。這種情況會影響到生活的不同層面，例如在學術環境中，可能意味著由於理解淺薄而難以記住某個概念；在其他工作環境中，則可能削弱我們評估問題的能力，阻礙創新解決方案的產生。因此，我們應該重新定義對於生產力的看法：生產力並非長時間工作卻充斥著持續的干擾，而是使用更少但更專注的工作時間，才能讓我們更深入地完成任務。這樣不僅能確保更高品質的產能，還可促進更健康、更能持續的工作方式。

多工處理

在這個日益繁忙的世界中，面對著不斷的干擾和拖延的衝動，我們經常想要嘗試同時進行多個任務。這種做法往往被認為可以提高我們的生產力，並在某種程度上彌補失去的時間。然而，關於多工處理（Multitasking）的神經科學研究顯示：這只是一個神話。當你試圖進行多工處理時，可能認為自己同時在做兩件事，但事實並非如此。我們的大腦其實是快速地在兩個任務之間「切換」注意力，這種方式被稱為「注意力切換」（attention switching）。不但無法提高效率，反而會產生反效果。因為執行這種大腦持續切換注意力所需的努力，要多於專注在單一項目並按順序完成任務的努力。因此，多工處理其實是一種「心理消耗」的不良策略，完全降低了我們的效率。

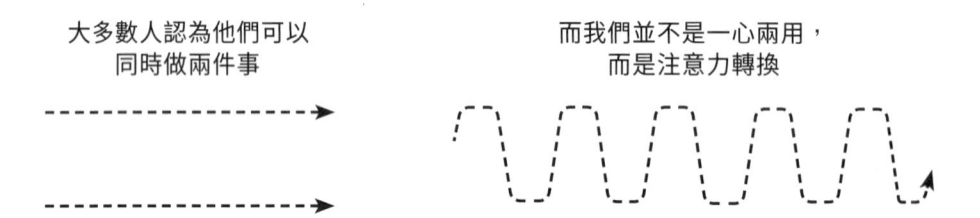

多工處理 vs 注意力切換：對大多數人來說，多工處理（試圖同時做兩件事）其實是在兩個不同的任務之間快速轉移注意力，因此而降低整個流程的效率。

若想親自體驗多工處理的不良影響，我們可以嘗試進行下面這個簡單的任務：請在兩張不同的紙上分別寫下「我是一個偉大的多工處理者」和數字 1 到 20。剛開始你可以試著同時進行這兩項任務，在每個單字和數字之間快速切換。第二次請輪流完成這兩項任務，重新寫一遍句子

和數字。接著比較兩種方法所花的時間和難度。我敢打賭，輪流寫完的任務，一定會比在兩者間快速切換，來得更快也更容易。這個練習很清楚展示多工處理本身固有的低效率和高難度。重點是各位必須注意：多工處理跟用到哪些肌肉的關係不大，而是跟你試圖達成任務的最終目標有關。例如彈鋼琴可能會同時進行多種肌肉動作，但這並不能歸類為多工處理，因為它的目的是一致的，亦即產生音樂。反之，試圖在研討會期間查看無關的電子郵件，將會導致注意力切換的低效率過程。

當手機融入我們生活之後，還出現一個更近代的現象：媒體多工處理。其實就是指我們同時接觸兩種或更多種媒體的情況，例如一邊看電影一邊滑手機，或在觀看 YouTube 影片同時閱讀評論，或者是在網路研討會期間即時與朋友傳訊息聊天。為了理解這種媒體形式對大腦的影響，在 2009 年曾經進行過一項極具影響力的研究，也就是把重度媒體多工處理者的腦部，與未進行媒體多工處理者的腦部進行比較。[68] 這項測試如下：兩個紅色矩形會在螢幕上出現不到一秒鐘。然後會有一個小的停頓，隨後兩個紅色矩形會再次出現。參與者必須指出這兩個紅色矩形的方向是否發生變化。這項任務要求極高的專注力，參與者必須時時將注意力集中在螢幕上，因為心思一游離便會犯錯。接下來研究人員讓任務變難，加入一些藍色矩形。這些藍色矩形跟問題完全不相關，所有參與者都被告知必須忽略它們，但對於其中一組參與者來說並不容易。當螢幕上只有紅色矩形時，兩組參與者都能專注完成任務。隨著更多藍色矩形加入後，重度媒體多任務者的表現立刻下降，直到明顯低於那些很少或從不進行媒體多工處理的人。問題並不在於媒體多工者的專注力有問題，而是在於他們「忽略干擾」的能力。

廣義而言，人們大致可分為兩類：那些認為自己無法同時處理多項

9 專注

任務的人,以及那些自豪於自己能夠這樣做的人。研究顯示,我們往往高估自己的多工處理能力。在一項研究中,絕大多數參與者都認為自己的多工處理能力高於平均水準,這在數學上是不可能的。科學家在正式測試中,發現參與者的自我評估與實際多工處理能力之間差異極大,最後的結論是參與者對其多工處理能力的認知「與現實脫節」。[69] 認為自己擅長多工處理並不代表你在這方面的表現更好——事實上,你的表現可能更差。

其原因很合邏輯:進行複雜任務依賴於執行大腦,因此需要較高的執行功能——即專注、集中注意力和排除干擾的能力,才能同時完成多項任務。諷刺的是,如果有天生適合多工處理的人,反而更不可能多工處理,因為他們分心的情況較少,更會專注於單一任務。而在現實生活中更常進行多工處理的人,通常擁有較低的執行控制能力,在實驗室的多工處理測試中得分也會較低。多工處理還顯示出與「衝動性」之間的明顯相關性。慢性多工處理者往往並非有意識地進行多工處理,而是因為他們難以將注意力集中在單一任務上。

上述研究也提出一個關鍵問題——媒體多工處理是否會增加分心的程度,或者說天生就容易分心的人(可能由於基因因素)更容易成為重度媒體多工處理者?雖然科學界目前尚無法提供明確的答案,但我們仍然可以採取行動來減輕潛在的問題。舉例來說,創造一個干擾較少的環境,無論對分心是媒體多工處理的成因或結果,都是有益的。而這些早期研究也促使我們應該反思自己的行為,並考慮以下問題:媒體多工處理是人們刻意的選擇,或是無法忽略科技干擾的症狀?如果你在看電影時一邊滑手機,到底是刻意如此,或是已經變成了一種自動的習慣?如果你在講座期間檢查並回覆電子郵件,你是真的能同時處理這兩項任

務，或只是因為無法等到講座結束？

　　我並不是說你永遠不該進行多工處理，而是要請各位意識到這個陷阱。跟本書介紹的很多方法一樣，重點便在於找到適當的平衡。有效多工處理的黃金法則是：其中一項任務必須簡單到可以自動執行。亦即執行大腦可以把任務委派出去，並在注意力不會因經常轉換而耗損的情況下，專注於其他事情。這類多工任務的類型因人而異。舉例來說，為什麼大多數人都可以邊走路邊說話，這是因為我們已經透過脊髓中的模式生成器，讓走路變得自動化了。而對於尚未發展出這些連結的小孩來說，走路便需要全神貫注——在我寫這篇文章的時候，我的小女兒剛學會走路，一旦她分心，就很容易摔倒。類似情況例如走在熟悉的路線上，我們的自動駕駛可以在保持對話的同時繼續行進。然而，當我們遇到意外的岔路時，通常會發現必須暫停一下對話，因為我們需要執行大腦介入判斷不熟悉的路線。

　　處理、理解和保留訊息都需要執行大腦參與，無法依賴於自動駕駛模式。這就是為何相較於可以委派給其他腦區的任務形式來說，媒體多工處理總有其侷限性的原因。想在檢查電子郵件同時聆聽某人演講，或在看電視時進行學習，或是在觀看電影的同時滑著社群媒體動態消息，或者是在閱讀評論的同時觀看影片等，都是一樣的低效率且令人疲憊。就我個人而言，我最常進行的多工處理是聆聽 Podcast 或有聲書並同時做家事，例如從洗碗機中取放碗盤之類，因為這種工作我已經做過很多次，可以在自動駕駛下完成。然而如果我開始整理櫥櫃時，也就是需要涉及到我的執行功能，進行更多複雜決策的任務時，我可能就無法有效進行多工處理，最後的結果通常是我不再注意正在聽的 Podcast 內容了。

在技術上能夠同時做某些事情，並不代表其表現會等同於單一任務。在做家事同時聽有聲書，比起我全神貫注聽時，理解到的內容一定會更淺薄。多工處理可能還會降低我做家事的速度，增加出錯的機率——例如把物品放錯地方之類。但如果這些任務的表現並不重要，而且任何錯誤都不嚴重的話，多工處理仍然可以是一種有效的工具，能增加原本枯燥活動的回報性（積木 10，綁定誘惑）。但請記住，有的時候只是因為我們剛好可以進行多工處理，並不表示我們就應該這樣做。在這個要求越來越高的世界中，為大腦留一些喘息空間是應該的。單一任務處理可以是一種正念的形式，亦即專注於當下的時刻。或者，你也可以在大腦尚有餘裕時讓思緒漫遊。而當你這樣做的時候，也可能發生一些非常有趣的事。

預設模式

為了理解大腦的運作方式，研究者經常邀請受試者躺在強大的腦部掃描機中，進行多項需要思考的難度任務，以測試他們在思考方面的各種情形。當大腦的某個區域變得更加活躍時，其代謝需求會增加，導致血流量上升，這點可以透過成像技術檢測到。然而長期以來，研究人員忽視了大腦活動的一個重要層面。亦即在每次實驗開始之前，通常會有一段簡短的時間，受試者正靜靜躺著，等待任務開始。在這段時間內，科學家觀察到受試者的大腦並沒有安靜下來，反而顯得非常活躍。而當實驗開始時，那些原本活躍的大腦區域會變得安靜。

就算是在休息，大腦的活動也不會停止。當我們允許自己的思緒放

鬆時,大腦的不同部位會變得活躍。這種現象並不侷限於某個特定的大腦區域,而是一個由「組織化」活動模式組成的大腦區域網路。這個網路在靜止狀態下活躍,但在專注狀態下則會被抑制。這就是我們所經歷的「思緒漫遊」(mind wandering)。除了休息,我們在簡單的日常任務中,例如準備狀態、做家務或通勤時,也會進行思緒漫遊。在這些任務中,我們允許大腦在其「預設」設置上運行,這種現象也促成這組活躍網路的命名——預設模式網路(The default mode network)。[70]

預設模式網路的腦區互相連通,表示它們可以充分利用我們儲存的知識和經驗,以全新方式組合這些知識,形成強大的新想法。當我們在做不需要全神貫注的任務時,我們的思緒會漫遊在不同想法之間,並在背景中持續處理之前遇到的問題。這就是為何你可能會發現,創意或過去問題的解決方案,似乎會突然出現的原因。每當我們無法做出決定時,可能會說「讓我考慮一下」。於是我們讓問題沉澱,以便能在預設模式中進行思考。

在我們有空閒的時候,使用智慧型手機進行生產性工作或娛樂,在某些時候可能相當合理,然而我們依舊需要可以思考的空檔,需要有「無聊」的時間,以及讓思緒可以遊蕩的空間。也就是讓我們的預設網路可以啟動,形成新想法和新連結的空間。持續在每天的每段小空閒時間查看手機,必須花費大腦資源來處理這些訊息,因而抑制預設模式網路的啟動,妨礙其在背景中解決問題的能力。因為預設模式網路就是會讓許多想法在我們淋浴、散步或做其他平凡的事情時湧現的原因。

生活裡經常充滿尷尬的停頓,你可能在等待水燒開、電腦下載檔案或等下一班火車到來。然而我們被灌輸必須好好利用清醒時每一刻的觀念,於是我們用手機來填補這些瞬間。但這並非全有或全無的情況:在

9 專注　173

生活中的某些空檔中使用手機來完成任務，確實可以讓我們在其他地方獲得更多的休息時間，但我們必須認清「填滿日常生活中每一刻」的侷限性。在這種不需要被迫生產的停頓時光中，實際上可能就是我們最具生產力的時刻。過度查看手機的隱性成本在於，我們的創造力會隨之減少。在等火車時短暫查看手機，很可能就因此錯過一個偉大的好點子。

誤用科技

　　科技提供給我們強大的工具──智慧型手機是一種多功能工具，正確使用時，能在許多方面幫助我們的執行功能。它可以快速記錄、設置提醒或即時查找訊息，讓我們不需記住太多訊息，減輕工作記憶的壓力。而工作記憶正是執行大腦的一項重要功能，因此，手機能夠增加大腦專注於當前任務的「資源」可用性。不過，我們經常是以一種負擔而非幫助的方式使用手機。除了自我干擾、持續的多工處理以及缺乏自由思考的時間之外，智慧型手機的出現，讓我們可以隨時隨地工作，隨時進行各種任務，因而模糊了工作與休息之間的界線，我們所生活的世界也在助長這種現象。把我們養成的數位科技習慣當成純粹的個人行為，是一種過於簡單的看法。事實上，更廣泛的社會因素也在其中發揮了作用。

　　智慧型手機、即時訊息和電子郵件的出現，讓我們的溝通可以不同步進行。也就是說，雙方不必都停下手上的事情來進行交流，而是可以選擇在適合自己的專注時刻或日程下回覆訊息。社會上有許多人，尤其是比較內向或神經多樣性（neurodiverse，例如自閉症等）人士，可能

更喜歡透過訊息或電子郵件進行交流，而且這樣也可以提供時間和空間來精心撰寫更周全的回應。然而，一直保持著可聯繫或「線上」的狀態，並且快速回覆電子郵件和訊息，似乎成為具有生產力的最明顯特徵。而維持這些新社交規範的壓力，不僅會導致匆忙的回覆，還形成了各種自我干擾和多工處理的習慣，從長遠來看，對我們並沒有好處。最特別的是，我們頻繁檢查電子郵件的習慣，幾乎已經把電子郵件的互動性從不同步轉變成了同步溝通。觀察一整組員工的一項研究顯示，電子郵件是外部干擾和自我干擾的重大源頭。員工平均每天檢查電子郵件信箱超過 74 次，也就是每小時大約 11 次。[71] 我們很想整理好信箱裡的新郵件，然而回覆越快，後續的電子郵件也越可能隨之而來。跟傳統郵件不同的是，傳統郵件會分批次送抵，而電子郵件卻是持續不斷送達。許多人會選擇把電子郵件的提醒打開，結果卻被每個通知聲吸走注意力，或甚至會自我干擾地經常查看有沒有新郵件。

持續工作以及家與工作之間的界線模糊，對執行大腦所帶來的真實影響普遍被低估了。我對這種影響有很深的體會，身為一名醫生，我經常必須進行 24 或 48 小時的「值班」，在此期間我必須隨時可以被聯繫到，以便即時提供神經學的建議，就算我回到家中也一樣。在值班的日子裡，光是察覺到我隨時可能被干擾，就讓我無法完全專注。這種注意力被干擾的情況，可以從一項對於 520 名大學生的研究看出來。當手機放在「另一個房間」（而非只把手機面朝下放在桌上時），他們比較能解決複雜的問題。[72] 因為平常就算手機沒有響起通知，我們的大腦仍會把一定比例的資源用於監控手機，以便應對可能的干擾。這種現象被該研究的作者稱為「腦力外流」（brain drain），而且在有手機問題習慣的人身上更為明顯。這種狀態類似於我當醫生值班時的情況，會減少我

們沉浸在某項任務中的能力。父母或許會對持續「值班」的後果有一種內在的理解。與孩子待在日托環境中相比，在家照顧孩子，確實很難全神貫注於某項活動。即使孩子在睡覺時，我們的大腦仍會將大量資源投入到監控孩子的安全上。結果發現，手機也一樣，讓自己隨時監控手機的呼喚，便是使用手機的錯誤方式之一。

這是否意味著我們應該完全禁止，或者大幅限制手機設備的干擾權限？2011年一項針對多位公司員工所進行的實驗顯示，在停止電子郵件的聯繫後，他們都發現自己更專注於工作，而且在任務之間切換的次數明顯減少。根據他們佩戴的心率監測器顯示，心率變異性增加了，這是壓力減少和心血管健康改善的徵兆。[73] 從表面上來看，電子郵件似乎是問題所在，而切斷其聯繫則是解決方案。然而進一步調查後，研究的結果有了更具說服力的解釋。電子郵件本身並不是問題，人們如何使用才是關鍵所在。例如某位參與者（他是一位實驗室科學家）的報告說，電子郵件造成太多干擾，導致他無法進行實驗。現在這些干擾完全停止了，並非因為電子郵件無法聯繫到他，而是因為他跟主管的距離，只有一條短短的走廊而已。電子郵件的錯誤使用，將造成額外的非必要工作。透過電子郵件聯繫某人的簡便性，使其落入「非常小的行動」範圍內。這種便利性促使人們傾向於委託任務，因而往往導致過多的溝通，反而不如把時間花在獨立解決問題來得更好。這種因微小而發展出來的電子郵件習慣，當然會人為地增加我們的工作量，導致壓力產生，同時也會讓我們形成經常查看電子郵件的習慣，妨礙我們的專注力。

這項研究結果的重要解釋之一便是：移除電子郵件的收發，可以讓你的工作量減少。也就是說，電子郵件和各種智慧型手機從表面上看起來的極佳效率，事實上可能掩蓋了「工作量增加」等潛在問題。由於許

多以前需要花時間的事，如今可以非常快速地完成，舉例來說，我已經不再需要親自前往大學圖書館閱讀科學論文，就可以瞬間下載該篇論文。對於我的工作來說，無論是藥物劑量或最新的治療指南，智慧型手機都可以輕鬆查詢我想知道的任何訊息。然而問題在於，這種效率並不一定能抵消在我們工作中，日益增加的各種需求和複雜性。還有，我們現在可以靠自動駕駛完成的簡單例行任務變少了（例如走路到圖書館或前往一場會議等），它們本來可以放鬆執行大腦的負擔。雖然透過科技效率節省下來的時間，應該能夠提供更多的心理休息的機會，但實際上我們的休息時間卻變得更少。較引人注目的一個例子是在 COVID-19 大流行期間，因為缺少了通勤所花的時間——這通常是大腦用來放鬆和思考當天事情的時間——平均被填補上 48.5 分鐘的額外工作。而且這段額外的工作時間，超過了平均通勤時間的長度。[74]

我們現在可以在尷尬的空檔完成任務，在吃午餐時滑手機，利用通勤時間檢查電子郵件等，這一切都可能讓我們感到不堪負荷。對大多數人來說，這並不是他們的個人選擇，而只是面對壓力的反應而已。許多人是單工型的——也就是他們喜歡一次只專注於一個任務而不受干擾——而這些多工任務、填充空檔時間的行為，已經被強加在他們身上。不斷增加的工作量和繁忙生活的解決方案，通常應該是尋找「提高生產力」的方法。然而強調隨時可以延續的生產力，在個人無法跟上腳步時，常會遭受不公平的責怪。我們並不會責怪那些無法參加超級馬拉松的人，但在一般情況下，無法達到預設的持續生產力，卻常被視為某種個人失敗。

事實上，每個人都會經歷「執行疲勞」的情況，只是在每個人身上表現的時機有所不同，這種差異是由多種因素組合而成：雖然基因在

其中扮演重要角色，但我們的習慣、睡眠模式和壓力程度也會有所影響——然而其中某些造成疲勞的因素，其實只是超出我們個人的控制範圍而已。

此外，我們對於生產力的無盡追求，就表示我們正在形成不良的數位習慣，因為這是由疲憊、工作過度和睡眠不足所帶來的直接影響。當執行疲勞出現時，我們便進入低電量模式。在這種疲勞狀態下，與其處理待辦事項列表中的艱難任務，不如查看手機所提供的簡單成就感。這樣的結果又變成把有問題的習慣，寫入我們的自動駕駛大腦中。然而這又進一步與我們的目標發生衝突，讓我們必須與之抗爭。這些問題習慣降低效率，拖慢我們，並增加「沒有足夠時間可以休息」的整體感受。為了彌補效率下降，許多人發現自己的工作時間變長，承擔過多工作，甚至犧牲寶貴的睡眠時間。而身體休息不足可能導致受傷，心理休息不足也會導致倦怠。這些結果都與我們的目標相悖，導致我們變得難以專注且效率降低。

完全切斷查看手機的機會，或是採取禁用手機時段，顯然並非解決之道，也並不實際。因此，我們必須找到一種聰明使用科技的方法，讓生活變得更輕鬆。這就是為何我並不支持對手機使用進行「冷火雞」（cold turkey，譯註：突然停用某物，例如酗酒者突然戒酒，可能導致危險的震顫性譫妄）戒斷的方法，並主張我們必須意識到個人習慣，提升自己的執行耐力，並確保以正確的方式使用科技。持續維持生產力所帶來的壓力，並非專注的解決方案，反而會變成由執行功能疲勞所導致的分心原因。在對生產力和專注力的無盡追求中，我們卻變得更加分心，效率也更低。我對這本書的目標便是希望它能對你有所幫助，但如果只依賴這些方法，忽略讓我們受到壓力的更廣泛社會背景，感覺就像

只用臨時的 OK 繃,而不去解決根本問題。改變社會需要時間,改變根深蒂固的模式和期望,需要共同努力、政策變更,以及如何讓人們優先考慮工作與生活「平衡」的轉變。我們必須提倡更健康的工作習慣,並共同了解在這個越來越依賴科技的世界中,「休息」和「為執行大腦充電」的價值。了解我們的大腦如何運作,以及為什麼我們會對手機形成這些強大的分心習慣——而非一味地責怪科技本身——便是朝著正確方向邁出的基本步驟。

實踐

實用專注法

積極行動改善專注

利用地點 (積木 5)

- 為了將習慣的地點特性放大,請定義一個專注的地方,只在該處工作。
- 如果把手機放在你身邊,就會分散注意力,所以請把手機放在另一個房間。每當你想查看手機,就必須移動到不同的地點。
- 如果你的工作方式不固定,或經常在其他用途的臨時桌上工作(例如餐桌上),也可以用一個有意義的物品來表示你的專注時間已開始。比較好的例子包括相框裡的名言、家人的照片或具有個人意義的物品(我用的是一隻小貓頭鷹)。物品的類型並不重要,重要的是持續使用它,因為你的大腦終將學會把這件物品與專注相互關聯,將其寫入

大腦，成為專注習慣的重要提醒。

調整你的行事曆以便專注
- 不斷在各種任務間切換，將會消耗認知能量並導致心理疲勞，讓我們更容易拖延和受到數位干擾。
- 透過每週設定「專注時段」區塊來微調你的行事曆。在這些時段內，盡量避免切換任務。
- 把你的一天分成大區塊的時段，並將主題類似的任務放在一起，以減少因為停止和切換所浪費的能量。舉例來說，與其每天只花一小時在某個項目上，隨後轉向其他項目，不如在每隔一天為該項目預留兩個小時，甚至每週一次專用、時間更長的時段（請將執行疲勞的限制考慮進去）。
- 為了平衡專注的時間，請設定一些時間區塊來處理較輕鬆的任務，如行政管理事務等。這些時間區塊最好可以安排在本來就已經有很多干擾的日子裡，例如開會日這類。
- 行政管理事務也可以在你處於低電量模式時，成為一種很好的備用計劃（積木2）。利用這段管理時間來插入可以隨時打斷、稍後完成的小任務以避免瑣碎的自我干擾。

透過重複來建立執行耐力
- 訓練「執行耐力」並非靠一次性的重大行動，而是靠持續性。而為了建立持續性，最好能從小處做起。例如你需要進行多次跑步來提高你的跑步體力和耐力，專注度也必須如此訓練。
- 開始一個非常小的習慣（積木8）：與其擁有一段模糊的時間來進行

專注工作（例如整個早上），不如從十五分鐘的小時間區塊開始。如果你在需要休息之前，只能完成少量的專注工作也沒問題。因為這樣可以提供一個基準，讓你從這個基礎上擴展。
- 適當休息：長時間在桌前卻不專注是完全沒用的，還可能形成與目標對立的習慣；就像以不良姿勢完成一項運動，並不會增強你的力量。

應對數位拖延的工具

利用非常小的習慣的力量（積木 8）
- 使用五分鐘法則來克服最初的啟動障礙。承諾自己只先花五分鐘來展開任務，然後評估五分鐘之後的感受。允許自己可以拖延，但必須在你已經投入這五分鐘之後。
- 請記住這件事：開始一項任務所需的能量，遠大於持續任務進行所需的能量。你會發現一旦開始後，就會想要繼續進行下去。
- 隨著時間經過，這個小習慣便可透過骨牌效應放大，逐漸取代任何數位拖延的習慣。

在專注前進行熱身
- 你可能因為大腦無法立刻達到期望的專注強度而拖延，最後導致開始工作的時間不斷延後。
- 在努力工作之前，請建立一套專注用的例行熱身動作：例如事先準備你在工作區所需的一切，可能是澆澆桌上的植物，寫下肯定自己的話，或準備一杯熱飲等。一杯熱茶會讓你有獎勵感，尤其可以為這些專注的時段，保留一種特別的混合飲料或飲料品牌之類。

- 如果你打算在這個例行的熱身序列動作中，加入數位活動的話，就請確保它們是自我限制的，並且有自然的停止點——例如我經常在開始寫這本書之前，玩一局 Wordle 來喚醒我的大腦。這種數位活動的美妙之處在於一天只能玩一局（譯註：紐約時報每天只出一題 Wordle 猜字）。不過最重要的是要避免那些已經變成麻煩的數位習慣，或是你經常在數位分心循環時選擇的數位活動。
- 行動的關鍵在於持續行動以建立「非常小的習慣」（積木 8）。透過重複後，你的大腦便會把這些行動與需要為深度專注做準備的狀態連結起來，並將它們當成轉變心態的提醒。

使用備用計劃
- 難以開始專注工作時，與其強化拖延的習慣，不如執行你的備用計劃（積木 2）。
- 請記住：無法立即專注進行最高強度的工作，並不代表失敗。

人為設定截止日期
- 把遙遠的截止日期，轉換為具體的、即將到來的目標——例如在一、兩個小時內完成——可以藉此吸引自動駕駛的注意力，使其與執行功能相互協作。
- 難以專注時，可以把目標調整為更短的時間，然後再逐漸增加時間範圍。
- 把這些截止日期與獎勵綁定，激發自動駕駛進一步與執行功能同步。

實踐中的運作方式：
- 「我要在接下來的一個小時內處理完這個項目，因為我想和朋友共進午餐。」
- 「我要讀完 30 分鐘，然後就可以查看朋友的 Instagram 動態。」

策略
每天的放鬆儀式

　　冷靜過程跟熱身一樣重要，但大多數人很少會主動停止工作。相反地，我們往往會到筋疲力盡、無法高效率工作時，才會停止工作。
- 請嘗試培養一個冷靜的序列動作，用來表示工作日的結束，建立工作與休息的分界。
- 花幾分鐘時間，不帶評判地反思一下做得好的地方和今天學到的東西。可以為自己寫一張便條紙，例如正向的肯定詞語或應該優先處理的任務，並在下一次工作時段前閱讀。
- 為明天做好專注地點的準備──包括實體空間和數位空間。例如關掉桌面上打開的任何網站分頁，整理桌子。在每天開始工作之前，最重要的是不要在無意中被前一天的未整理雜務拉走思緒。

管理干擾

巧妙使用障礙（積木 3）和後果（積木 6）

- 插入障礙以停止自動駕駛模式、啟動執行功能，這樣你就有機會思考一下自己的目標。請確保登出任何你通常用來自我干擾的新聞或社群媒體應用程式。

- 引入「後果」可以讓你查看手機的行為獲得較少的獎勵，協助大腦區分干擾和真正的休息。例如你可以建立一個規則：如果你查看電子郵件（干擾），就必須處理所有看到的電子郵件（後果）。

- 調整手機在專注時段內鎖定螢幕（譯註：例如背景有專注兩個大字），這樣每次忍不住輕觸或拿起手機時，都會立刻提醒你。想找鎖定螢幕的靈感，可以造訪 www.drfayebegeti.com 網站。

策略
五分鐘干擾測試

　　這個測試有助於 (a) 建立你的執行耐力,並訓練大腦不會立刻根據衝動來行動,以及 (b) 判斷自我干擾的衝動究竟是習慣,或是必須短暫斷開執行的需求。

操作方式:
- 當你很想自我干擾時,請把五分鐘方法應用於堅持目前手上的任務,或是用來練習「駕馭衝動」技術,並保持對於「內在情緒變化」的敏感度。

測試:
- 如果在五分鐘內,自我干擾的衝動減弱,而且可以重新專注的話,可能就比較像是自動駕駛的動作。
- 如果五分鐘過去,仍然想要自我干擾的話,請進行一個策略性且有意識的休息,也就是做一些可以恢復執行能力的活動。

如果你想要自我干擾的事情是:
- 小型行政管理任務:請把它們加到你的預定行政時間區塊中,或手動記下來以便稍後集中一起完成。
- 覺得會有獎勵的事:同樣記下來,作為下一次休息時可以期待的事(積木 7,調節獎勵)。

減少外部干擾

- 跟同事說好你打算進行複雜工作的具體時間,希望不被打擾。因為不斷外部干擾會使人疲憊並增加自我干擾的情況。建立固定時間的規律工作模式,就是養成良好習慣的開始。
- 在工作日曆中把這些時段標記出來,必要時可以設定郵件自動回覆。

批次檢查

- 可以考慮把電子郵件和通知的檢查集中進行,因為比起一段較長的專用手機時間而言,多次小干擾更具破壞性。
- 一項研究證明,每天檢查三次電子郵件可以提供最佳平衡:這樣既能把不斷的小干擾減少,又能確保獲得重要訊息,還不會因為擔心錯過重要訊息而過度焦慮。[75] 然而請記得要根據具體情況來調整批次檢查信件的次數。
- 盡量關閉通知,讓即時訊息靜音,也不要讓電子郵件程式在背景運行。

充分休息

	做什麼	為什麼
休息前	有意識的休息	也就是完全沒有罪惡感的休息。
	不要等到完全筋疲力盡	一旦進入低電量模式,就需要更長時間才能恢復。
	正確安排時間,人為產生最後期限感	讓你的自動駕駛與執行系統保持一致:利用這種協同作用在休息前完成一系列工作。
	期待休息	期待會增加多巴胺。這會訓練你的大腦期待獎勵,而非想立即獲得獎勵。
休息中	仔細選擇活動	選擇那些能讓你充滿活力而非耗盡精力的活動。所以你必須密切注意活動後的感受,因為效果會因人而異。
	到戶外去	自然光可以釋放多巴胺的抗憂鬱特性,讓你的休息更值得。

10 睡眠

　　我們經常把睡眠視為清醒的對立面,認為大腦運作類似開關的二元功能。然而睡眠決非簡單的「關閉」開關而已。我們的大腦在睡眠期間的活動,可能會比完全清醒時更為靈動,某些區域甚至充滿活動。雖然我們都能了解良好睡眠的影響(或缺乏睡眠的影響),但往往低估了睡眠所提供的絕佳恢復過程,這種過程能幫助我們保持最佳的運作狀態。

　　即使是短期的睡眠剝奪,也會對我們的認知能力產生影響,削弱注意力、減慢反應速度,並妨礙我們清晰思考的能力。[76] 睡眠對於長期記憶和學習也相當重要;在睡眠中,我們的記憶會從海馬迴(大腦的記憶收件箱)轉移到其他區域,以便進行永久儲存。這種過程稱為「記憶鞏固」(memory consolidation),它在睡眠期間的運行效果最好,因為此時我們不會被新訊息淹沒。所以如果白天無休止的工作,再加上夜間睡眠不足的話,不僅對提高生產力沒有幫助,還會對我們造成不利影響。

　　與其把睡眠視為奢侈或放縱,不如將其視為大腦進行必要維護的時段。請把睡眠想像成一支在夜間工作的專業修理隊伍。當外界一片寂靜

188　第三部分　釋放你的潛能

時,你的大腦卻在忙碌著整理白天的混亂思緒,為明天的全新開始做好準備。睡眠等於為大腦提供清除廢棄物的機會,[77]因為廢棄物累積太多可能會變得有毒,例如跟阿茲海默症有關的β-澱粉樣蛋白(beta-amyloid)等。大腦是身體的控制中心,如果不進行這種必要的睡眠維護,很可能會影響到身體健康。持續缺乏睡眠很容易罹患一系列健康問題,例如心臟病增加、免疫力降低以及癌症風險升高等。

睡眠在我們持續專注力和使用意志力的過程中,扮演著相當重要的角色。它所帶來的恢復功能,可以讓執行大腦重新活化,有效地為我們的「執行電池」充電。因此,在一夜好眠後,我們每天早上醒來時都會帶著全新的執行力。由於執行大腦對於情緒調節來說相當重要,因此優質的睡眠有助於提高「心理韌性」(mental toughness)[78]——這是科學家使用的術語,用來描述我們積極面對挑戰、有信心處理可控因素、保持彈性並把障礙視為個人成長機會的能力。反過來看,睡眠品質差會導致更高傾向的負面思維,很可能會影響我們的心理健康。有許多研究都顯示,改善睡眠對心理健康頗有益處。[79]我撰寫這本書的主要動機之一,就是意識到除了睡眠之外,查看手機是我們消耗時間最長的活動,而這些使用手機的時間,往往會侵蝕到我們的睡眠。

手機經常被指責為睡眠問題的根源,而我們也已經了解到,如果無法透過充分休息來補充執行力,就有可能建立並依賴負面的數位習慣。然而睡眠與手機之間的互動,並不像一般認為的那麼簡單。這就引出了問題:睡眠和我們的手機習慣之間有何關聯,整體情況真的是如同一般人想像的那樣黯淡嗎?且讓我們深入探索睡眠的迷人世界,看看我們的數位夥伴在夜間休息時,扮演了什麼角色。

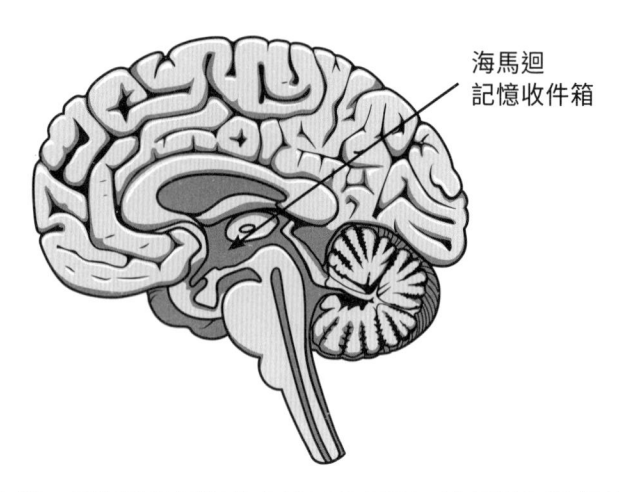

海馬迴
記憶收件箱

記憶收件箱：睡眠對鞏固記憶來說最為重要，這個過程將記憶從海馬迴（記憶的收件箱）轉移到大腦各處，進行永久儲存。

主時鐘

人類的大腦深處有一個主時鐘稱為「視交叉上核」（Suprachiasmatic Nucleus），這個時鐘雖然只有幾公釐的大小，但它對身體的日常節律具有相當重要的影響。它包含了一些恰如其名的基因，也就是所謂的「時鐘基因」，這些基因提供製造荷爾蒙所需的指令，用來決定我們感到清醒或疲倦的程度。由它所產生的一種「二十四小時」的清醒與疲倦的模式，稱為我們的「晝夜節律」（circadian rhythm，譯註：一般多使用「生理時鐘」的說法）。決定生理時鐘的兩種主要激素是皮質醇和褪黑激素。皮質醇是由腎上腺分泌，在早上達到高峰，讓我們感到清醒；褪黑激素則是由大腦中的松果體（Pineal body）產生，它會在晚上釋放，讓我們感到疲倦。

如同前面說過對專注能力的影響一樣，基因在生理時鐘的運作中，

同樣扮演著重要角色。我們所有的生理時鐘都有一種自然的傾向，會影響到特定的清醒和睡眠時間，進而影響激素的釋放時機。我們的天生傾向被稱為生理「時型」（chronotype，例如早睡晚睡）。針對家庭和雙胞胎的研究及大規模基因分析可以證明，我們的生理時型絕大部分都是由基因所決定[80]（而且是多基因的影響，也就是說，影響生理時鐘的並非單一基因，而是由多個基因產生的共同作用）。如果讓我們可以隨心所欲的話，我們都會有一種自然的傾向，偏好在某個時刻時入睡與醒來。早起時型或稱「晨型人」（一般稱「早鳥」）會一大早醒來，並在早晨時感到最清醒，而晚起時型或稱「夜型人」（一般稱「夜貓子」）則會晚點醒來，並在晚上或半夜覺得更清醒。讀到這段文字時，有些人可能會強烈認同自己是晨型人或夜型人，但並非所有人都是如此。生理時型應該是一種連續的狀態，無法用二分法把人劃分為早鳥和夜貓子，就像用標籤直接把每個人的身高標為高或矮，這種劃分容易帶來混淆和疑難。流行病學研究證明，跟身高一樣，生理時型的分佈也遵循常態分佈曲線，大多數人都集中在平均值附近，兩端的人數較少。所以如果你並沒有強烈認同自己是晨型人或夜型人的話，那麼你很可能是中間型，也就是根據你所處的常態曲線的某一側，擁有輕微的早起或晚起傾向。

我們的生理時型還會依年齡而定。平均來說，兒童傾向於晨型人。到了青少年時期，生理時型會轉向夜型人，並在大約二十歲時達到最大的晚起期。這種晚睡和晚起並非懶惰，而是由於大腦中的激素分泌所致：青少年入睡所需的激素，比年長者釋放得晚得多。經過青少年時期後，我們的生理時型會向晨型人轉變，這種轉變在需要照顧年幼孩子的人之中還可能會加速，因為小孩子通常會早起。而超過六十歲後平均來看，我們都會變得比兒童時期更傾向於早型人。[81]

光的力量

基因和年齡對生理時鐘有很大的影響，我們無法加以改變，因此它們被視為不可修改的因素。然而還有另一個因素對我們的生理時鐘有著重大影響，但我們卻能有較多的控制權，這就是光。當光線進入眼睛時，會被位於視網膜上專門的「光感受器」檢測到。這些光感受器生成的訊號會沿著位於眼球後方的視神經傳遞，直到交匯處（optic chiasm，視交叉）。剛好在這個點的上方，就是視交叉上核，所以我們的生理時鐘能夠獲取有關環境光線強度的關鍵訊息。隨後它便利用這些訊息來適時釋放皮質醇和褪黑激素，藉以調節我們的「睡眠 - 覺醒」週期。

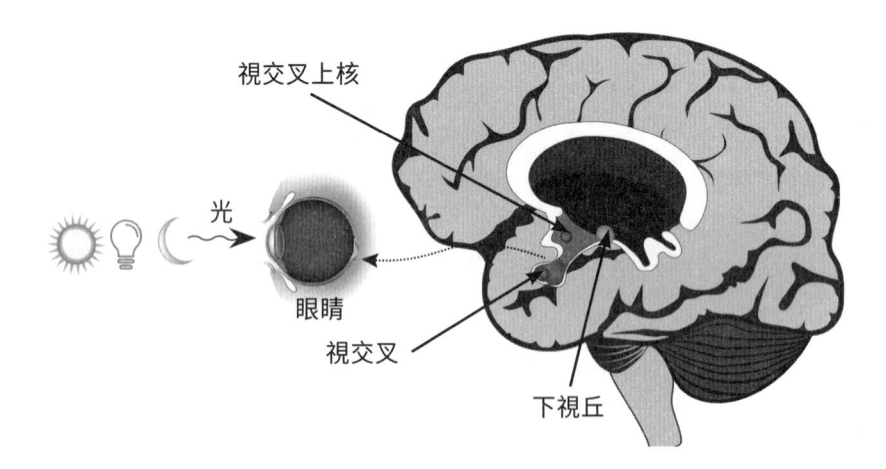

光線通往眼睛 / 大腦的路徑：光線照射到眼睛的後方，並透過視神經傳遞至視交叉上核（主時鐘）。主時鐘負責指揮分泌清醒荷爾蒙（皮質醇）或昏睡荷爾蒙（褪黑激素）。

在光對生理時鐘影響的問題上,有兩個因素必須加以考慮:劑量和時間。劑量指的是大腦接收到的光量,通常以 lux(lx,勒克斯,譯註:照度的單位,1 lux = 1 流明 / 平方公尺)來測量。戶外光線是最強的,直接暴露在陽光下可以到高達 100,000 lux 的強度。即使在陽光明媚的日子裡待在陰影下,也能獲得 10,000 至 20,000 lux 的照度。在多雲的日子裡,戶外光線可能降到大約 5,000 lux,但仍遠高於室內通常只有 200 至 400 lux 的照度,所以在室內會大幅減少大腦接收的光劑量。室內環境亮度取決於幾個因素,包括窗戶數量和距離,以及人工照明的強度等。一般而言,我們在室內獲得的光劑量,只佔了戶外獲得的很小一部分。事實上,即使在最陰沉的天氣裡,待在戶外的光線劑量至少也是室內的 10 倍。

因此,暴露在戶外光線中,有助於讓我們的生理時鐘與周圍環境保持同步,而在光線下暴露的時間點,決定了這種影響的性質。早晨的光線暴露會讓我們的睡眠-覺醒週期提前,亦即我們會更早醒來和入睡。反之,晚上的光線暴露會讓我們的睡眠-覺醒週期延遲,入睡時間變晚,即使設置早起的鬧鐘,我們也一直要到晚一點才會覺得清醒。值得注意的是,白天極端時刻(早晚)的光線暴露,對生理時鐘的影響較為強烈,而在中午時最強的光線暴露,則幾乎沒有什麼影響。

如果我們策略性地暴露在光線下,便可以讓生理時鐘前後移動幾個小時,但你的生理時型和你的年齡,將會決定正常的起始點。話雖如此,我們仍舊必須擺脫「某種時型更優越的觀念」,或是擺脫認為晚起是一種個人缺陷的看法。畢竟這點主要是基於基因和年齡所致。一般而言,現代社會在學校和工作時間的安排上,或是對於何時最適合運動的觀念,都很容易偏向晨型人的生理時鐘。我們也很容易忘記:擁有多種

生理時型在人類歷史上，對於「安全」會有很大的優勢。夜型人可以在晨型人入睡時，依舊維持警惕。而在某些工作類型或照顧嬰兒時，如果擁有不同的生理時型，便能擁有較多優勢。

可見光是由不同波長組成，產生我們看到的各種顏色。長波長的光會產生紅色、橘色和黃色，短波長的光則產生藍色、靛色和紫色。在眼睛中檢測光的專門感光細胞，內含一種稱為黑視蛋白（melanopsin，黑視素）的化學物質（不要與褪黑激素 melatonin 搞混），它對短波長的光（如藍光）比對橘色和黃色的長波長光更敏感，並會將這些訊息傳遞給我們的生理時鐘。而我們的科技設備如手機，會發出高比例的藍光，因而引起大量媒體關注，指責手機對我們的睡眠產生影響。其中最主要擔憂是藍光會「抑制」啟動睡眠過程所需的褪黑激素。因此從技術上來說的結論就是：手機、平板電腦和電腦發出的藍光，導致睡眠延遲並讓我們的生理時鐘混淆，有許多人都相信這點。然而這個故事並不完整，事實上要更複雜一些。

許多與藍光和睡眠相關的實驗，都是在老鼠身上進行的實驗，我們必須注意的關鍵差異是：老鼠本來就是夜行性動物，但人類並不是。由於老鼠主要在夜間活動，因此它們眼中的感光細胞對於即使是最微弱的光線（如 0.1 lux）也非常敏感，而這樣的光線強度對人類是完全無感的。這是因為我們進化為白天活動後，經常會長時間暴露在幾千照度的光強度下，而螢幕發出的光強度僅在 50 lux 左右，即使其中高比例是藍光，我們的感光細胞對這種低光強度的光線也相對不敏感。[82]

被引用為證據的最著名研究之一，指出電子設備發出的藍光，會影響到我們的睡眠。這項研究比較在睡前使用兩種不同閱讀方式的效果，共有十二名參與者被要求使用「電子書（擁有會發出藍光的螢幕）或實

體書」進行閱讀。[83]他們被隨機分配其中一種閱讀方式，連續五天，然後再切換到另一種方式，同樣持續五天。研究人員在實驗中密切監測他們的睡眠模式，結果發現使用電子書時，參與者入睡的時間比閱讀實體書時要來得晚。因此這項研究被廣泛宣傳為證據，說明電子設備對睡眠產生了負面影響，並被用來證明不該在就寢前使用這些電子設備。然而，這些結果在某種程度上，確實是被斷章取義了。鮮為人知的是電子書和實體書讀者之間的差異非常小，使用 31 lux 電子書閱讀器的參與者，比起觀看 0.1 lux 實體書的參與者，僅晚十分鐘入睡。他們的總睡眠時間和睡眠效率並沒有什麼差異。雖然其效果在統計學上可能算是凸顯出來，讓科學家們非常興奮，但在現實生活中的意義並不大，因為差異實在太小以至於可以忽略不計。這項實驗結果的真正意義其實是：雖然電子設備發出的藍光比例很高，但其傳遞的強度並不足以明顯改變我們的生理時鐘。

因此，一般認為電子設備發出的藍光，對於睡眠品質有強烈影響的這種觀點，並不像媒體描述的那樣具有說服力。而在另一項實驗中，當研究人員要求參與者在全亮度下使用平板電腦一個小時，然後測量褪黑激素時，並未發現明顯的抑制效果。如果要讓褪黑激素明顯減少，參與者必須佩戴裝配藍光發射 LED 的眼鏡，以提供足夠的額外藍光。[84]要讓褪黑激素明顯降低，受試者必須在大約兩小時的手機或平板的曝光下（同樣是在全亮度螢幕下）。[85]但即便如此，這種效果相對小而且影響短暫，褪黑激素的濃度在停止光照後的十五分鐘內便會恢復。[85]

由於對藍光影響的擔憂，出現了幾種技術解決方案，目的在減少螢幕發出的藍光量。例如智慧型手機設計師創造出夜間模式，可以在特定時間自動啟用，以便降低亮度和藍光。事實上，這可能只是把已經很小

的影響再加以最小化。也有一項研究發現：讓參與者使用明亮的平板螢幕，跟讓參與者使用調暗或應用藍光過濾程序的螢幕時，比較起來的睡眠品質在臨床上並沒有明顯差異。[86]因此，只要你在睡前經常使用手機，但並沒有入睡困難的話，就沒有必要過於緊張，不需認為藍光會在不知情的情況下對你造成傷害。隨機對照實驗也進一步強調這一點，研究顯示防藍光鏡片對健康志願者的睡眠，並沒有任何影響。[87]*

　　急於將「睡眠－覺醒」週期的擾動歸因於智慧型手機，就可能忽略了更重要的影響因素：室內人工光源。這在一項關於阿根廷查科的兩個狩獵採集社群的研究中，得到了印證。雖然這兩個社群相距僅 50 公里，但其中一個社群擁有 24 小時電力，另一個社群則完全依賴自然光。從實驗者手腕上的活動監測器和每日就寢日誌中收集到的數據顯示，這兩個社群的睡眠模式存在著明顯差異。擁有電力的社群就寢時間比較晚，因此睡眠時間更少──夏季少了 43 分鐘，冬季少了 56 分鐘。[90]這個實驗是臨床上的真實發現，因此遠比電子書實驗所觀察到的「十分鐘入睡延遲」更為可靠。因為前述電子書實驗的入睡延遲，很可能是因為實驗的特殊條件所導致──參與者必須嚴格維持「晚上 10 點到早上 6 點」的睡眠－覺醒時間表，並在就寢前 4 小時內嚴格限制待在昏暗房間中，這在一般有電力供應的家庭中不太可能出現。另一項研究也發現，無論參與者閱讀書籍或使用亮度適中的 58 lux iPad，都沒有觀察到入睡延遲

---

* 雖然藍光影響對健康個體來說可能微不足道，但在患有失眠、情緒障礙或其他神經疾病的人群中，其影響可能會增加。因為他們在隨機對照實驗下，配戴防藍光眼鏡者確實會有一定的效果。[88-89]

的現象。而這項實驗是在參與者自己家中進行，並不是在實驗室的昏暗房間中。除了沒有觀察到入睡延遲外，睡眠持續時間和各個睡眠階段的時間（在參與者頭部放置電極進行測量）均未發生改變。[91] 這就表示我們在家中日常接觸到更強烈的人工光源，會比在就寢前使用 iPad，對睡眠模式造成更明顯的擾動。

因此在涉及睡眠問題時，與其關注手機，我們必須觀看事件全貌。人工光源確實可能讓我們延遲入睡，但我們的生理時鐘也依賴於戶外日光的強度，來同步我們的生理節奏。當你身處自然日光下，通常至少會暴露在幾千 lux 以上的光強度中，而今我們大部分時間都待在室內，只能接觸到幾百 lux 的光照。即使在烏雲密布的日子裡，自然光對大腦也有相當大的影響，同樣會刺激警覺激素皮質醇的產生，這是昏暗環境無法實現的刺激。人體的生理時鐘習慣日夜分明（白天光線強度在幾千 lux，夜間則低於 10 lux），現在卻必須面對一種新的生活方式，讓接觸到的光照幾乎相等。在冬季白晝更短時，這種情況還會更加明顯。人們可能早起，在黑暗中通勤，然後整天待在一個光照強度遠低於戶外的建築裡。下班後，如果是在黃昏時段接觸到戶外光線（約 3,000 lux，譯註：等於一天中接觸到最強日照是在黃昏），尤其在白天接觸光照很少的情況下，就會進一步混淆我們的生理時鐘。因此，我們的生理節奏會變得更加紊亂，在白天感到困倦，到了晚上卻出奇地清醒，因而導致晚睡的情況。

晚上在家中的人工照明對睡眠造成的影響，遠大於我們的各種螢幕。前面實驗中的平板電腦和電子書閱讀器，在全亮度下的光強度為 80 lux，調暗後則降至 50 lux 以下。而家中燈光的亮度，通常大約為 200–400 lux* 的光強度。因此，現代生活和工作環境的影響，加上家中

的人工照明,對於人體生理時鐘產生的影響,絕對大於電子設備發出的藍光。舉例來說,浴室裡明亮的燈光在我們準備就寢時,對於延遲入睡的影響要比微弱的手機螢幕大上許多。因此,我們的生理時鐘出現功能失調,睡眠問題變得越來越明顯,這點並不令人意外。

　　來自螢幕的藍光,並非一般人所認為的難以克服的問題,常見的建議如調暗手機螢幕或佩戴防藍光眼鏡等,均非改善睡眠問題的萬靈藥。事實上,良好睡眠的起點,應該是在早上利用自然光來通知我們的生理時鐘「今天已經開始了!」為了解決「睡眠－覺醒」週期的功能失調,我們必須從建立策略性的照光習慣開始。戶外光線所提供的強大訊號,有助於讓我們的生理時鐘重新同步,讓它能夠再次分辨白天和黑夜的區別。將螢幕設置在某個時間自動調暗並不麻煩,除了可以讓手機帶來的獎勵感減少外,也可能提供一種心理提醒,讓大腦的自動駕駛模式開始放鬆。然而,如果你仍然暴露在明亮的人工燈光下,這些措施的效果將非常有限。

---

[*] 此處提供的光強度值僅為大致估算。如果你對家環境中的光強度或電子產品的光強度感興趣的話,可以買一個便宜的照度計,或是在手機上下載照度計應用程式。

睡眠拖延

雖然來自螢幕的藍光影響被過度誇大,但這並不是說手機的刺激性質,不會擾亂你的睡眠。有多項研究顯示,使用智慧型手機與入睡時間延後,存在著一定的關聯。[92] 然而這並非必然的結果,而且也需取決於我們的習慣——所以跟往常一樣,我們必須進行更深入的探討。首先,我想讓各位思考以下的問題:就算知道缺乏睡眠會對隔天產生負面影響,你是否依舊曾在感到疲憊的情況下熬夜?「睡眠拖延」是指即使沒有外在因素阻止我們,也無法按預定時間上床睡覺。[93] 我們會因為一些並非必要的事情而延遲入睡,以便優先進行更具誘惑力的活動。雖然不一定都是電子設備的相關活動,但通常都是跟滑手機和追劇有關。入睡拖延有三個關鍵特徵:1) 延遲;2) 沒有合理的理由;3) 知道自己的行為會有負面後果,亦即第二天會感到更疲倦。

如果知道熬夜會讓第二天變得很糟,那為何我們依舊如此呢?就像在第九章討論過的其他拖延一樣,睡眠拖延源於自動駕駛系統與執行系統之間的衝突。有多項研究是把睡眠拖延與自我控制能力低下和意志力減弱相互關聯。[94] 當我們深入探討睡眠模式時,在本書前面解釋過的「低電量模式」概念便再度浮現,並成為關鍵因素。由於上床睡覺是一項不可避免的「結束一天」的任務,所以它是在執行大腦通常已經經歷一整天事件而感到疲憊時,才開始進行的一項任務。而當我們使用執行功能一整天,完成了各種有難度的任務後,在睡前已經進入一種精神疲勞的狀態。所以當執行大腦在低電量狀態下運行,自動駕駛大腦便會介入。而由於執行大腦早已疲憊不堪,因此此刻的低電量模式,就表示我們的選擇會基於當下的滿足感,而非考慮第二天將會面臨的睡眠延遲負面後

果。

　　睡眠拖延有時是出於一種主動選擇，當成對於困難的一天後的回應。如果你一整天都沒有什麼休息的機會，熬夜便可能像是為了重新獲得「自我時間」的一種方式。不過在其他情況下，睡眠拖延通常是一種被動的選擇，在睡前沉浸於某項活動中，完全沒有意識到時間的流逝。或許在上床前拖延，或者身體已經躺在床上但仍在拖延。如果感同身受的話，你當然會知道自己屬於哪一種情況──同時擁有兩種情況的組合也很常見。許多睡眠拖延都是習慣使然，[95] 因為當這種非常小的行為重複出現後，睡眠拖延的模式就會被寫入我們的自動駕駛系統中，讓睡眠拖延的行為變得越來越容易。

　　當我們因為使用手機而延遲上床睡覺時，真正影響我們入睡的並不是手機本身或螢幕發出的光的類型，而是我們接觸到的「內容」。手機上的所有活動內容並不相同，某些類型的內容對睡眠會有更大的負面影響。例如，聽一個舒緩的故事與在社群媒體上跟陌生人爭吵，一定是截然不同的感受。對大多數人來說，躺在自己的家中的床上，通常代表著安全。我們的皮質醇應該會降低，所以我們也應該會感到疲倦。皮質醇是一種通常會在早晨釋放的荷爾蒙（也會在壓力下釋放），可以讓人感到比較警醒。這是一種進化而來的強大安全機制，確保我們在遇到可能的危險時，不會感到疲倦，而是變得注意和警覺。這種效果我自己也曾體驗過──舉例來說，如果我在夜裡因醫院的「緊急情況」被喚醒，我通常會比因其他原因被喚醒時，更快地集中注意力。這種警覺效應可以持續幾個小時，讓我暫時無法再次入睡。

　　在就寢前觀看引起焦慮的內容，會讓大腦感知到危險的可能性。睡前瀏覽新聞的話，就表示你將接觸到具有威脅性的全球事件或個體受害

者案例。而且事件越驚悚，被報導的可能性越大。還有，你也可能會在社群媒體上看到兩方爭吵。在信箱裡也可能會發現一封引起擔心的工作郵件。由於大腦無法分辨立即的物理環境與線上世界之間的差異，於是因為接觸到潛在令人不安的內容而釋放皮質醇，決定讓你保持警惕。這種警覺感讓我們更不想入睡，結果我們的「睡眠－覺醒」週期明顯地延遲了。

壓力情境並不是唯一會讓我們保持警覺的因素，社交互動同樣會吸引我們的注意力。有趣的是，這種因素也會被納入我們的生理節律之中。由於大多數社交互動發生在白天，夜晚會逐漸減少，我們的大腦便利用這段暫停來讓我們進入睡眠。雖然人們在睡前使用手機的方式各有不同，但一般認為，與他人進行社交互動（例如，傳訊息給朋友）會比被動觀看影片，更具心理上的刺激效果，因而更會延遲我們的睡眠。[92] 值得注意的是，這種影響並不僅限於手機而已。如果在晚上有過當面的爭吵，這既是壓力情境又是社交互動，同樣也會對睡眠產生負面影響。

雖然壓力內容和社交互動具有特定的警醒效果，但任何讓你沉浸在其中的內容，都可能在我們應該放鬆的時候提升我們的警覺性。這種情況不僅限於手機，還可能發生在其他非科技活動中。我個人也曾經熬到凌晨讀完一本書——這是個很好的例子，證明了睡眠拖延可以影響每個人，包括神經科學家！雖然如此，我們透過手機可以接觸到的內容範圍廣泛，加上應用程式中缺乏停止提醒，都讓人們更容易沉浸其中，造成睡眠拖延。就寢前三小時，經常拖延入睡的人花在智慧型手機上時間，是那些不拖延入睡者的四倍，這個差異可以達到 61 分鐘。[96] 除了在晚上花更多時間使用手機外，傾向於睡眠拖延的人，通常在白天也會花更長的時間使用手機，這點說明了他們更可能已經形成多種根深蒂固的數

位習慣,睡眠拖延僅是其中一項而已。

雖然睡眠拖延可能會影響每個人,但如果你是天生的夜型人(自然的夜型人生理時鐘),就更容易受到影響。[94] 夜貓子通常在晚上更為警覺,甚至可能在就寢時出現一陣子的精力充沛,這也可能使他們對夜間光照和心理刺激內容更為敏感。父母經常對青少年熬夜到凌晨感到沮喪,因為這會使他們第二天感到疲憊,但這並不是數位時代所創造的新現象。如前所述,我們的生理時鐘在青春期會往後移動,亦即青少年很難像成年人一樣早睡。部分青少年會受到更嚴重的影響,因為他們可能患有「睡眠相位後移症候群」(sleep delayed phase disorder)障礙,這種情況的特徵是無法在凌晨 1 點到 6 點之間入睡。在這種情況下,青少年經常選擇使用智慧型手機來打發時間,以填補那些無法當面社交的時間,並等待大腦釋放褪黑激素以誘發嗜睡。不幸的是手機上的刺激內容,加上時間的流逝,都會使問題惡化,導致他們滑手機的時間超過最初的打算。因此,他們會睡得更晚,而這種模式加上早晨暴露於的光線減少和晚上暴露於人造光線的增加,將使他們在接下來的晚上時間感到並沒有很疲倦。如此可能又形成一種惡性循環,逐漸推遲睡眠時間。在這個循環中,手機習慣成為導致睡眠障礙的眾多因素之一,幸好這種因素可以透過本書討論到的技巧來有效改善。

數位睡眠輔助

大家經常提到的建議是在睡前的幾個小時內，不要查看手機。不過這對某些人來說非常難以辦到，為何會如此困難呢？如果你在一天結束時感到疲憊，並且處於低電量模式時，想要執行全有或全無的規則更是困難。入睡並不像關閉電燈開關那麼容易——不僅因為你的大腦仍然活躍，還因為入睡並非只是按下按鈕而已。睡眠依賴於大腦的幾個潛意識區域，而且是一種自動化的過程，無論人們多麼努力想入睡，最後都會證明自己無能為力。我在醫學生時期所曾犯過的最大錯誤，就是我整天學習，然後在一天結束後立刻上床睡覺。因為我認為放鬆自己的過程只是在浪費時間，但我很快就學到了教訓，雖然感到疲憊，我卻躺在床上幾個小時無法入睡。這是因為入睡就像試圖停止一輛正在行駛的汽車，汽車開得越快，停止所需的時間就越長。因此，如果你經歷了特別困難且情緒激動的一天，大腦就會處在高速運轉狀態，這時你便需要花點時間來面對這種狀況，調整自己的狀態，讓自己進入可以入睡的模式。

我們的大腦是一部強大的聯想機器，利用環境所提供的訊息進入特定狀態。我們先前曾經提過運動員的個人熱身例行程序，他們會在比賽前調整自己的身體和心理，這也是我建議各位在專注工作之前必須執行的過程。睡眠當然也不例外，我們每個人都發展出自己的睡眠例行程序，讓自己的身體和心靈準備進入放鬆狀態。許多人會在晚上選擇使用數位設備，作為放鬆的簡便方式。隨著時間經過，大腦便會將使用數位設備視為開始放鬆過程的訊號。因此，它們在某種程度上也成為了數位版的睡眠輔助工具，所以睡前使用手機並不一定是壞事。簡單的任務如玩點遊戲或被動觀看內容，都是可以交給自動駕駛的活動。這些活動對

執行大腦的要求很少，因可以此給予因一整天事件而疲憊不堪的執行大腦，有機會放鬆和恢復。這點跟在睡前閱讀書籍提供的逃避感，並沒有什麼不同。一般對工作或其他事件的回顧反思，更可能是影響睡眠品質的壓力來源。因此，在智慧型手機上從事低電量的自動駕駛活動，確實可以提供一種手段來對抗這種壓力來源，讓你脫離與工作相關的活動和思考。

雖然使用手機進行睡眠拖延，會對睡眠的時長和品質有負面影響，但作為一種心理上的解脫形式來使用手機，已經被證明可以具有正面影響。[97] 值得注意的是，睡前拖延和心理解脫這兩個因素，並非互斥。有些人可能只是其中一種，但大多數人會發現他們同時結合了兩者。有時人們可能靠手機來放鬆，但同時在一定程度上會拖延入睡。其結果就是他們並非積極地想入睡，而是想等疲憊到一定的程度，甚至在手機仍在播放影片的情況下入睡。

與其說「絕對不要在睡前使用手機」，這種對許多人來說不切實際且不受歡迎的觀點，我要提出一種不同的看法：如果你想在睡前使用手機，請以更「有意識」的方式來使用。從晚上使用智慧型手機的普遍性來看，許多人聽到這個消息應該會感到寬慰。我的意思是我們可以管理數位互動的內容，限制對睡眠產生的不利影響，而非全面禁用。這裡的關鍵在於用良好的數位習慣來取代不良的數位習慣（在第九章討論過）。因此，這一切都跟明智地選擇手機內容有關。例如閱讀 Twitter 上的辯論，會讓你火冒三丈的話，就請考慮觀看一些不會太引發情緒的內容。同樣地，如果一部引人入勝的電視劇會讓你熬夜的話，請嘗試用比較平靜的、能誘導睡眠的故事來取代。就算是遊戲，也可以選擇那些較不新奇且內置停止提醒的遊戲（例如簡單關卡），這樣可以幫助你在

不過度刺激大腦的情況下放鬆。請記住，每個人都有不同的放鬆方式；對某人來說是放鬆的活動，對另一個人來說很可能具有刺激性。因此，請透過反覆實驗，找出最適合自己的方法（內容）。此外，地點（在第五章提過）也可能是重要關鍵，請嘗試為你在放鬆和睡眠區域內允許的內容類型設置界線。也就是說，不要讓床與任何壓力或刺激的事物有所關聯。請根據這些知識來制定自己的指導方針，並請記住這些指導方針必須足夠實際，以便能夠實現必要的「重複」，形成新的習慣。

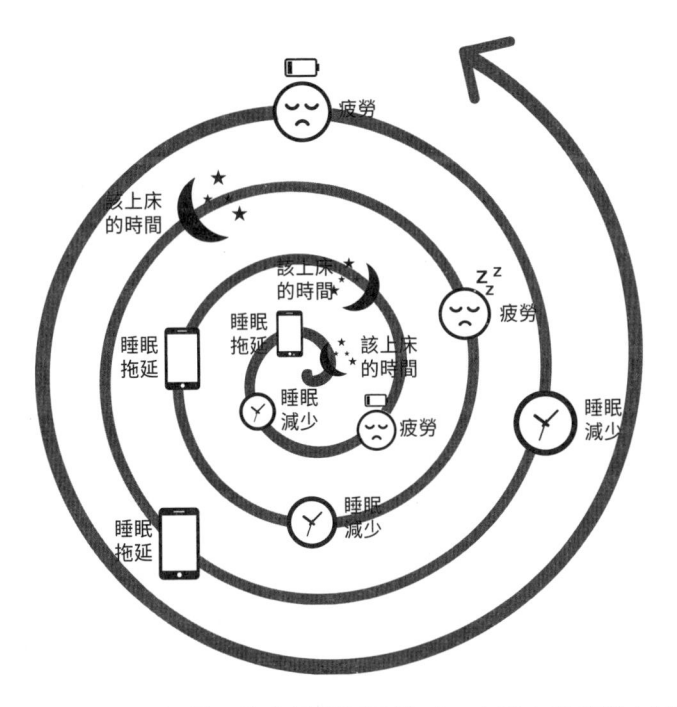

睡眠拖延循環：我們經常因為處於低電量模式，亦即自我控制力減弱的狀態下而推遲就寢時間。但關鍵在於：睡眠對恢復自我控制力相當重要。拖延睡眠只會讓我們在隔天晚上感到更加疲憊，進而陷入一個不斷加劇的睡眠拖延惡性循環中。

了解睡眠拖延的潛在陷阱，便可讓我們對手機使用做出明智的決策。我們的目標並不是把手機妖魔化，而是以最有利於我們的方式來使用手機。以有意識的方式使用手機，就是「將心理解脫的正面效益最大化，並防止手機負面影響」的重要關鍵。最後的結果便是讓手機可以協助我們的睡眠，而不是對其造成傷害。[97] 我們將在下一章深入探討「正念」的作用，並把重點放在心理健康層面。

睡眠碼錶

早晨在睡醒後下床之前，花大量時間一直躺在床上滑手機，可以說是經常出現的情況。這也可能是某種數位拖延的表現，顯示出我們疲憊的大腦，試圖透過延遲起床來推遲一天的開始。或者可以說瀏覽社群媒體、新聞或查看電子郵件，也算是一種「解決」方案，因為我們試圖利用這些內容可以促進壓力激素釋放的特性，在睡眠不足後努力讓自己感到清醒。隨著時間累積，早晨醒來後立即查看手機的行為，已經被儲存為自動駕駛大腦中的一種習慣，成為了日常生活中不可或缺的一部分，不必思考就能進行。

醒來依舊感到疲倦，就表示我們會更容易陷入可怕的晨間滑手機行為中，也更不可能有能力改變這種行為。但導致我們感到如此疲憊的根本原因，其實在早晨之前就已經開始了。大腦需要一個一致的時間表，黎明和黃昏提供這樣的時間表，以確保我們的生理時鐘與太陽日保持同步。這是因為從生理時鐘提醒腎上腺發出訊號「製造皮質醇」而讓我們感到警醒的整個過程，並非立即達成的。整個過程需要時間來傳遞訊

息，以便讓激素生成。因此，這個系統並不是根據我們的需求做出回應，而是期待訊號出現才回應。為了達成最大效率，我們的大腦在醒來的幾個小時前，就已經開始發出訊號，因為預期我們即將需要感到警醒。因此，擁有規律的「睡眠－覺醒」週期相當重要，可以讓大腦預測何時應該產生所需激素，以便讓我們感到疲倦或感到清醒。

我們的生理時鐘可以慢慢適應季節變化──亦即讓你在冬天睡更多，夏天睡更少。然而它無法適應大幅度的突然改變。因此，每天在不同時間起床，就會讓這個系統感到困惑，導致激素的生成無法同步。突然在早上早起幾個小時，便表示皮質醇的產生一定會有所延遲，無法讓我們立刻感到清醒。這種延遲類似於跨時區旅行時出現的「時差」，也就是我們的生理時鐘與周圍環境不同步，直到我們適應了新的時區為止。然而現在並不是偶爾搭乘跨時區航班的問題，而是不規則的「睡眠－覺醒」週期，幾乎會在每周定期發生。這種情況被稱為「社交時差」，通常是由於週末的睡眠模式突然改變所造成，典型的情況是在週末晚起，然而回到工作日則必須早起。

這種在一週工作開始時，必須快速調整到較早起床時間的方式，經常會影響到許多人，尤其是夜型人最受影響。早起的結果是睡眠時間縮短，因此在休息日，我們會在床上待得更晚以彌補失去的睡眠，也就是說我們醒來和入睡的時間會逐漸延遲。而且這種影響還會進一步加劇，因為晚起讓我們在早晨自然光下的暴露時間減少。[98] 這又導致我們的睡眠模式變得不規則，並對大腦的生理時鐘產生連鎖反應。輪班工作者因為經常變換的班次模式，通常會是最受影響的群體。研究顯示，他們在皮質醇產生方面會受到干擾。[99]

我們的大腦擁有一個內部的計時碼表，也就是一種叫做「腺苷」

10 睡眠　207

（Adenosine）的小化學分子，用來測量我們已經清醒了多久。腺苷在白天不斷累積，記錄著我們清醒的時間，然後在睡眠中被清除。腺苷的累積會增加疲倦感，加大壓力迫使大腦促成睡眠，神經科學家稱此為「睡眠壓力」。

　　腺苷需要有良好的夜間睡眠才能被完全清除，也就是重置睡眠計時碼表。然而，如果你沒有得到充足的睡眠，在早上醒來時的腺苷濃度就會比較高，讓你感到疲倦，接著腺苷又在白天繼續累積。如果你前一晚沒睡好的話，額外的腺苷會讓大腦的睡眠壓力增加，導致你更早感到疲倦和嗜睡，以便彌補缺少的睡眠。所以持續缺乏睡眠會導致腺苷累積，持續的疲勞感也隨之而來。

　　太過疲倦以至於無法展開新的一天，很可能會讓你延遲起床，並直接拿起放在床頭櫃上的手機。清晨滑手機本身並沒有什麼問題，然而這會阻止我們做一些有助於生理時鐘的事：例如在早晨接觸自然光。黎明不久後，比起在黑暗臥室裡盯著暗淡的螢幕而言，戶外光線的亮度至少會亮上幾千倍。自然光不僅能微調我們的生理時鐘，還能為大腦提供許多好處。例如有一項涉及五十萬人的大型英國生物資料庫研究發現，每在戶外多待一小時，疲勞和失眠症狀的出現頻率就會明顯降低。[100] 此外，研究還指出日照對情緒的正面影響，這些參與者出現重度憂鬱症的可能性較低。人們相信光的抗憂鬱特性源於大腦一個名為「側韁核」（Lateral habenula）的區域活動減少之故。[101] 因為這個區域會抑制「腹側被蓋區」，也就是我們在第七章討論過的主要多巴胺生成區。因此，戶外光線可以對側韁核產生煞車效果，因而促進多巴胺生成。而正如我們學過的，多巴胺的兩項關鍵功能就是提供強烈的學習訊號和隨之而來的動機。在起床後滑手機的習慣外，「優先考慮接觸光線」會是一個比

較好的作法，可以幫助我們重塑這個問題習慣。為了付諸實行，我們可以設定利用地點（積木5）來應用五分鐘法則（積木1），並利用這五分鐘接觸自然光。如果無法做到（例如你又躺回床上滑手機），至少請先拉開窗簾作為備用計劃（積木2）。所以，為了讓自己更加負責任，請把手機從床頭櫃移到窗邊，以作為提醒（拉開窗簾）和另一種形式的預先承諾（積木4，預先制定策略）。

逆轉腺苷累積的最有效方法，就是獲得與我們自然的生理節奏相一致的、充足且高品質的睡眠。然而，由於許多人無法做到這一點，因此在實際情況中，我們經常會選擇世界上最受歡迎的精神活性藥物——咖啡因。咖啡因的提神作用來自阻塞大腦中的腺苷受體，人體內部的計時碼表仍在運行，腺苷也持續累積，但你喝下的咖啡因會阻止大腦察覺這點。當咖啡因終於被肝臟代謝時，就會出現「電量」下降的情況。我們可能會立刻感受到這種影響，但也可能會帶來一些不太明顯的長期影響。

2023年進行的一項全面性的後設分析，匯集了多項研究數據，發現攝入咖啡因會導致睡眠時間平均減少45.3分鐘。[102] 就算喝咖啡後對你的入睡並未產生干擾，然而睡眠期間的品質仍然可能受到影響。因為該研究發現攝入咖啡因會導致淺睡期明顯增加，深度睡眠則會減少——而深度睡眠是身體清除腺苷的階段，所以喝咖啡平均會讓睡眠效率降低7%。事實上，我們很可能會發現自己陷入一種情況：想要透過咖啡因來對抗腺苷累積濃度上升的同時，不僅是在掩飾問題，還無意中使問題變得更糟。因為減少睡眠時間和睡眠效率後，我們便進一步降低了腺苷的清除率，最後發現自己陷入一個持續不斷的循環，努力對抗升高的腺苷濃度，又必須試圖調節不斷增加的咖啡因劑量。

這並不是說你永遠都不該喝咖啡,然而回歸本書的核心主題,也就是了解咖啡因對「大腦」的影響,是相當重要的。咖啡因的情況與智慧型手機類似,本身並沒有問題,重點在於我們如何使用。具體的說,使用時機和劑量會帶來不同的影響。平均而言,肝臟需要大約三到五小時來分解你所攝入的咖啡因──也就是科學家所稱的「半衰期」*。研究發現,為了讓咖啡因可以被代謝掉,不對睡眠產生不良影響,我們應該在睡前 8.8 小時停止攝取一杯咖啡(大約含 107 毫克咖啡因),在睡前 13.2 小時停止攝取機能飲料,這類飲料的咖啡因含量更高(217 毫克)。如果你上床睡覺的時間是晚上 10 點,就表示你應該在下午 1:12 左右停止喝咖啡。茶的咖啡因含量較低(47 毫克),對睡眠沒有明顯影響,因此理論上你可以在接近睡覺時間時享用一杯茶。

請記得這些指導方針指的是平均值,就像「單一尺寸」的概念並不適用於選購牛仔褲一樣,咖啡因的代謝速度也是如此,每個人都會有所不同,而且在肝臟酶如何處理咖啡因方面,也都存在明顯的遺傳差異。有些人代謝咖啡因比較快,因此對其影響的敏感度較低;也有些人代謝咖啡因比較慢,所以對咖啡因的影響更為敏感。因此,咖啡因代謝的時長範圍很廣,從兩小時到八小時不等。如果你發現自己總是感到疲憊,睡眠也沒有應有的恢復效果時,可以試著把含咖啡因的飲品,換成不含咖啡因的飲品(這類飲品通常僅含有 2 毫克咖啡因),可能就是一個簡

---

* 科學家在討論物質代謝時經常使用「半衰期」這個術語,因為它提供了一個更可靠的衡量標準。當物質在體內的濃度減少時,其被酶分解的速率也會隨之下降。這有點類似收銀員在顧客排隊時效率很高,但當顧客變少時速度便會放慢,而在沒人等待時則會停下來休息。

單的解決方案。任何改變都是如此：觀察它對你的影響，做點調整，找到最適合自己的策略。

因此，當我們仔細考慮睡眠品質與手機之間的關係時，可以發現手機確實會影響睡眠，但我們不該把睡眠干擾完全歸咎於手機。手機只是眾多影響因素的其中一個。我已經在本章中詳細解釋了每一個因素，期望提供更平衡的視角。睡眠時間減少或睡眠品質差，不僅會讓我們在早上醒來感到疲憊，還會讓我們醒來時缺乏動力。而執行力不足，又讓我們更容易形成消極的數位習慣，這些習慣又可能反過來影響到我們的睡眠。起床後滑手機，很可能會減少我們接觸自然日光的機會，而臨睡前的拖延，則可能意味著我們放棄了晚上的充足睡眠。最後的結果便是睡眠品質持續下降，進一步加劇了不良的數位習慣。改善睡眠就像是一項投資，可以換來提高的警覺性、專注力和意志力。因此，解決與睡眠相關的任何數位問題習慣，都是相當重要的事。並非每位閱讀本書的人都想在睡前停止使用手機，我也認為滑手機這件事並無大礙，而且是生活裡很重要的部分之一，只是必須可以做出明智的選擇並得到支持才行。因此，只要了解我們的睡眠週期如何運作，以及何時使用手機會幫助或妨礙這個週期，並且不要對手機的影響感到恐懼，我們就能努力達成更健康的睡眠習慣。

> 實踐 🔍

睡眠實用建議

睡眠與智慧型手機
- 智慧型手機和平板電腦的光線強度，並不足以影響大腦的主時鐘（生理時鐘）。
- 壓力性的手機內容會刺激皮質醇分泌，產生提神作用。
- 在大腦處於低電量模式時，智慧型手機可能造成睡眠拖延。
- 睡前躺在床上時，智慧型手機能夠提供有益的心理放鬆效果。
- 睡眠不足會造成執行力疲乏和腺苷增加，進一步造成早上滑手機的習慣。

如何優化你的生理時鐘

- 儘可能維持規律的起床和睡眠時間。如果您有睡眠障礙或入睡困難，請建立固定的起床時間——錨定您的早晨——這是相當有效的策略。這跟入睡有所不同，因為入睡是無法控制的，而每天在同一時間醒來則是我們可以掌控的，可以協助你調節自己的睡眠週期。
- 利用暴露在自然光照下來策略性的調整睡眠週期——如果你想把睡眠週期提前（亦即更早起床），就該儘量在起床後接觸自然光。中午接觸強烈的自然光並不會改變生理時鐘，但仍可增加多巴胺的釋放。
- 如果你覺得自己太早起床了，想要推遲自己的睡眠週期（亦即晚點入睡、晚點起床）的話，你可以使用遮光窗簾來避免晨光照入，並盡量在下午／傍晚時分在戶外多停留（在還有自然光的情況下）。如果沒

有自然光，也可以利用家中的明亮燈光，讓自己到晚一點都還能保持清醒。
- 如果你希望週末能多睡一點，也請盡量把睡眠延長控制在多睡一小時以內。如果覺得不夠，很需要補充睡眠的話，也不必太過擔心，在疲倦的情況下多睡一點是有益的；不過更重要的是平日就要改善睡眠品質。起床之後，務必接觸自然光來抵消晚起的影響。

照射自然光必須了解的事

- 自然的陽光是最好的選擇，但如果無法接觸自然光，也可以使用光療燈（大多數光療燈能提供大約 10,000 lux 的照度，而且強度高低可調整）。
- 室外光線一定比室內光線更好，在不被牆壁阻擋的環境下，光線強度至少會增加十倍。
- 無論是晴天、陰天都無所謂。你都可以在戶外停留更長時間來彌補光線強度的不足。
- 建議各位每天接受 30 到 60 分鐘的日光照射，以便獲得最大效益，但請記住「80/20 法則」，亦即從無到有是最大的改變，即使只有幾分鐘的日光照射，也能幫助你建立習慣。
- 你不一定要待在陽光直射的地方，戶外的陰影下也能獲得同樣的光照效果，因為一切取決於你的眼睛所能接收到的光。
- 太陽眼鏡會減少照射日光的效果，並請記住我們討論的是早晨和傍晚的自然光線，不是正午的強光！
- 你可以（而且應該）塗防曬霜，因為大腦時鐘的同步是透過「眼睛」而非皮膚。
- 一般而言，應避免直視任何讓你感到刺痛或不舒服的光線，而且絕對不要直視太陽。

★請記住：咖啡因會阻擋大腦內部感知時間的作用來產生提神效果，因此謹慎管理咖啡因的攝取量，有策略地攝入（也就是在需要提神時才飲用），而不要出於習慣來喝咖啡。例如當你放假時，可能就不需要飲用咖啡，尤其在假日睡得較晚的情況下更是如此。平常下午可以試著換成無咖啡因飲品，雖然這些飲品可能含有少量咖啡因，但含量並不足以產生影響。

對付睡眠拖延

- 讓上床睡覺與其他獎勵搭配在一起，最好是令人放鬆的活動。例如在睡前使用特定的沐浴或護膚產品，或限制只有晚上才能讀一本你喜歡的書。
- 確保白天也有休息時間，可以用來恢復你的執行大腦。如果晚上是你唯一可以自由放鬆的時間，你就會變得更愛拖延，而夜晚也是執行功能感到疲憊的時候。
- 研究顯示「睡前正念」（譯註：不帶批判地觀察自己的思想和感受來放鬆自己）對睡眠有益，這是一項可以練習的技巧。也請允許自己用喜歡的科技活動（例如手機）來放鬆，但要注意不要變成睡眠拖延。
- 把一些非科技活動放入你的放鬆流程中，因為這些活動比較可能是有所限制的。我並不是要你放下手機，而是希望增加更多選擇，創造豐富的活動選單，讓大腦能把更多活動與睡眠相互關聯，而非只靠手機活動來放鬆心情。

一些建議：
- 熱水淋浴或泡澡：這種作法還有額外的好處，可以促使皮膚血管擴張（即變大），降低體溫，幫助入睡。

- 氣味：雖然一般認為薰衣草的味道可以讓人放鬆，不過氣味的種類並不重要，只要持續使用某種氣味，大腦便可因該氣味形成睡眠關聯。
- 寫日記：把大腦清空的好方法之一，就是把心中記掛的事寫在紙上。請參考第二部分的提示，從一個「非常小的習慣」開始（積木 8）。

★請記住：睡眠拖延可能讓您感覺自己多出了幾個小時，但這就像貸款一樣，是從明天借來的自我控制力，未來的你將在第二天連本帶利地償還。

睡前使用手機的更好方式

- 調低手機亮度，並使用過濾藍光的工具。將這些改變設定在睡前自動執行。雖然前面說過藍光對睡眠的影響很小，但這個簡單行為可以作為大腦自動駕駛的提醒，告知身體該放鬆了，也可讓手機螢幕因變暗變黃，而變得比較不吸引人。
- 請避免難以預測或會引發焦慮的內容，盡量選擇輕鬆一點的內容。
- 被動內容（例如看影片、滑動態）優於主動內容（例如留言），尤其是在社交互動方面。
- 有結束點的活動會比無止境的活動更好。例如玩有自然結束點的遊戲（一關後結束）、冥想（一段時間後結束）或聽睡前故事（一篇故事結束）。預先設置停止提醒，避免因過度沉迷而減少睡眠時間。
- 任何可能干擾睡眠的通知都應關閉。

★請記住：很多人經常會在半夜醒來。此時查看手機並不明智，因為體內的部分腺苷已被清除，睡眠壓力已經減少了，如果此時查看手機，可能會帶來心理上的警醒效果，干擾再次入睡。如果你常遇到這種半

夜醒來的手機誘惑，便可「插入障礙」（積木 3），例如睡前關手機，或應用「預先承諾」（積木 4，預先制定策略），把手機放在離床較遠處。

破除早晨滑手機的習慣

1. 延遲：
   - 並不需要採取全有或全無的做法，可以先透過「五分鐘法則」來延遲早晨滑手機的習慣，然後逐步拉長時間。
   - 為了增加清醒感，你可以利用這五分鐘盡量接觸自然光。打開窗簾，或直接打開窗戶甚至走到戶外。即使只做幾分鐘，也比看著昏暗的手機螢幕好。
2. 減少：
   - 設定一個滑手機的時間限制，每隔幾天逐漸減少時間，直到達到可管理的時間長度。請記住：千萬不能忽略而按掉你的計時器或鬧鐘。
3. 替代：
   - 用其他事物替代早晨滑手機的習慣，我最愛做的就是寫下我所期待的三件事。如此不僅利用了「期望的力量」（積木 7，調節獎勵），同時也是一項具有結束點的活動。也可以在一些書籍或雜誌裡，找找看裡面有沒有自己喜歡的勵志名言或正向提醒。

小提示：
- 當你的意志力偏低時，使用預先承諾（積木 4，預先制定策略）會有所幫助。舉例來說，與其把手機放在床頭充電，不如將它放遠一點，

讓你不得不起身去拿。如果有必要的話，去買個鬧鐘，把你的手機放得更遠一些。
- 習慣會透過「獎勵」強化。你可以用不滑手機所節省下來的時間，獎勵自己，享受一頓喜愛的悠閒早餐。
- 「持之以恆」，不必擔心挫折，因為新的早晨習慣，通常需要幾個月的時間才能寫入自動駕駛大腦中。

★請記住：「貪睡模式」一點都不划算。由於貪睡時間太短，大腦無法進入必要的睡眠狀態來恢復精神。與其把鬧鐘設定早一點來貪睡和賴床滑手機，不如設定晚一點起床，但立刻下床，這樣會更有恢復效果。

11 ↖ 心理健康

關於智慧型手機的最大擔憂，無疑就是它們對心理健康的影響。當你瀏覽新聞時，充斥著的聳動標題，一再提醒我們手機的危險性，而且這些標題幾乎都不加掩飾。報導的態度可能各不相同，從溫和的詢問──「智慧型手機是否助長了心理健康問題？」──到更直白的宣稱「手機成癮是真的！」、對「心理健康的風險也是真的」等。更常見的是，媒體建議的解決方案通常簡單激烈，而且主要針對我們的下一代：全面禁用智慧型手機。[103-105]

這個話題的建議確實相當激烈，根據這些媒體的說法，你可能會認為科學界已經確定智慧型手機對心理健康具有真正的影響，而且這種影響必然是負面的。我們也理所當然認為這些說法一定是真的（雖然這樣也沒有讓我們大幅減少使用手機）。人們普遍對於使用手機對健康的影響，感到恐懼和焦慮，有許多心理健康問題被歸因於智慧型手機及其應用程式，尤其在社群媒體使用上的增加。然而這些說法並非事實，充其量只是推測而已，但這些假設如此根深蒂固，以至於我們甚至不會想到要去質疑它們。

我們的手機與心理、生理健康的關係，遠比新聞及其引用的研究所造成的負面名聲，來得更為複雜和微妙。我們首先必須知道，關於科技的訊息往往帶有偏見。新聞的目的之一是在吸引我們的注意力，而得出負面結論的研究，更容易被認為具有新聞價值。因此，聳動標題更容易引發關注並廣泛傳播。然而，真實的研究結果所講的卻是另一種故事。手機使用與心理健康的研究，顯示出負面、正面，甚至毫無任何影響的不同研究結果。此外，經過近二十年的研究裡，都未能夠確定智慧型手機或其應用程式（例如社群媒體程式），對我們的身心健康是否有強烈的負面影響。

此處存在兩個關鍵因素，雖然邏輯完美但往往被各種噪音和誇張言論所淹沒。第一個關鍵因素是使用手機本身並非天生就是負面的，拿起手機並不代表必然會損害你的心理健康，因為手機對人類的影響，多半取決於它的使用方式。用手機與朋友聊天，並不會產生與查看電子郵件、閱讀新聞或瀏覽社群媒體帶來的相同的效果。然而，即使在這些範例中，帶來的影響也取決於你與誰互動──這些人會支持或打擊你？再加上你所觀看的內容類型也有不同影響。不幸的是，這些活動經常在研究中被歸類為「螢幕使用時間」這種籠統的說法，讓研究數據難以解釋，最終變得毫無意義。並不是更多的螢幕使用時間，就會自動降低身心健康；同樣地也不存在一個明確的時間界線：亦即超過某個時間點，你的心理健康就會受到影響。

第二個關鍵因素則取決於人類的複雜性。沒有兩個人會擁有完全相同的大腦，每個人都有自己獨特的喜好、優點與弱點。這些偏好可能來自基因，也可能受到成長環境或當前生活環境的影響。所以那些未能顯示手機對心理健康有影響的研究，也並不是在說手機對所有人都沒有任

何影響，而是因為正面和負面的影響彼此互相抵消了。

　　一項關鍵的研究很貼切的說明了這種情形。該研究監測 387 名年輕人使用不同社群媒體平台三週的情況，研究結果顯示 45% 的人在身心健康上沒有任何變化，28% 的人經歷了負面影響，26% 的人則表達僅有正面影響。[106] 當我們將研究中的所有人匯總後，就會顯示並無明顯改變或僅有輕微的負面影響而已。這種大群體的平均數據，對每位參與者本身意義不大，而由於每個人都是以個體身分閱讀本書，因此接下來的部分將會探討必須注意的事項，以及你該詢問自己的問題，以確定手機對你的心理健康，是否產生了正面或負面的影響？這當然並非（也不可能是）一份網路世界的心理健康指南，同時也無法提供你所面臨任何問題的快速解決方法。然而我希望能在這裡提供一些工具，協助各位以批判性思維來看待自己的心理健康和手機使用行為，並請依靠你自身直覺來判斷你與手機的關係，而不要受到媒體敘述的影響。

　　在我們繼續之前必須先說明的是：如果你覺得自己患有心理健康問題，應該尋求專業醫生的個人化建議，尤其是那些會觀看自殘內容或成為網路霸凌的受害者們。[107-109] 這些情況都已經被證明對心理健康有非常真實且嚴重的影響，如果你本身或你認識的人有上述情形，請務必尋求幫助。

情緒性的大腦

要想更清楚理解心理健康，最重要的就是必須先了解大腦如何處理情緒。當潛在的擔憂情況出現時，大腦中間附近的兩個如彈珠般大小的區域就會被啟動，這兩個區域稱為杏仁核（amygdala），因其外觀類似希臘語中的「杏仁」而得名。杏仁核的啟動是一種重要機制，可以用來躲避危險。例如在同為靈長類的猴子中，一旦這個腦結構損傷，就會導致它們以完全不當的方式行動，例如接近像蛇這類危險的獵食者，或接近它們本會避免的不熟悉的其他猴群。[110] 杏仁核是我們情緒大腦迴路的重要部分，這部分大腦的反應，取決於我們的基因和過去的生活經歷。那些患有憂鬱症、廣泛性或社交焦慮症及創傷後壓力症候群的人，其杏仁核的啟動也會發生變化。[111-112]

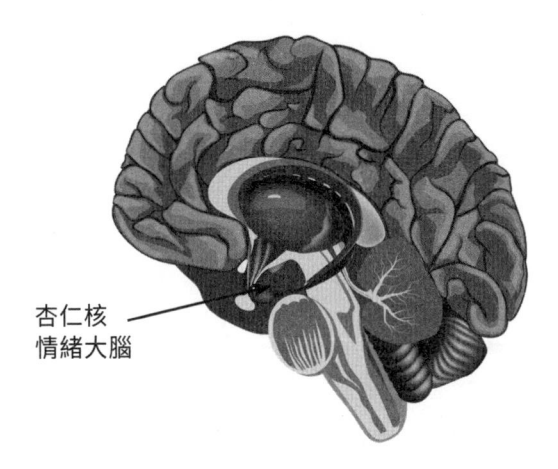

情緒大腦：杏仁核是兩個杏仁形狀的結構，會在我們經歷情緒時啟動。

並非所有的即時情緒反應都是理性的，對每種情緒反應都採取行動也會產生問題，因此執行大腦會介入，試圖對這些情緒進行理性分析。這就是所謂的「情緒調節」（emotion regulation）。在許多情況下，執行大腦會透過「剎車」（這是一種比喻）來調節情緒。如果你曾經處在感到憤怒或其他強烈情緒的情況下，還能讓自己冷靜下來，這就是執行大腦運作的結果。然而，情緒調節並不只涉及到壓抑或消除一時的情緒，要使情緒調節有效，執行大腦和情緒大腦之間，就必須有雙向的合作關係。情緒大腦的啟動，可以為執行大腦提供珍貴的訊息：例如對某事強烈感受的情緒，向執行大腦發出訊號，提醒我們某些事情值得關注。這也就是為何社群媒體上情緒化的貼文，或那些使用警告方式來吸引眼球的標題，往往會引起我們的注意。在情緒大腦提出警告以吸引我們的注意後，執行大腦便會把這些訊息跟其他大腦區域的訊息、過去的經驗等相互結合，並考慮潛在的長期結果，接著再決定採取什麼樣的行動。

如果我們處於一種情緒大腦不斷發出警報的狀態，或是執行大腦無法處理這些警報時，就會遇上大麻煩。[113] 這可能是由於身處在無法控制的壓力情境下，或者是因為持續產生的焦慮等心理健康問題。無論原因為何，如果執行大腦必須不斷處理情緒警報並持續努力剎車的話，就會耗費大量精力。正如我們已知，執行大腦也必須負責我們的專注力、動機和意志力，因此，當過度情緒調節讓我們進入低電量模式時，其他能力也會開始下降。亦即當執行大腦疲憊時，人們的自我控制能力和目標導向能力都會明顯下降，情緒調節的能力也會惡化。當執行能力以這種方式被耗盡，因而缺乏處理能力時，人們更可能依據情緒大腦的反應採取行動——他們可能發現自己變得沮喪、易怒，或對一些看似微不足

道的小事大發雷霆。

當我們的內部資源耗盡時，還可以使用另一種策略來進行情緒調節，亦即尋求外部支持。就像當你走路困難時可以依賴某人的幫助一樣，我們也可以利用別人的大腦來幫助調節自己的情緒。這種情況稱為「外部自我調節」。如果你發現與他人分享你的問題，對自己很有幫助的話，這就是原因所在。外部情緒調節的能力非常強大，這也可以解釋為什麼我們與他人分享擔憂或接受擁抱時，都會有安慰感，而且我們也會以同樣的方式回報。

由於情緒大腦提供了對人類生存來說，相當重要的保護機制，在幼兒發展中也非常重要。因此，杏仁核是發展最快的腦部結構之一，在生命的第一年內就會增大一倍。[114] 由於執行大腦的功能在童年後期才開始發展，所以嬰幼兒的情緒大腦主要依靠外部情緒調節。而父母帶來的影響，可以「減少或增加」孩子情緒大腦的活化程度。舉例來說，父母的安撫，讓孩子更能融入陌生的新環境，或比較敢做讓他們感到緊張的事。安撫孩子可以減少他們在情緒大腦上的活化程度，但同樣也必須提高活化程度的情況，為他們警告潛在的危險。因此，孩子們對安全小毯或絨毛玩偶的依賴，也是源自於這種對外部情緒調節的需求。當執行大腦開始發展後，最初必須依賴杏仁核，因為它在學習周遭世界環境上具有先發優勢，所以此時的行為仍會受到強烈的情緒大腦主宰。隨著時間經過，執行大腦在掌控事物方面變得更加成熟，但要等到進入青春期後，執行大腦與杏仁核之間才開始形成更成熟的連結。這跟孩子在理解基本情緒方面，已經變得不再明顯依賴家長的時期相符。不過在面對更複雜的情緒時，他們仍可能需要我們給予的外部情緒調節。[115]

11 心理健康

🔋 強大的應對工具

某天在我例行看診的神經科診所裡，有件事不經意地引起我的注意——候診室裡的每個人都專注於他們的手機。你的結論很可能是：這就是我們無時無刻都拿著手機的經典範例，並認為與手機相伴的同時，我們的社會結構正在逐漸解體。然而我卻意識到在特定情況下，這種行為完全合理。

看醫生的情況可能會讓人感到焦慮，因為患者必須與陌生人分享較為深刻的個人訊息，而就診的結果也可能讓人擔憂。在不確定的情況下，等待一段時間所產生的焦慮、無聊、沮喪和不耐煩的結合，都會讓執行大腦疲勞，降低情緒自我調節的能力。如果考慮這些因素的話，人們會自動選擇手機作為應對機制，應該就很合理了。

除了向他人尋求幫助之外，另一種重要的外部情緒調節來源，可以在我們的科技設備中找到。這種現象被稱為「數位情緒調節」（Digital emotion regulation），許多研究都強調人們會利用數位科技來管理情緒和減輕壓力。[116] 數位情緒調節包括利用數位支持網路（例如發訊息給朋友）；參加線上社群，與他人分享相似經歷而促成聯繫；或是看影片、玩遊戲、觀看娛樂片段或沉浸於音樂之中。這些數位方式都提供一種短暫的逃避，讓你瞬間進入另一個世界。幽默也是一種常用的情緒調節技巧，這也是為何觀看和分享搞笑影片如此受歡迎的原因。這些行為都能提供短暫的「分心」——這是一種相當強大的情緒調節技巧，任何正在應付發脾氣幼兒的人都可能用到。而這種方法之所以有效，是因為時間對我們的情緒有著重要的影響，情緒強度通常在上達到高峰之後便會逐漸減弱。因此，時間可以提供一種視角，讓人們了解在當下可能會做出

或說出讓自己後悔的事情。經過一段時間後的情緒大腦活動減弱，讓執行大腦有更多能力客觀評估整體情況。

數位情緒調節也可能是青少年喜歡使用手機的原因之一。青少年時期是孩子邁向更獨立的時期，隨著他們逐漸減少在生活中對成年人的依賴，他們也必須學會管理自己的情緒。除了他們的生理時鐘推遲（在前一章討論過），導致就寢時會增加手機使用時間之外，數位情緒調節也可能是青少年為何頻繁使用手機的原因之一。

在 2011 年一項軍事研究中，證明數位情緒調節的有效性，該研究證實這種方法有助於緩解身體症狀。這項研究發現士兵在清理傷口和更換繃帶的痛苦過程中，如果同時玩虛擬實境遊戲，便能明顯減少疼痛感。[117] 這是因為疼痛不僅啟動大腦的感覺區域，還會啟動情緒區域。[118] 如果知道自己即將經歷疼痛，就會讓大腦保持高度警覺，並降低疼痛的忍受度，讓你遭受到更多的疼痛感。而對這些士兵來說，玩遊戲可以提供一種強大快速的方法，調節他們經歷疼痛的情緒部分，幫助他們應對一般必須經歷的典型劇痛過程。

情緒調節無疑地在我們的身心健康方面，扮演了重要角色。然而重要的是請記住：這並不是一體適用的情況。對一個人來說有效的平靜方法，對另一個人未必具有同樣的效果，而且並非每種應對策略在每種情況下都適用或有益。因此，我希望強調一些重要觀念，幫助各位評估自己的具體情況，而非提供一套嚴格的規則，指導各位何時該用數位情緒調節，何時該避免使用。

首先，最重要的是不要忽略加強自己的內部調節能力，因為數位情緒調節不該成為你的唯一工具。雖然數位情緒調節並非全新的應對策略（早在手機時代來臨之前，人們就可以觀看電影、聽音樂、閱讀書籍來

11 心理健康　225

調節情緒），但智慧型手機的普遍性和便利性，已經讓它們成為最常使用的情緒管理工具。由於手機的易用性和豐富的內容，讓人們越來越依賴手機進行數位情緒調節，並將其視為外部支持的來源，直到這些行為已經變成我們調節情緒時的主要應對手段。然而過度依賴這種情緒調節方式，很可能導致我們形成一些後來會覺得有問題的手機習慣。而我們在前面已經學到，這些習慣很可能受到情緒提醒的觸發。因此，重要的是不要過度依賴數位手段，同時也要提高我們自身的內部應對機制。

大多數人並未意識到：如果想要減少情緒反應，最好在情緒壓力以外的時期，增強自己的內部調節能力，而非等到充滿情緒時才想調節，因為此時你的執行系統必然受到很大的壓力。因此，最具建設性的技巧就是正念冥想——也就是一種非評判性地關注「當下」的過程。正念練習是有意識地專注於當下的「體驗」，包括你的呼吸、身體姿勢、感受、思緒或情緒等。每當你的思緒游離時，便應慢慢地把注意力重新引導回當下（不必對此感到不安）。隨著時間經過，你的大腦在這方面會變得更加熟練，亦即表示你可以在情緒高漲時採用類似的技巧。本書談到的一些技巧，例如「進階五分鐘法則：衝浪衝動」（積木1），也融入了這種策略。它可以讓你非評判性地評估情緒，並在有限的時間內，忍受不伸手拿手機的感覺。如此一來便能讓你做出更有意識的行為，同時磨練自己的內部調節能力。

神經科學界也認為冥想可以作為有效的減壓技巧。有許多焦慮和擔憂，都是源自於我們的思考過度專注未來，而一項極具影響力的科學研究顯示，當思想集中於當下時，我們會感到最幸福。[119] 雖然我們也可以利用預期的力量（積木7，調節獎勵）來期待獎勵，但當我們思考未來的負面或中性話題時，幸福感便會下降。相較之下，如果專注於當下

時刻,就更能產生幸福感。正念練習可以幫助我們重新集中於當下。此外,經常冥想的人在杏仁核的活化程度較低,執行系統的結構也會發生變化。[120] 這就相當於對大腦進行一種力量的訓練:因為正念冥想不僅讓執行系統變得更強大,也更能承受較大壓力,同時還能讓情緒大腦的過度反應降低。這種方法進一步減輕了執行功能的壓力,因而能增加其可用資源。所以它不僅可以促進注意力集中,也提高意志力的強度,兩者都對我們的習慣有正面影響。

另一種強化內部情緒調節架構的有效方法就是「運動」。身體活動是一種建設性的應對機制,可以用來對抗壓力,為我們提供想拿手機時所尋求的分心形式。而且運動還有額外的好處,亦即促使腦內啡(endorphin 內啡肽)的釋放——這是身體的天然心情提升劑。定期運動除了這種立即的影響外,還有助於改善睡眠。正如我在本書中反覆強調過的,良好睡眠可以為我們的執行能力充電。此外,運動還會促進滋養物質例如腦源性神經滋養因子(BDNF)的釋放,它的作用就是滋養我們的神經元。[121] 如果你花時間待在大自然中運動,還可以增強這些好處,進一步放大運動的正面影響。研究證明,在自然環境中進行一小時的步行,便可明顯減少杏仁核的活化。[122]

就算你沒有時間進行一小時的步行,也不應該認為較小的行動或干預是毫無價值的,因為它們仍然會產生相當大的影響。這種研究在大自然中行走的效果,必須依賴於高成本的掃描數據呈現,因此需要較大的干預,例如長達一小時的步行,以便證明投資研究的合理性,並能產生較多數據的結果。然而步行並不是一種全有全無的情況。如同我們在 80/20 法則(積木 7,調節獎勵)中所看到的,從「無」到「有」的轉變,才會產生最大的效果。在日常生活中,即使是很少量的冥想和運動,也

能提高我們的執行力。而這種力量的提升，便可在情緒激動時提供一個暫停的機會，我們也可以利用這段時間來改變自己的反應。因此，請慢慢開始，利用這些微小的正念和運動時間，建立起支持性的非常小的習慣，自然就會減少一些由情緒驅動的查看手機行為。剩下的就是利用這種暫停，採取其他行動（積木 8 和 9），替代掉你認為毫無益處的情緒驅動反應。

一旦在冷靜的時刻磨練自己的情緒調節機制，就可以在高壓時期融入一些非數位技巧，以減少對於數位情緒調節的依賴。當杏仁核被啟動時，它會向我們的身體發出訊號，釋放「戰或逃」的荷爾蒙，啟動交感神經系統，提高心率和呼吸速率。在這樣的強烈壓力下，你可以利用增強的執行力所提供的反思性暫停，來進行呼吸練習——例如橫膈膜呼吸、方形呼吸、4-7-8 呼吸、五指呼吸或生理性嘆息（physiological sigh）等。進行哪一種特定呼吸練習並非重點，真正的重點在於調整呼吸的行為本身。調整呼吸可以啟動副交感神經系統，藉以抵消交感反應，並向情緒大腦提供回饋，降低其強化的活動。如果用寫日記的方式納入這段反思性暫停，也可以協助理性地處理這些情緒。請確保使用預先承諾（積木 4）來提前計劃你將施行的做法。雖然數位情緒調節有其適合的用途，但這些額外的技巧，可以讓你透過強化天生的情緒處理能力，讓自己變得更有力量。

有時我們可以同時進行數位和非數位的情緒調節。例如在步行時聆聽 Podcast，或是按前後順序進行：先進行一些呼吸練習後，再進行數位調節。把這些活動結合在一起後，更可以加強習慣的形成，如同前面提過的綁定誘惑方法（積木 10）。雖然開始任何新習慣都有其難度，但習慣形成的過程本身，也會增強我們的執行力，讓我們擁有執行功能

所能帶來的更全面的好處。

在確保持續增強自己的內部機制同時，還應考慮在何種情況下可以使用數位情緒調節。一般而言，在我們無法控制情緒的情況下，使用數位設備可能是個不錯的應對策略，隨著一段時間的使用後，情緒自然會有所緩解。然而，由於這是一種被動的技術，如果遇到必須主動干預的情況，就可能不是一個有用的工具。因此，請考慮以下的問題——一段時間後問題會解決嗎？如果答案是「肯定」，便適合數位情緒調節，但如果答案是「否定」，你可能就需要以不同的方式解決問題。舉例來說，許多人會經歷間歇性的情緒不適期，在這段時間裡只能躺在床上，幾乎無法做任何事情。在這些無法控制的情況下，使用手機可以有效分散我們對症狀的注意力。我有許多病人會同時使用數位和非數位的活動，分散他們對住院的各種焦慮思緒。一般人可能會經歷短暫的壓力、悲傷或焦慮，它們通常也會自動緩解。但必須注意的是，你所管理的壓力或不適必須是輕微的，因為更嚴重的困難，需要更多主動的干預，包括尋求專業上的協助。然而，如果恢復我們的身體或心理健康依賴於採取行動，但我們的數位習慣卻促進了不採取行動的話，那麼此時使用手機就可能會變得有害無益。因為在這種情況下，它會妨礙我們尋求幫助，或者犧牲康復作為代價，此時滑手機反而會對我們造成傷害。因為這不再是一種應對機制，而是一種逃避。了解這些技巧性應對工具的力量，並且提高自我意識，將可讓你對於何時何地該使用它們，變得更具判斷力。

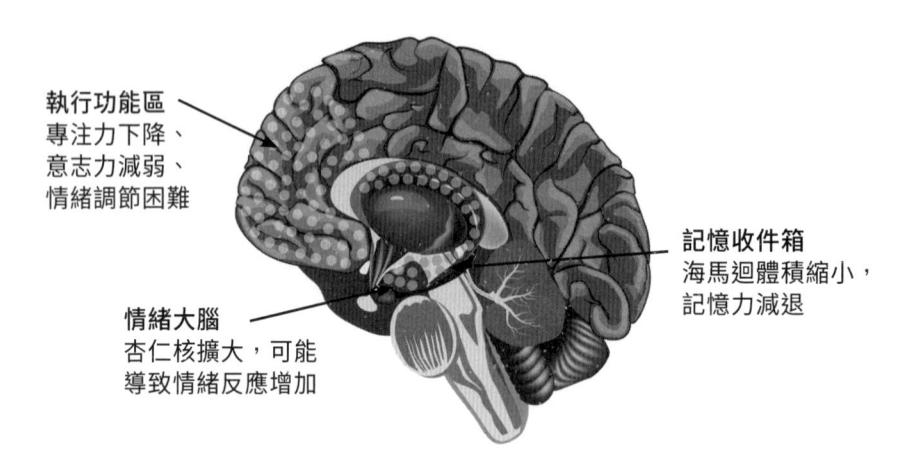

執行功能區
專注力下降、
意志力減弱、
情緒調節困難

記憶收件箱
海馬迴體積縮小，
記憶力減退

情緒大腦
杏仁核擴大，可能
導致情緒反應增加

壓力對大腦的影響：慢性壓力會導致皮質醇的調節失衡，影響大腦中三個擁有高密度皮質醇受體的關鍵區域。

所以在醫生的候診室裡等待，就是數位情緒調節帶來幫助的絕佳範例。當我微笑迎接下一位病人時，心裡也想著我們是多麼輕易地對人們的行為做出毫無根據的假設。而且就在幾個月後，我發現自己也身處同樣的情況，在一個類似的候診室裡，等待進行一項令人焦慮的檢查程序，這時我的手機震動了一下，是來自一位好友的訊息。我立刻回覆她，告訴她我目前的擔憂，也同時獲得了我所需的外部支持。然而從外表看起來，我應該就像那些待在我候診室裡等待的人一樣，只是另一個「黏著」手機的人。

🔋 數位壓力

手機的多功能性及其在生活中的複雜角色，表示它們既可以作為應對機制，但也可能成為壓力的來源。造成這些焦慮和壓力的並不是手機本身，而是來自社會期望、我們接觸到的手機內容以及我們已經形成的習慣的結合所致。同樣重要的是，壓力並非都是有害的。少量到中等程度的壓力，可以成為非常有效的動機，甚至可以提高我們的表現。所以，問題壓力出現的情況是因為施加在大腦上的要求，超過了大腦可以管理的資源。當壓力過高時，處理情緒的負擔就會讓大腦進入低電量模式。如前所述，我們可以透過參與一些恢復性的活動，或是獲得足夠的睡眠來加以改善，但如果問題壓力是慢性的，且恢復得不夠的話，就有可能面臨精疲力竭（burnt out）的風險。雖然精疲力竭的症狀可能都是像低電量模式的情況，但事實上，這是一種更深層次的疲憊狀態，恢復的時間也會更長。

雖然科技可以讓我們與摯愛的人保持聯繫，並且可以接觸到外部支持網路，但它也可能創造出一種情況，讓我們難以在工作中獲得休息的機會。正如第九章討論過的，工作中的要求以及檢查電子郵件之類的習慣，加上社會對持續生產的期望，都會模糊工作與休息之間的界線。我們可能會想填滿每一段空閒時間，並隨時維持線上的狀態。可攜式的設備讓這一切變得可能，卻減少了我們為執行大腦補充能量的休息機會。隨時檢查電子郵件對大家可能都不是什麼問題，所以我們不應該過度概括工作範圍，因為各種習慣的影響，都會因工作場所、工作類型和個體大腦的差異而有所不同。同樣地，有些人可能覺得他們的工作充滿活力與滿足感，讓他們可以長時間工作也不會感到疲憊，但有許多人在

某些時刻都會經歷來自工作上的數位壓力，因而對情感造成負擔。

除了工作以外，我們還可能會因為娛樂或某種程度的逃避而拿起手機，但根據我們提過的習慣說法，這點很可能並不會為我們帶來期望的獎勵效果。情緒訊息天生就對我們的情緒大腦充滿吸引力，尤其是恐懼訊息在激發強烈反應方面特別有效。我們所具有的數位習慣，讓我們不斷地刷新新聞或社群媒體，從而定期接受情感強烈的訊息，最典型的例子就是在世界各地發生令人不安的事件，或是在社群媒體上的爭議評論等。閱讀到這些關於威脅到全球事件的報導，例如疾病大流行、戰爭或自然災害等，都會讓我們感到無助。調節這類事件在大腦杏仁核中引發的高度情緒啟動狀態，本身就是一件消耗能量的事。然而，我們的反應通常無法改善情況，因為正如各位已經了解的，不確定性會對執行大腦造成重大負擔。我們用來重新獲得控制感的一種應對機制，就是尋求關於這些不確定事件的更多訊息。於是我們會搜尋各種來源，希望找到能幫助我們理解情況的內容。這種強迫觀看負面新聞的行為被稱為「末日狂刷」（doomscrolling），不僅會發生在全球性事件上，也會發生在個人事件上（例如對健康的恐慌等）。雖然用這種狂刷訊息的方法來對抗不確定的事件，可以在短期內欺騙我們的大腦，使其感覺好像有所準備；但超過某個點之後，獲得的安慰將會遞減，多餘的訊息也不再有所幫助。從長遠來看，這種狂刷負面新聞的作法，對於我們的心理和身體健康，可能會帶來不利的影響。

對數位世界裡所發生的事的普遍心理關注被稱為「網路自警性」（online vigilance）。這種對網路內容和交流的持續關注，包括沉浸於工作電子郵件、社群媒體上的讚與追隨者、關注新聞中的威脅事件等，都會對我們產生負面影響。如果把我們有限認知資源的絕大部分，都用

在不斷巡邏網路世界的話（無論透過直接互動或持續心理關注），就會妨礙大腦當下的維持能力，同時也會消耗大腦處理其他挑戰所需的執行能力儲備，讓我們更容易感到不堪重負。

如果我們的數位習慣讓我們幾乎隨時都接觸到壓力內容，便會為大腦增添另一種消耗能量的影響。以健康的人來說，皮質醇分泌通常在早上最高，然後在晚上降低。而在急性壓力情況下，大腦會指示腎上腺短暫釋放這種激素，作為我們「戰或逃」反應的一部分，這就像是用來幫我們提高警覺性的一種短期機制。然而，在持續慢性壓力期間，也就是長期分泌大量皮質醇的情況下，這種早晚變化的皮質醇模式就會消失。於是我們看到的並不是依據人體需求釋放，而是在一整天中持續穩定供應皮質醇。這種不同步的、非生理的皮質醇釋放模式，對於我們的心理和身體健康都產生了重大的影響。[123]

人體有三個關鍵的大腦區域──執行區、記憶收件箱（海馬迴）和情緒大腦（杏仁核），都擁有大量的皮質醇受體，因此會明顯受到皮質醇濃度變化的影響。皮質醇增加會影響我們的執行功能，其表現通常是在長期壓力期間的集中力下降。同時，我們的意志力也會減弱，進入低電量模式的可能性也增加。在這種情況下，我們更容易根據自動駕駛系統中儲存的習慣而行動，並做出尋求短期獎勵的決策。慢性壓力會影響海馬迴，導致其體積減少，進而損害記憶功能。研究證明長期處於持續壓力下，也會導致杏仁核增大，因而可能改變我們的情緒反應。[124-125] 執行能力下降與情緒調節能力減弱結合在一起時，就表示在慢性壓力下，我們會發現自己時常處於緊繃狀態，對於原本能夠輕鬆應對的情況，經常感到生氣或沮喪。而皮質醇在夜間保持高濃度，更會干擾睡眠及最重要的休息恢復功能，進而間接到影響整個大腦。無論是數位或非

數位的慢性壓力，都會令人疲憊，並且開始一個惡性循環，讓我們更容易發展出有問題的數位習慣。

雖然培養良好的數位習慣會有所幫助，但有些程度的數位壓力是我們難以避免的，例如來自工作場所的要求，或是如疫情和戰爭等威脅事件。然而仔細評估自己是否受到「網路自警性」變化的影響，例如對電子郵件或社群媒體上獲得讚或追隨者的過度關注等，都可以協助我們確定與應對任何焦慮或慢性壓力的根本原因。一直讓心神維持「開啟」的狀態，可能就是手機對你產生負面影響的主要原因之一。

螢幕使用時間是一種症狀

通常有關手機使用的警告性標題，都會引用科學研究來支持其觀點。常見引用的研究會比較一組有心理健康問題（例如憂鬱症或焦慮症）的人，與一組未罹患該疾病的人，然後以數據說明前者花在手機上的時間更多。雖然有些研究確實支持這個論點，但我們看到的卻是遭到扭曲的描述。這些聳動或引發擔憂的標題，都會啟動我們的情緒大腦，吸引我們的注意；而出於同樣的原因，我們會發現「負面內容」往往會獲得更多報導，甚至在科學期刊的發表上也是如此。這種情況會在無形中，「低估」那些並未發現心理健康與手機使用時間增加之間有任何關聯的研究。這些研究的數量很多，卻幾乎未曾被報導，因為它們被認為不夠聳動，沒有什麼可以報導的。即使所有研究得出的結論一致，都一再顯示焦慮和憂鬱的人會花更多時間滑手機，也並不代表就是手機導致了他們的心理健康問題。

這種比較研究被稱為「橫斷研究」（cross-sectional studies），其優點是進行快速，可以產生進一步研究的假設，但無法提供確切的證據。在這些研究中，我們可以觀察到兩個變數之間的關聯，例如手機使用時間和心理健康的問題，但我們無法確定哪個變數是原因，哪個是結果。例如到底是過度使用手機，造成心理健康問題，或是因為有心理健康問題，才導致手機使用時間的增加？或者，是否存在第三個因素，例如社會壓力消耗了大腦的執行資源，讓我們經常處於低電量模式，因而導致手機使用增加和心理健康問題？甚至，是否有可能是因為接觸到警告性標題，而加劇了心理健康問題？

看起來似乎是我太挑剔了，但其實並非如此。「關聯，並非因果」（association, not causation）這句話在醫學界和科學界一再出現，目的便是強調這種事實上的限制。作為一項基本原則，它可以提醒我們在沒有足夠證據的情況下，不應匆忙得出結論。我們可以舉一個典型例子來說明「關聯，並非因果」的概念：冰淇淋銷量增加與鯊魚攻擊事件增加之間的關聯。很明顯的，吃冰淇淋並不會導致你被鯊魚攻擊。這兩件事的關聯並沒有因果性，背後的根本因素是炎熱的天氣。在炎熱的夏季，人們更常吃冰淇淋。在此同時，炎熱的天氣也會吸引人們去海邊游泳，因而增加了他們遇到鯊魚的可能性。

同樣地，把有心理健康問題的人群與沒有問題的人群進行比較，當然會顯示出許多不同之處。但並無法確定何者是因，何者是果，以及是否有潛在的第三因素在影響這兩個變量。若想建立這種因果關係，必須花時間追蹤一組先前沒有心理健康問題的群體，觀察增加的手機使用時間，是否會在心理健康問題出現之前產生。這種研究被稱為「縱向研究」（longitudinal studies），比起橫斷研究更難進行，因為縱向研究需要花

較長的時間和更高的成本。也就是說，橫斷研究可以相對快速完成，提供在任何時間點上兩群組之間的快速比較，而縱向研究則涉及一段較長時間的研究。雖然我們有許多橫斷研究，但縱向研究的數量卻少得多。然而，不論我們進行多少不算完美的橫斷研究，都不可能得到完美的數據。事實上，我們更可能被引導到錯誤的道路，因而得出錯誤的結論。

目前為止，最長的縱向研究監測了 500 名參與者長達八年，研究的目的在了解社群媒體對他們在心理健康上的影響。這些參與者的年齡分佈在 13 到 20 歲之間，也就是心理健康較為脆弱的一群，因為許多心理健康問題，在青少年或早期成年階段較為明顯。這項研究並不是那種比較兩個完全獨立群體，其中一個群體發展出心理疾病，然後試圖逆向推理原因。這項研究採用的是「向前」研究的方法，亦即要求參與者報告他們目前的社群媒體使用情形，同時透過問卷來監測憂鬱和焦慮的症狀。研究顯示在 13 歲時，參與者每天花 31 到 60 分鐘在社群媒體上。後來使用的時間逐漸增加，到達成年早期後的平均使用時間超過兩小時，這是相當可觀的數字。在整個研究過程中，參與者的社群媒體使用時間會自然起伏，但其心理健康並未因為社群媒體使用時間的變化而相應改變。換句話說，超過平均的社群媒體使用時間者，並未導致憂鬱或焦慮分數的增加，而減少社群媒體使用，也並未在症狀上帶來明顯好處。這項八年研究的結論是，研究者並未發現「使用社群媒體正在『摧毀一代人』」的這種經常被宣傳的警告說法。[126]

值得注意的是，如果這項八年研究的研究者，採用的是橫斷研究的快速方法來比較某兩組群體的話，他們將會發現社群媒體使用與憂鬱／焦慮分數之間的正向關聯，而這也正是那些駭人聽聞的報紙頭條，經常表達出來的研究結果。所以，在沒有較長時間的深刻時間維度判斷下，

這種快速方法可能導致他們得到錯誤的結論。而縱向研究方法，才更能準確分析社群媒體使用與心理健康之間的關係。話雖如此，這個縱向研究並不算完美，仍然存在著一些盲點的限制。例如參與者是被要求自己主動報告他們的螢幕使用時間和症狀，而非經過客觀評估。這種主觀報告準確度通常較差，但可以良好的展示研究人類群體所面臨的難度。

　　因此，當你讀到那些危言聳聽的標題時，請不要急於得出結論，認為手機會加劇心理健康的問題，也請記住，手機使用增加可能是後果而非原因。當我們考慮到前面學過的數位情緒調節時，就能了解焦慮和憂鬱症患者，很可能會把手機當作應對機制，所以這可能是症狀的一種表現。我在診所裡經常遇到重度憂鬱症患者，說他們每天都很難起床，然而如果說他們的憂鬱症是因為床太舒服了，當然就會顯得荒謬。床跟智慧型手機之間的區別，在於我們對手機的集體不安感，影響到我們的判斷。這也讓我們更可能接受符合強烈感受的結論，因而更容易相信低品質的研究證據。

　　不過實際情況可能更複雜、更細微，且更難以釐清。因為在心理上比較困難的時期，我們往往會採取一些在不經意間讓情況惡化的行為。就像整天待在床上，花大量時間瀏覽社群媒體，可能阻礙我們從事對心理健康有正面影響的活動，例如運動、追求興趣愛好以及與朋友社交等。雖然前面提到使用手機並沒有成癮性，但手機和應用程式的幾個特徵，都讓它們容易形成習慣。因此，在不當使用的情況下，手機可能對心理健康產生間接的影響。把這些因素釐清也可能有點困難，必須經過進一步的詳細研究才行。與此同時，請在以後遇到跟使用手機相關的誇張新聞標題時，記住這些標題往往具有誤導性，而且也不會提及這類科學研究的侷限性。

🔋 心理健康的過度簡化

近年來關於心理健康疾病的診斷，無可否認地逐年增加。我們經常看到描繪這種疾病增長的圖表，並且多半會在 2007 年至 2010 年之間畫上一條垂直線，標示著這些心理健康疾病診斷開始上升的時期，恰好是智慧型手機開始普及的時期。然而這種看待事物的方式過於表面，正如上述研究分析所示，把心理健康問題的上升歸因於單一因素，實在過於簡化。因為在這段時間內，包括全球金融危機、戰爭、自然災害、政治形勢的變化，以及對氣候變化的日益擔憂等，各種令人不安的事件，都可能會影響到大眾的心理健康。[127]

只有對心理健康問題的認識和理解更加深入，還有對於憂鬱症和焦慮症等病症的污名化減少之後，人們才更可能尋求幫助並坦誠面對自己的問題，我在自己的看診過程中也親眼見證這個事實。當然這也會導致統計數據中所說，診斷數量增加的情況。不過我們也不能忘記，智慧型手機可以被用來提供心理健康的良性干預措施，而且也提高了心理健康服務的普遍性，還有社群媒體和線上論壇也為知識交流和經驗分享提供良好環境。許多心理健康熱線，都會提供訊息交流的選項，讓更多人的心理健康能夠受益。這點對於年輕人、自閉症類型人士，或任何難以敞開心扉的人來說，使用手機的交流確實有其吸引力。

把智慧型手機及其提供的網路世界視為導致心理健康惡化的主因，無疑是對心理健康問題的運作方式過度簡化了。心理健康問題是多種因素所造成，並取決於遺傳脆弱性（genetic vulnerabilities）和環境壓力組合的結果。在我看過的患者中，這種特點最為明顯。如果有家族心理健康疾病的病史，更可證明其遺傳脆弱性。然而這些病患的故事，也會

揭示出艱難的生活環境影響，這些環境的影響因素更是各式各樣。他們可能經歷了社會和經濟不平等，受到種族歧視或其他歧視，生活在貧困不安全的地區，面臨污染加劇、更少的綠地和健康食物。他們也可能缺乏足夠的支持網路，家庭關係可能緊張或甚至不存在，還可能經歷過家庭暴力或童年創傷等。就算智慧型手機真的對心理健康產生不良影響，其影響可能也非常小，會被背後更重大的因素掩蓋掉。這點在牛津大學2019年的一項研究中可以說明。由艾米·奧本博士（Dr Amy Orben）和安德魯·普日比爾斯基教授（Professor Andrew Przybylski）率領的這項研究，分析來自英國和美國的三個大型資料庫中的355,000名青少年數據，研究數位科技（分為社群媒體、電腦、網際網路使用等類別）對心理健康的影響。為確保研究結果的可靠性和有效性，研究人員採用了「預先註冊分析」（pre-registered analysis，譯註：收集用戶在產品或服務正式推出前，表達興趣並進行預先註冊的數據，來進行深入分析的方法）法。這種方法可以用來「防止」在資料集上進行過多計算，導致最後選擇了「符合預先設定」的結果——這點經常是影響許多研究結果的一個潛在問題。結果顯示，科技使用僅佔心理健康變異的0.4%。[128]必須強調的是，這個結果仍然是相關性，而非因果關係，因為螢幕使用時間仍可能是症狀而非原因。但這點微小的相關性，尤其與媒體的過度反應相比，結果確實令人震驚。酗酒、抽煙、吸大麻、被霸凌或打鬥等行為的相關性，都要比使用手機的影響大得多。即使是戴眼鏡與幸福感之間的相關性，也比使用科技產品的相關性更為明顯。安德魯·普日比爾斯基教授與馬蒂·沃雷教授（Professor Matti Vuorre）合作，從這項研究擴展，以針對社群媒體進行具體分析，對象鎖定近百萬名Facebook用戶的幸福感數據進行評估。這項廣泛研究可說是關於社群媒體與心理

健康的一項最全面的研究，其時間跨度為12年（從2008年到2019年），地域涵蓋72個國家，一共946,798名參與者。[129] 最後，這項研究並未顯示出社群媒體的使用與心理傷害之間，存在明確的關聯。這種並未造成傷害的結果，在不同年齡群組和不同國家之間都是一致的。這項研究的全面性的，成為了目前我們所擁有的最有力證據，可以證明社群媒體並不需要為我們見到的心理健康惡化負責，也有效反駁了宣稱社群媒體對心理健康造成嚴重影響的媒體論述。

這點非常重要，因為雖然研究顯示科技的使用與幸福感之間的關聯非常微小，甚至並不存在，但媒體對手機使用和心理健康問題關聯性的大量負面報導，仍然可能對我們產生心理上的影響。因為我們的期望對大腦會有強大影響，甚至有潛力變成現實。我們在醫學經常可以看到所謂的「安慰劑效應」（placebo effect）便是如此，注射「水」對疼痛緩解的影響，取決於受試者的信念和期望。如果受試者相信被注射了有效的止痛劑，他們就會明顯感受到疼痛減輕。這些受試者並沒有說謊，因為他們對於注射緩解疼痛的期望，會讓大腦以某種方式反應，促使其產生自身的天然化學物質，從而抑制疼痛處理區域的活動[130]。 事實上，受試者確實經歷了真正的疼痛緩解。

在安慰劑效應的另一端，就是「反安慰劑效應」（nocebo effect）。降膽固醇藥物（例如statin，他汀類藥物）的目的在防止膽固醇積聚在血管中，減少心臟病和中風等危險情況。然而這種藥物與手機一樣，也承受大量關於副作用的媒體負面報導。為了調查這一點，《新英格蘭醫學雜誌》發布一項研究，招募在兩週內因嚴重副作用而停止他汀類藥物治療的受試者進行實驗。受試者在這項實驗期間，輪流服用他汀類藥物和無效的糖丸，每種持續服用一個月。令人驚訝的是，即使是

在服用糖丸期間，受試者依舊報告宣稱：他們經歷到當初導致他們停止他汀類藥物治療的大部分（90%）嚴重副作用。[131] 雖然他汀類藥物確實會有副作用，但強烈相信某種藥物會產生有害副作用，會讓即使在沒有該藥物作用的情況下，大腦也可能重新創造出這些副作用，這就是反安慰劑效應的影響。這種看法的意義在於，許多因為擔心副作用而停止他汀類藥物治療的患者，都在參加試驗後願意重新開始服用。

同樣的情況，如果我們在不斷滑手機的同時，又擔心它對我們造成不良影響的話，就會讓杏仁核啟動，最後成為一種「自我實現的預言」。因為我們並未意識到這些焦慮和恐懼，不是由於使用手機本身，而是因為我們對使用手機的擔憂和罪惡感所致。這種對於無法控制「有害」手機使用的羞愧感，很可能會直接影響到我們的心理健康。而且這種觀點在一項針對 245 名參與者、對於心理健康問題與手機使用問題「關聯」的研究中，也得到了類似結果。有趣的是，把實際手機使用的客觀測量納入分析後，這種關聯卻消失了。該項研究顯示，那些對於「問題性手機使用」感到擔憂的參與者們，即使他們並未花更多時間在手機上，卻更可能出現心理健康問題。研究人員甚至得出結論：「解決大眾對使用手機的評價（包括在使用上的擔憂）問題，可能會比減少使用智慧型手機，更能改善心理健康。」[132]

許多其他影響因素都超越了我們與手機的關聯問題，我對這種不斷把心理健康問題歸咎於手機使用的說法，越來越感到不安。因為這種說法很可能會在潛意識中責怪個人，彷彿在對你說：「如果不要那麼常用手機，就不會有這些問題了。」對手機的這類關注，會讓我們忽視那些可能影響心理健康的更重大的問題。因此，我寫這本書是想要恢復一點平衡，讓我們能更理性地思考自己與手機的關係，而不是一味助長類似的恐嚇言論。

> 實踐 🔍

心理健康實用方法

情緒調節規則
- 結合內部與外部的情緒調節技巧。
- 確保自己透過正念和運動來加強內部調節能力。
- 數位情緒調節可以作為調節工具之一。
- 需要主動參與時,請避免使用被動的數位情緒調節。

情緒調節技巧

以備用計劃來磨練內部情緒調節

主要計畫	對大腦的好處	備用計畫 （當主計畫無法施行時使用）
正念冥想	減少情緒大腦的啟動，長遠來看，可以增強執行大腦	呼吸練習*
跑步運動	釋放感覺良好的化學物質，包括滋養神經元的 BDNF	散步就好
花時間親近大自然	調節情緒大腦	照顧室內植物
寫日記	處理情緒	在心裡判斷並標註自己的情緒
練習瑜伽	促進身心合一，減少壓力	做一種瑜伽姿勢或簡單伸展就好
拼完一個複雜拼圖	啟動執行大腦解決問題	做 Wordle 或數獨

* 例如橫隔膜式呼吸、箱式呼吸、4-7-8 呼吸、五指呼吸或生理性嘆息等。這些呼吸技巧的描述或示範，很容易在網路上找到。

管理數位情緒調節

即使是在數位情緒調節方面,擁有了多種技巧也很有用,可以減少集中在某個應用程式上的問題習慣。

如果你因情緒提醒而不斷滑著同樣的應用程式時,請嘗試以下情緒調節技巧。

- 建立一個「微笑檔案」,可以是手機上的一個相簿,裡面放了你喜歡的圖片、影片或一段話之類,只要打開就可以享受這些內容。也可以把任何你收到的好消息截圖保存下來,以便激勵自己。
- 傳訊息給朋友。
- 使用筆記程式記錄自己的感受。
- 玩某個簡單的遊戲。
- 聆聽音樂或有聲書。
- 使用情緒追蹤程式,輸入自己的感受。
- 利用冥想程式進行正念冥想。

設定界線

- 如果你認同數位壓力這部分的內容,並且感到自己會不斷接觸到潛在威脅事件的新聞、社群媒體上的爭論或信箱的壓力,正在影響你的心理健康和睡眠時,便可使用「插入障礙」(積木3)或「利用地點」(積木5)來設定界線。
- 在設定界線時,請使用正確的語言來保護這條線。一項研究證明,如果你把「我不能」改為「我不」來表達,就更可能堅持這些改變[133]:與其說「我不能在工作之外查看電子郵件」,不如試著說「我不在和

家人共度的時光中查看電子郵件」。

★同樣重要的是確保自己獲得充分的休息,讓執行大腦得以充電。如果你一直處於低電量模式,可用於情緒調節的資源將會減少。

請注意,閱讀心理書籍來照顧自己的心理健康,跟真正患有心理疾病有很大的區別。心理疾病就像身體疾病一樣,需要專業上的幫助,請尋求醫療專業人員的幫助。

12 社群媒體

我的成長年代並非到處都是智慧型手機；而是被無所不在的「水」所定義的童年。我在希臘長大，夏天總是在海邊度過，我從母親那裡學到了尊重水的重要性，從小就非常重視獲得在水域中安全駕駛的能力，同時也理解自己的身體極限。最重要的是，我母親的教導總是以「知識」而非「恐懼」來做為指導方針。

每當思考到人們現在必須駕馭的數位環境和挑戰時，我經常會想起母親的建議。雖然我並不是在社群媒體的環境中成長，但就像曾經包圍我的廣闊水域一樣，社群媒體已經成為我們生活中不可或缺的一部分，更是一股無法輕易消除的力量。身為一名神經科醫師和神經科學家，我被這個廣大無垠的數位景觀可能如何影響大腦的運作所吸引。而作為兩個年幼女兒的母親，我自己的成長經歷和母親的教導，也在我的心中持續迴響：我們不該害怕水，而是應該學會游泳。

過去幾十年裡，對使用社群媒體及其影響的擔憂，已經成為一個特定的焦點區域和恐懼領域。這些日益增加的焦慮，就是我為這個主題撰寫一整個章節的主要原因，而這也是我在寫作中最具挑戰性的章節之

一。社群媒體平台徹底改變了我們在聯繫、交流和閱讀訊息的結構模式。它們為我們提供了前所未有的分享、互動和發現的機會。然而在數位領域中，我們也面臨著形塑認知過程的獨特挑戰。

不僅有很多相關議題必須加以討論，對社群媒體影響範圍的辯論也非常激烈，往往會讓人覺得有「必須站在某一方」的壓力。人們渴望對社群媒體下一個定義，將其貼上「好」或「壞」的標籤。人們也常被鼓勵要完全遠離社群媒體，辦到的人會被視為某種個人勝利。但如果你根本不想這樣呢？真正問到大家的意見時，多數人都認為社群媒體的正面影響超過了負面影響。[2] 我會使用社群媒體來與朋友聯絡、分享專業經驗等。我也發現社群媒體是一個幫助我度過為人父母初期階段的有用工具，這些都是關於社群媒體相當明確的正面經驗。當然社群媒體也有其缺點，包括與我們看到的各種內容有關的問題、對於自我感知的影響，以及各種與觀看內容及發文相關的問題習慣的形成。社群媒體的優點和缺點，事實上比一般媒體和流行觀點所暗示的更加微妙。

此外，如果帶著強烈的負面觀點來看社群媒體的話，其實會妨礙我們充分受益於社群媒體的正面優點。認為我們應該放棄社群媒體的論點，對許多人來說並非有力觀點，而且根本不切實際。因此我提議採取一種更「平衡」的方式，亦即承認社群媒體存在好、壞兩面。透過提供一些有價值的見解，來幫助各位了解社群媒體與大腦之間的複雜關係後，我希望可以賦予大家建立良好數位習慣的能力，並充分利用其潛在好處，同時還能保護自己避開任何負面的影響。只要結合科學知識和實用策略，我們就能為自己裝備上必要的技能，駕馭不斷變化的社群媒體潮流。使用手機的對立面並不是放棄使用，而是學會更聰明的使用。

🔋 內容

　　我們的大腦並非無偏見的世界觀察者。它會根據接收訊息對我們的關聯性和重要性，選擇性地過濾和處理訊息。例如當我懷孕時，會突然看到更多推著嬰兒車的父母，為何我以前沒注意到這樣的情況呢？我相信各位在生活中也有過類似經歷。最常見的例子就是買了一輛新車之後，跟你買的車同品牌、型號的車子，突然會比以前更常出現。

　　在進行日常生活的過程裡，我們的大腦不斷進行大量處理。每分鐘都會有成千上萬條訊息抵達大腦：我們的眼睛可以看到周圍的幾百個物體；耳朵可以聽到許多聲音；在身體內部，大腦正在接收關於不同身體功能的訊息，包括心跳、消化系統和體溫等。不過我們當然不會意識到全部的訊息，因為大多數訊息在潛意識層面就被過濾掉，我們只會注意到少數幾個元素。

　　從腦幹底部延伸到額頭後方執行區域的「網狀活化系統」（RAS，Reticular Activating System），是貫穿大腦的一個高度複雜的神經連結網路。它所擁有的眾多功能之一，就是調節我們的注意力，確保我們專注於重要的事物上。[134] 這個系統就像是「把聚光燈照到某個訊息，並過濾掉其他訊息」的方式來運作。舉例來說，就算是在一個嘈雜和擁擠的房間裡，聽到自己的名字都會讓你瞬間警覺，這種現象被稱為「雞尾酒會效應」（The cocktail party effect）。這種把注意力的聚光燈對準特定對話的作法，就表示你的大腦會將特定訊息的音量調高，同時也會減少背景的噪音。

　　雖然我們可以有意識的導引這盞聚光燈，但我們的內部狀態、思想和情緒，也可以在潛意識層面影響這盞注意力聚光燈，並將其焦點引導

到我們周圍的特定方面。經歷一場改變生活的事件（例如生小孩），會占用掉大量的認知資源，把聚光燈引導到更容易注意到其他新生兒父母的方向。而情緒大腦的任何啟動，也一樣會強烈發出警報，指引注意力聚光燈照過來。這就是為何我們本能地會被社群媒體上感情充沛的內容吸引，以及為何這類貼文會獲得最多反應。

數位世界就像我們的實體環境一樣，每天都會產生大量訊息。一般的社群媒體用戶因為關注的人太多，無法每天查看動態中的所有內容。於是社群媒體公司為解決這個問題，採用了演算法「推播」內容，就像第七章所說的一樣。決定我們所見內容的演算法，會根據內容重要性對貼文進行排名。它們尊重我們有限的注意力，會盡量顯示「最好的」或最相關的內容，而非「最新的」內容。然而，這種排名也產生一個我們必須注意的重要問題。這些推播內容的演算法特性，與實體世界相對恆定的特性不同，因為它們可以根據我們的聚光燈進行改變：演算法會使用你先前互動內容的訊息，例如按讚、留言或分享等，來決定未來顯示給你的內容。這就表示你的注意力聚光燈在決定你關注的內容中，扮演了相當重要的角色。這些訊息會被算法用來優先顯示更多相似內容，以持續吸引你的注意力，產生強大的放大效應。

這些演算法與人類大腦的複雜性相比是相當簡化的──它們會顯示你想看到的東西，但「不一定」是你必須看到的內容。這種放大效應是無差別式的，可以激發某種熱情，但也可以加劇某種脆弱性。當我們對某件事感興趣時，我們的注意力聚光燈可能會被啟動，但也可能是因為我們剛好處於受傷的情況。例如被育兒內容轟炸時，對準父母可能是有用的內容，但對於一位剛流產或有生育方面問題的人來說，卻未必有用。

12 社群媒體

正如我們在前一章所學到的，心理健康有狀況或經歷過創傷的人，明顯會改變情緒大腦的啟動情形，這又反過來會更強烈地改變注意力聚光燈的運作。由於情緒大腦與我們的記憶庫相連，它能夠把特定的記憶標記為「重要」，讓這些記憶更可能被保存下來，於是我們更可能記住情感豐富的記憶。而由於杏仁核對負面刺激的反應更強，因此負面經驗通常會比正面經驗，更深刻地寫入我們的記憶中。[135] 這種本能的負面偏見是所有人都有的，但活在憂鬱症中的人，可能會在情緒大腦的運作上經歷更大的變化，尤其當這些刺激與個人相關時，會導致對負面刺激的記憶傾向更強。[136-137] 也就是說，他們的記憶在潛意識層面上會更明顯的偏向負面偏見。焦慮同樣也會導致偏見，但在這種情況下，偏見是針對明確的威脅訊息。[138] 演算法對我們的個人偏見和心理健康狀態一無所知，因此很可能會利用記錄到的按讚和留言，以及無意識的互動：例如在並未按讚的情況下，停留在某個內容上所花的時間、滑動速度，或是在特定貼文或頁面上所花的時間，來決定未來顯示給我們的內容。因此，這些演算法可能會在無意中讓脆弱個體的心靈，對數位世界的感知越來越傾斜。

因此，大腦的運作決定了我們對呈現給我們的內容如何反應。舉一個特別相關的例子來探討，這個例子在社群媒體中經常會被討論到：身體形象。跟身體形象相關的脆弱性，可能事先就已經存在。而當我們的注意力聚光燈和演算法的運作結合在一起時，這些身體形象上的不安全感就會被放大。對於那些對自己身體形象有扭曲認知的人來說，他們更可能把注意力聚光燈，聚焦在理想化的「完美身體」圖像上，並與之互動，其結果就是類似的圖像以越來越高的頻率，呈現在他們眼前。如此便創造出一個片面且誤導性的數位世界版本，又進一步持續影響這些人

的注意力聚光燈。

就身體形象而言，研究顯示，影響我們的最大因素並不是在社群平台上花費的時間，而是我們所接觸到的內容類型。社群媒體的動態消息中，充斥著「理想」或「完美」身體的圖像，這些身體圖像與充滿有趣影片的內容之間，存在極為明顯的差異。觀看過度美化減肥的內容，已經被證明有害心理健康。像 #thinspiration（瘦身靈感）這樣的標籤顯然與身體形象相關，但其他標籤如 #fitspiration（健身靈感）和 #strongnotskinny（強壯而非瘦弱）等，最初可能是為了對抗過度瘦身的說法，但它們同樣也鼓勵了不健康的行為，例如限制飲食和過度運動等，因為這種標籤依舊是在推廣一種理想化的身體形象，只是改為強調肌肉發達和緊實的體態。[139] 該研究還顯示，編輯圖片和依賴美容濾鏡，不僅會加重觀看圖片者的身體形象問題，同樣也會對內容創作者造成影響。[140] 對於內容創作者來說，發布編輯過的圖片後獲得讚和好評的回報，可能會強化「必須經過編輯」的偏差觀念。大腦的神經適應系統會設定一個新的基準，讓圖片編輯成為常態，因為未經編輯的自己，相較之下會顯得較糟。

雖然社群媒體和演算法，必須承擔許多問題的主要責任，但塑造和影響我們大腦的因素，不光這些手機上的內容而已。讓我們再次以外表為例，理想化的美麗和身體標準，在社群媒體興起之前就已流行，長期以來也受到傳統媒體和大眾的推廣。因此，當我們在周圍看到這些不切實際的標準和圖像時，實際上看到的是社群媒體反映了我們的社會。對於那些看著雜誌封面長大，經常看到不切實際的完美和經過數位修改的圖像，已經把這些美麗標準「內化」了的人來說，他們的發布內容模仿這些無法達到的圖像，似乎是很正常的一件事。

雖然我在前面描述了社群媒體缺失方面的經典範例，不過它們也有「好」的一面；例如社群媒體上有一些新的內容類型，在協助我們擺脫狹隘的理想身材方面，發揮了重要作用。由於不像傳統媒體所受觸及範圍的限制，許多社群媒體上的人們開始「抵制」無法達到的理想身材，並努力推廣接受身體和身材多樣性等。研究顯示，這類貼文和圖片對觀看者帶來了正面的影響，能增加對自己身體的滿意度。這些內容經常會直接比較編輯過的和未編輯的圖片，以展示一張圖片如何透過數位工具、濾鏡或策略性定位進行修改。這種作法有助於提高數位素養和意識感，研究也顯示對於心理健康具有正面影響。[141-142] 這類內容的草根性（grass-roots nature），在改變理想身體的言論中發揮了重大作用。我們可以說它們甚至促使傳統媒體，擴大了出現在雜誌封面圖片的多樣性。

雖然身體形象只是其中一個例子，也只是社群媒體上常被討論的多項議題之一，但它們帶來了普遍的影響。社群媒體的內容，反映了更為深層的個人或社會問題，而演算法經常會放大這些問題，同時也會展示為了改善這些問題而進行的各種行動主義。社交媒體的負面影響往往受到更多關注，相較於正面影響而言，其負面影響可能被過度誇大了。

社群媒體演算法改變數位世界的方式，就是它們被指責「放大並加強」了極端觀點，創造出一種「回音室」（echo chamber）。雖然這種現象確實存在，但其規模和真正受到影響的人數通常都被誇大了。不僅是因為演算法提供的內容是個性化的，也因為我們自己根深蒂固的認知偏差，讓我們選擇了與自己觀點一致的來源，因此產生了回音。然而，我們生活在訊息豐富的數位時代，擁有多樣化的訊息來源。這點也在針對 2000 名英國成年人進行的研究中，得到了證實。該項研究檢視了參

與者觀看的政治訊息；其結果令人驚訝，因為大多數人都會觀看多樣化的數位訊息，而不是被困在自己的回音室中。[143] 雖然社群媒體的覆蓋範圍廣泛，但它們通常被視為不太可靠的新聞來源，許多用戶已經對這些平台上傳播的不實訊息，有了相當清楚的了解。因此，人們往往會讓自己的媒體觀看習慣多樣化，觀看各種來源，並且還會在社群媒體以外進行訊息查證，這也是我強烈建議各位應該做的事。調查中只有8%的成年人被認為接受訊息的內容不夠多樣化，讓他們可能受到回音室效應的影響。換句話說，雖然社群媒體可以影響我們的觀點，但它只是塑造我們對世界理解的各式各樣媒體大拼圖中的一部分。

我們對社群媒體的負面看法，主要源於我們的大腦功能。正如前面討論過的，大腦本能的負面記憶偏見，使我們更傾向於記住並反思負面的經歷。這在本能上是一種注重「安全」的特質，用意在幫助我們從中學習，避免重複發生同類事件。舉例來說，在開車時，我們會很清楚地記住某一次「差點發生事故」的情況，而不會對無數次駕駛同一條路線都很安全的情況，形成同樣強烈的記憶，甚至可能根本不會記住安全駕駛的情況。這種本能的偏見，也延伸到我們在社群媒體上的互動中。社群媒體平台經常被認為是敵意和憤怒的溫床，但這可能是因為我們的大腦本能地把這些事件標記為重要記憶。但其實在這些數位空間中，正面的支持和善意的貼文同樣很多，甚至可能更多。然而我們經常忽視它們，因為正面經歷並不會像負面經歷那樣，會強烈觸發我們的情緒大腦。即使只是某一條負面評論，也可能對我們產生持久的影響，掩蓋掉一大堆正面評論。有些人確實更容易陷入負面情緒，如果又處於「低電量模式」的狀態時，還會使這種情況加劇。在這種狀態下，觸及到個人脆弱點的內容，對我們的影響會更大。因為我們的情緒調節能力已經耗

盡，難以主動調節。不幸的是，這往往是我們最容易被社群媒體吸引的時候，並將其作為疲倦時的應對機制。

如果你對這段討論產生共鳴，並覺得自己過去有一些脆弱點，曾經被社群媒體上的某些內容放大過（例如身體形象之類），那麼更謹慎地注意自己接觸的內容類型，就會變得相當重要。雖然社群媒體上的身體形象內容，已經受到相當多的研究關注，但你也可以把相同的關注，應用到任何你自己存在不安全感的方面，例如學業表現、職業抱負或人際關係等。你應該注意觀看的數位內容對你自己的影響，就像你平常注意自己的飲食一樣：過度攝入不健康的食物，會對身體健康產生負面影響。你所觀看的內容，同樣會影響到你的思想、情感和認知，尤其是在你的注意力聚光燈，被社群媒體演算法產生了互動的情況下。你可以利用後設認知的力量：了解注意力聚光燈如何運作，並意識到自己的負面偏見與脆弱點後，就表示當注意力聚光燈開始偏離正軌時，你可以質疑並加以調整。

社群媒體演算法對脆弱性的放大效應，正在逐漸獲得認可。因此，現在也有工具可以幫你自行定義演算法，明確指示不顯示特定類型的內容，或標記某些內容為有害。如果你遇到特別有害或觸發你情緒的內容，便應保護自己的心理健康，把它們從你的社群媒體動態中刪除。雖然這樣可能無法消除所有的潛在風險，但一定可以大幅減輕這些風險，就像綁好安全帶可以減少汽車事故中受傷的風險一樣。我們可以把下面的建議作為一般原則：把目標放在與支持個人成長、提供多樣化觀點和促進健康心態的內容互動，並利用所有可用的工具，配合調整你的社群媒體動態。

比較

　　跟一般看法相反的是，社群媒體對於自尊心的影響並非完全負面。在匯總眾多科學研究後，我們發現社群媒體跟自尊心的整體關聯性不僅微不足道，還呈現出輕微的負相關。[144-145]一項針對社群媒體如何改變自尊心的研究發現，88%的參與者報告對自尊心沒有影響，4%報告有正面影響，8%報告有負面影響。[146]也就是說，雖然社群媒體經常因其負面影響受到批評，但它並不是對每個人都普遍產生負面的影響，而是對於特定脆弱性的個體，產生針對性的影響。

　　這種模式反映了我們觀察到的心理健康狀況，也引發了一個問題：為什麼有些人受到的影響會比其他人更大？部分原因可能在於我們本能地傾向於把自己與周圍的人進行比較。一般常會建議大家不要在社群媒體上與別人比較，因為人們在社群媒體上展示的，往往是經過精心規劃的生活版本。雖然這種建議是出於良好意圖，但有時太過簡化。進行比較是人類常見的行為，用來讓我們了解自己在社會中的位置，以及自己與他人的關聯。因此，完全消除比較的行為並不實際，因為人們有一種本能的傾向，不論在成就或個人特質上，都喜歡把自己和同齡的人一起比較。

　　有些人很喜歡比較，你也可能知道自己是否是那種經常進行比較的人。這種特徵一般被稱為「高比較傾向」（high comparison orientation）。這點不一定是壞事，因為比較的效果相當複雜。例如跟處於類似情況的人進行比較，可以讓我們得到正常的經驗，提供一種共同的連結感。這種比較被稱為「橫向比較」（lateral comparison），對於類似生活事件中經歷困難的個體來說，在彼此之間的團結和支持上，

12 社群媒體

具有重要的意義。例如許多被診斷出相同疾病的患者，可以在社群媒體平台上透過交流經驗而找到安慰與支持，並能獲得珍貴的見解和實用的幫助。

當我們與他人進行比較時，往往會評估彼此的成就、個人特質和社會地位。與我們認為比較優越的人進行的比較，被稱為「向上比較」（upward comparison），可能會引發兩種不同的反應。對一些人來說，這種比較可能會引發嫉妒和不滿足感等負面情緒，因而導致自我懷疑。

然而對另一些人來說，向上比較也可以作為一種建設性的工具，因為觀察他人可以讓你客觀判斷自己的優勢，找出有待成長的領域，因而激勵個人成長。[147] 比較的具體影響，仍需取決於個體的傾向和脆弱性。舉例來說，經歷憂鬱症的人可能更容易受到向上比較的負面影響，因為他們本能的記憶偏見和負面感知，可能降低自尊的感受，並強化消極的信念。而在身體形象方面，某人進行外貌不利比較的頻率，可能是與他們對自身外貌的不滿有關。[148]

在向上比較光譜的另一端便是「向下比較」（downward comparison）——就是指我們將自己與認為較具劣勢的人進行比較。雖然這些比較在開始時可能有點幫助，因為它們可以暫時提高自尊心，突顯我們的優越感，但它們也伴隨著一系列問題。首先，基於外部因素的自尊心，在本質上是相當不穩定的，因為這種自尊心會隨著我們遇到的人和內容起伏不定。此外，這種尋求向下比較的安慰，很可能會培養出脆弱的自我價值觀和自滿感，阻礙了個人的成長。比起努力發揮自己的潛力，更可能會滿足於感知他人缺點時的優越感。值得考量的是這種做法，很可能會影響我們如何看待或對待他人的方式，因而可能導致社交互動的負面後果。

相較於完全不比較，更有用的方式應該是仔細了解這些判斷如何影響自己，尤其是了解自己對於比較的傾向。雖然社群媒體看起來比傳統媒體更坦誠（在某些方面確實如此），但我們所獲得的訊息片段，在某種程度上仍然是被精心策劃過的，用來展現出人們生活中最好和最令人羨慕的方面。這也讓比較的環境變得並不公平，因為我們只看到了別人選擇分享的內容（這在實際生活中一樣可能會出現）。此外，正如本書所強調的，我們的手機使用習慣可能是情緒觸發的結果。亦即在情緒掙扎或低電量模式期間，我們可能會過度瀏覽社群媒體，這又加劇了我們所感受到和看到的內容之間的對比。大腦在這種時刻，往往會忽略掉我們在離線狀態下、遠離社交媒體時所經歷過的真正快樂和參與的時刻。我們的注意力聚光燈會被放大，聚焦在我們所看到的最好和最渴望的特質上，同時把它們與我們自身的內心掙扎和焦慮進行對比。

　　為了在複雜的社交比較環境中導引方向，最重要的便是培養平衡的數位習慣並善用前面提過的各種情緒調節技巧。有用的策略之一就是把負面的向上或向下比較，轉變為橫向比較。當你發現自己正在進行負面的比較，尤其是跟不認識的人相比時，請努力尋找彼此的共同點。負面的向上比較，亦即看到他人的成就所引發的自卑感，可以轉化為自我改善的機會。請從這些情境中記取教訓，並將其作為邁向個人成長的踏腳石。我們可以採用分析的方式——請記住，情緒大腦的啟動促使執行系統必須注意。與其專注於他人，不如深入研究你進行的這種比較，到底想要告訴自己什麼？你可以利用後設認知的力量，分析這種比較到底揭示了你的哪些渴望、價值觀或志向？它到底放大了哪些不安全感？該如何讓你的個人目標與之相符？更重要的是我們必須理解發展這種內省能力，對某些人來說可能是更大的挑戰，通常必須經過不斷的努力和練習。

請注意，在低電量模式下進行這種思考時，你的情緒調節能力會降低，更容易出現負面的內心想法，因而又會讓這項任務變得更困難，而且某些比較也可能無法以這種方式有效處理。如果你發現自己反覆在進行「仇恨關注」（hate-following），習慣查看那些引起負面情緒的內容或個人資料時，就該視為一個警訊。請以能夠激勵你的正面性、學習性或真正感到愉悅的內容來取代。我們的最終目標是讓數位環境支持你的個人成長，而不是妨礙。請記住，由於神經突觸的高度可塑性，讓我們所接觸的內容和互動方式，可以在大腦中帶來實質的變化。請將你的大腦視為一個貴賓接待區，謹慎選擇允許進入的內容和人。

而且我們不僅要專注於社群媒體，還應該了解到這些比較不僅會發生在網路世界，也會發生在我們與四周人們的離線世界互動中。許多人會與自己身邊的朋友進行比較，而網路上的比較是短暫的，現實世界的比較則可能更長久，產生更大的影響。無論如何，培養出平衡健康的自尊心，最重要的就是減少與他人向上比較或向下比較所受到的影響。我們需要專注於理解自身大腦的固有特質和個人價值，以促進個人成長，讓自己無論是在數位世界或現實世界中，都能有更穩定的自我價值感受。

社群媒體習慣

如果社群媒體普遍有害的話，放棄它是否就會變成普遍有益呢？事實上，科學證據並不支持此一觀點。在 2021 年的一項研究中，把 130 名大學生隨機分為五種不同條件：不改變社群媒體使用習慣，或對所有

社群媒體平台進行一週、兩週、三週或四週等不同時間的禁用。結果發現，繼續使用社群媒體的人與在不同時間禁用社群媒體的人之間，其幸福感並沒有明顯差異。[149] 綜合所有在這個領域所進行的研究來看，並沒有明確的整體好處，可以證明停止使用社群媒體就會改善情況。[150] 某些研究甚至證明完全放棄社群媒體，更會帶來負面的影響，包括生活滿意度下降、心情變差和孤獨感增加等。[151]

然而這並不表示在這個領域的所有研究，都產生了相同的結果。有一項經常被引用的研究顯示，停止使用 Facebook 四週的時間對用戶有益。[152] 然而這項結果被認為可能要歸因於該研究是在 2018 年美國中期選舉期間進行的。當時的政治氛圍可能增加用戶的數位壓力，導致人們從停止使用中獲得的好處，比在其他時間的使用更為明顯。這也突顯出想把社群媒體對個體的影響，與生活中更廣泛的背景區分開來，確實相當困難，因此我們不可能制定出適用於所有人的普遍性規則。

每個人大腦的獨特性、情況的複雜性以及社群媒體在個人生活中的角色，都代表在特定情況下，某些人可能發現暫時遠離社群媒體是有益的。然而，並沒有科學證據建議你應該完全放棄社群媒體，除非你自己真的希望這麼做。話雖如此，如果你想繼續使用社群媒體，應該要以有意識和深思熟慮的方式達成平衡，才能獲得最健康的人際關係。許多研究都已證明，那些成功調節自己如何使用社群媒體的人，更能夠避免潛在的負面影響。[153] 建立支持性習慣是其中的一個重要部分，可以讓我們擁有好用的工具來調節自己的使用習慣，同時又能享受社交聯繫帶來的所有好處。缺乏對習慣的控制，就會讓不斷滑手機的習慣開始與我們的目標相互衝突，取代了其他有益活動的可能性，最終帶來負面的影響。不過更重要的是必須理解：遠離社群媒體的離線時間，並不一定能

幫助你建立健康的數位習慣，在休息後也很容易重新回到以往的使用模式。對許多人來說，最佳的方法是維持使用社群媒體，但將原本用於離線進行「數位排毒」的精力，轉向建立和維持健康的習慣。

設定「界線」是開始建立有意識使用手機的好方法，但我們應避免「簡單限制」在社群媒體上花費時間的想法。雖然這種方式看起來像是一個簡單的解決方案，但它可能會延續同樣的干擾習慣，因為在限制之後（例如限制較短時間的查看）反而可能促使人們更頻繁地查看社群媒體。一般而言，較短且更頻繁的查看手機，可能會比較長時間但並不頻繁的查看更具侵入性。因為簡短的查看行為，事實上就是非常小的動作，因此更容易演變成自動駕駛的習慣，而非有意識的行為。雖然這些習慣的持續時間較短，但它們的影響可能會跟在社群媒體上花費較長時間一樣的有害，它們會不斷地干擾你的專注力和日常活動。缺乏對這些自動檢查習慣的控制，很容易會讓社群媒體從享受的來源變成挫折的來源。

更有效的技巧之一就是預先承諾，設定每天檢查社群媒體的有限次數來實現。這種預先承諾的技巧在前面討論過（積木 4，預先制定策略），但我想在此進一步擴展，因為這種技巧對社群媒體使用的調節影響最大。它的目標是把任何簡短的社群媒體查看行為，合併為較長的查看行為，藉此延長社群媒體的空白間隔時間。具體設定的檢查次數因人而異，必須取決於每個人的需求和偏好。例如你可以應用 80/20 法則（積木 7，調節獎勵），亦即大部分社群媒體帶來的獎勵都是在最初五分之一的查看中獲得，其後的獎勵會逐漸減少。我個人每天最多查看 Instagram 兩次，而且是用手動登錄──這是一個非常有效的障礙，可以進一步控制我的使用。這種作法對我來說很有效，但我不想強加給每

一位讀者，因為我希望各位能夠考慮什麼方式對你來說最有效：你可能更喜歡每天一次的長時間查看社群媒體，或者想要從每天三到四次查看開始進行。我曾經嘗試過整整一個月每天只看一次Instagram，後來我發現查看兩次可以帶來額外的靈活性，對我更有幫助。這項技巧的關鍵並不是設定一個極具野心的查看次數，而是設定一個有所「限制」的查看次數，讓你願意遵守並從中獲得想要的內容獎勵。

其關鍵技巧在於它並不限制你在社群媒體上花費的時間。一旦我在自訂的時間打開Instagram後，就可以自由地在上面花費任何時間滑動查看，因此這種技巧的限制感覺較小。隨著時間經過後，這種行為將會在你的大腦中寫入為新的習慣，跟社群媒體相關的外部和內部提醒也會減少，社群媒體也不再會是你自我干擾的首選行為了。因此，查看社群媒體可以變得像是我們每天做的許多有限制的事一樣（例如刷牙），而不會成為持續存在的挫折來源，或成為我們無法控制的行為。就算你的工作必須經常打開社群媒體，你仍然可以發展出一種「查看／發文」的模式，防止社群媒體干擾到其他任務，這點跟定期檢查電子郵件的方式類似。要在自動駕駛大腦中設置並寫入這種習慣的模式，就必須一再執行到滿足習慣拼圖的第四部分——重複，而且還必須夠簡單，以便在低電量狀態下也能完成。

這項技巧之所以如此有效，是因為有限制的檢查次數，不太可能讓你陷入自動駕駛和習慣性的行為中。讓你更可能提前計劃，並更有意識地使用社群媒體。畢竟當你限制查看次數後，應該不會為了快速查看社群媒體幾秒鐘，就浪費掉其中一次查看。提前計劃檢查次數，可以為我們啟動具有未來性的執行大腦，讓它可以考慮長期後果並防止自動駕駛的行為。更重要的是，用這種方式來使用社群媒體，會讓使用過程更加

愉快。在社交互動或娛樂而使用社群媒體時，我們常會進行許多簡短的無意識查看，當成了一種逃避——而不是享受的來源。請記住，多巴胺是預期性的，也就是當我們期待某事時就會釋放。而每次匆忙查看社群媒體，就代表沒有期待的時間間隔。限制自己每天的查看次數以避免不斷刷新動態消息，就可以為查看社群媒體內容創造出期待和興奮感。這種技巧上的改變，可以形成更令人滿意的整體體驗，而這種滿足感也可以彌補查看頻率的減少。有趣的是，相反的情況也可能成立。有些人發現一旦他們解決了自己的問題習慣後，就不會像想像中的那樣享受社群媒體了，這是因為過去自動駕駛大腦中的這些非支持性習慣，讓他們有了這種想法。

改變這種社群媒體查看方式…	…改成這樣
多次中斷	提前計畫的查看次數

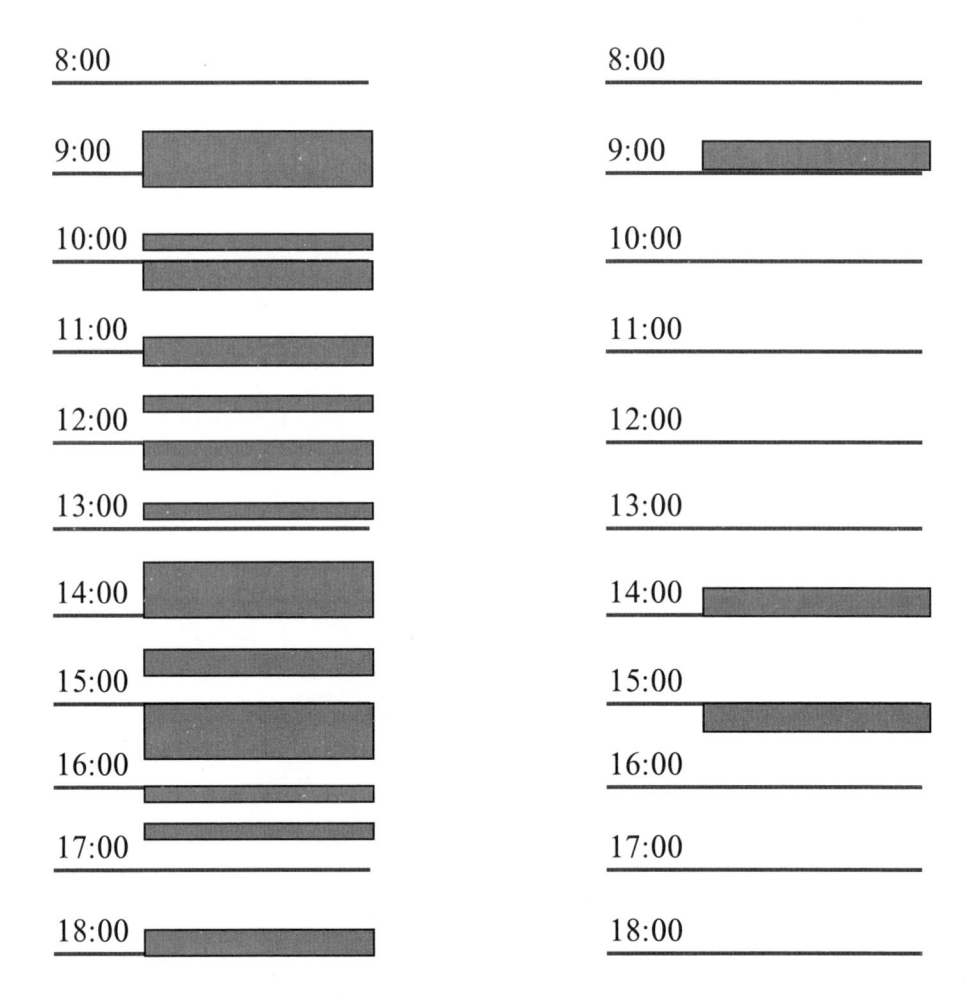

時間		時間	
8:00		8:00	
9:00	▬▬▬▬	9:00	▬▬
10:00	▬▬▬▬▬	10:00	
11:00	▬▬	11:00	
12:00	▬▬▬	12:00	
13:00	▬	13:00	
14:00	▬▬▬▬▬	14:00	▬▬
15:00	▬▬▬▬▬▬	15:00	▬▬▬
16:00	▬▬	16:00	
17:00	▬	17:00	
18:00	▬▬	18:00	

要如何有效地管理社群媒體的使用：與其漫無目的地頻繁查看社群媒體，導致分心，不如有計畫地、有意識地進行幾次查看。這種做法不僅能善用預期性多巴胺，還能建立起可持續的習慣模式，防止過度查看。

12 社群媒體　263

你在社群媒體上的活動行為，對你如何看待在社群媒體裡度過的時間，有著重要的影響。雖然早期研究證明積極使用社群媒體（例如發文、按讚和留言等），要比被動瀏覽更有幫助，不過進一步的研究發現，這種說法不一定正確。[162] 因此，無論是主動或被動參與社群媒體，都沒有一種所謂「正確」的方式。主要關鍵在於「你的社群媒體習慣與你的目標一致」。你也意識到你的社群媒體互動行為，會引導演算法顯示更多類似內容給你。而由於分心而不斷查看社群媒體的習慣，可能會激發內疚感，讓你覺得使時間像是浪費掉了。雖然有意識地暫時自我干擾來選擇使用社群媒體，確實可以恢復腦力，但持續被干擾而分心，對執行大腦來說是非常疲勞的事。隨意瀏覽最新消息而沒有任何實質性參與的價值不大，但這並不是說你必須主動對每篇貼文按讚或留言，而是希望你用心投入查看的行為。短暫打開社群媒體應用程式，快速瀏覽一下就失去興趣，然後在幾分鐘後重複同樣的過程，可能就表示你正處於低電量狀態。此時請進行更長的休息，真誠地參與社群媒體內容，無論是訊息性或娛樂性的內容，都能提升社群媒體體驗的品質，讓你花在社群媒體上的時間感覺更有價值。

　　數位世界的豐富訊息，超過了我們可以合理消化訊息的數量，因此在網路上維持意識到我們的目的，也變得更加重要。如果你打算在社群媒體花上一段時間，請儘量讓你的動態消息可以反映你的目的。例如作為一位準父母，我會覺得關注分享育兒經驗者的帳號，可以讓我做更好的準備。不過在選擇那些對我個人有幫助的內容時，也要確保追蹤帳號的多樣性。如果你對烹飪也感興趣，請試著關注一些美食帳號和試做食譜的人。隨著越來越多專業人士使用社群媒體後，只要我們小心選擇來源，便可很容易地找到各種問題的專業知識。當然並非所有的內容都

必須是生產性的才有價值，娛樂或尋找靈感也都可以，我的動態消息裡便包括一些這類內容。最重要的就是要明確地意識到在這段時間內的目的，並努力培養與此相符的支持性習慣。

⚡ 獎勵

我們依據查看社群媒體的方式以及查看的內容形成了習慣，同時也養成了自己發布內容和與他人互動的行為。社群媒體之所以讓人感到興奮，就是因為它所帶來的新奇和意外的獎勵，例如突然收到的留言或訊息、許多人按讚、有人上傳了有趣的派對新照片等。從廣義上來看，這些獎勵可以分成兩種類型。「內在獎勵」是那些能夠滿足心理需求，讓我們獲得強大個人價值的獎勵；另一方面，「外在獎勵」則是由他人決定的價值；亦即好處是由他人、由社群所決定。雖然使用社群媒體可以透過創造創造力、自我表達或聯繫感來獲得內在獎勵，但我們也可能受到外在獎勵的強烈影響，如社會認可甚至金錢上的利益。

外在獎勵本身並沒有問題，但過度依賴它們則是有害的。再加上社群媒體的不可預測特性，過度依賴這些數位認可，可能會助長一種特定的問題習慣：不斷刷新動態。這種情況通常會發生在我們發布某些內容之後，接著便會多次刷新應用程式動態，希望能出現新的通知。之所以會發生這種情況是因為在發布之前，期待獲得那些渴望的外在獎勵時，腦中的多巴胺會上升。當按讚數或其他指標（例如粉絲數或觀看次數）低於預期時，失望感便隨之而來，多巴胺也隨之下降。你會思考是否哪裡出錯，於是你刷新應用程式以再次確認，然後又再查看一次，就像投

籃一樣——你的大腦希望不斷嘗試，直到能夠成功，並以預期的獎勵結束為止。

不幸的是這種數位指標的外部獎勵，是出了名的不可靠。一旦養成這種習慣，每當你發布貼文後，可能就會花上大量時間不斷刷新而沒得到獎勵，所以只會加深失望感。你也可能已經養成了花大量時間監控各種網路指標的習慣，而非利用應用程式的其他好處。這不僅會讓你浪費在社群媒體上所花的時間（因為檢查一次就夠了），還會增加那些極具干擾性的短暫查看次數。把心理空間浮濫花在數位世界的這一方面，還可能增加網路警覺性，成為數位壓力的另一種來源。

如果你覺得自己已經有了這些習慣時，最重要的就是你應該了解社群媒體上的外部獎勵，往往是基於運氣，甚至可能前後矛盾。所以我們應該反過來，關注自己發布內容的內在動機。一項研究發現，生活中有強烈目的感的人，社群媒體的按讚數對其自尊心的影響較小。[155] 也就是說，擁有個人意義的內在驅動力和目標，可以成為你的個人保護因素，減少社群媒體認可對自我價值感的影響。你還可以考慮建立自己的獎勵系統，給自己提供一種可控制的獎勵，藉此減少對於他人外在獎勵的依賴。不過這種方法應該看重努力的方面而非看重結果，因為結果完全可能是不穩定的，所以當結果未達到你的預期時，很可能就會讓你失去動力。如果採取這種努力的話，你也會在社群媒體上培養出更有意識的發布習慣，因為你必須更細心地考慮分享的內容以及為何分享。

雖然有關社群媒體對人們的影響，還有很多可以討論的內容，但我試圖把它們濃縮為各位讀者可以直接應用的主題。社群媒體顯然同時具有正面和負面的影響，所以我們應該避免過於簡化的方法：既不必全然譴責它，也不必完全讚美它。雖然我提供了減輕負面影響的實用建議，

協助各位靈活應對數位世界,但這樣並不能免除社會或社群媒體公司所應承擔的責任。我們必須繼續審視數位科技,把目的放在提高數位安全性上,就像以安全帶、安全氣囊和速限措施來改善道路安全一樣。我希望能看到適用於社群媒體的類似措施,例如提供一套通用工具,幫助個人建立健康的數位習慣並促進數位身心健康。

實踐 🔍

社群媒體實用技巧

促進社群媒體健康的實用方法

請記住:
- 你觀看的「內容」,可能會比花在社群媒體上的時間長度更具影響性。
- 你本能傾向看到的內容,跟對你有益的內容可能並不相同,一切取決於你的注意力聚光燈如何運作。
- 快速閱讀或心不在焉地瀏覽,都表示你不會記住看到的任何內容,也讓你感覺沒有好好利用時間。
- 即使在使用社群媒體時分心,也可能是因為你正處在低電量模式下,這也表示你需要休息。

動作:
- 確保你在社群媒體上關注的人,在某種程度上可以教育、娛樂或提升你的經驗。

- 請進行數位清理，把那些對你有負面影響的帳戶「刪除／取消關注／噤聲」等。
- 注意觀看到某些特定類型內容時，自己的感受如何。為了客觀判斷，請思考一下你是否希望家人／朋友感受到那種情緒。
- 利用對有益內容按讚／留言來自行定義演算法，並熟悉如何在你常用的社群媒體平台上報告／標記有害的內容。
- 優先考慮有意識的興趣驅動瀏覽，而非心不在焉的瀏覽。

建立社群媒體查看規則

- 設定查看社群媒體的次數上限，將大量短暫的看查合併為定義明確的較長查看。
- 依據目前每天檢查社群媒體的頻率來決定具體的查看次數。如前所述，請嘗試使用80/20法則，將查看次數減少到目前頻率的五分之一，如此依舊可以得到大部分的獎勵。
- 不要太有野心，只要選擇自己能持續達成的次數，因為實現目標的獎勵可以有效地強化這個習慣。如果想要的話，也可以慢慢減少次數。

運用積木：

- 每當你想快速查看手機時，運用五分鐘法則（積木1）來啟動你的執行功能，看待問題習慣，以破解前兩片習慣拼圖（提醒和非常小的行動）。
- 將社群媒體應用程式移到手機的最後一頁，或放入一個文件夾中，以便插入障礙（積木3）。也可以透過每次都需手動登出和手動輸入密碼來加強障礙；如果想設置更大的障礙，也可以利用雙重身分驗證所

帶來的暫停時間。
- 使用預先承諾，當你達到設定的查看次數時便刪除應用程式，第二天再重新安裝（積木 4，預先承諾）。
- 用短時間的散步、伸展肢體、家庭園藝、文字遊戲、發訊息給朋友或整理手機照片等活動，來替代查看社群媒體（積木 9，取代問題習慣）。

策略
應對外部認可

- 斟酌並質疑你的內在動機,以減少對於外部認可的依賴。思考自己發文背後的具體意圖是什麼?
- 思考你瀏覽社群媒體的目的,到底是想提升某些技能,或是學習新知識?
- 練習為持續且有意圖的發文來獎勵自己,而非依賴不可預測和意外的外部認可結果。

　　如果你發現自己過度查看貼文上的數字指標(例如按讚數)時:

- 當你想繼續快速查看按讚或留言時,運用五分鐘法則(積木1)。
- 在發文後登出社群媒體,以便「插入障礙」來破解一直刷新動態的習慣(積木2)。
- 在發文後計劃好獎勵作為替代,因為這是可以預測的獎勵。如此不僅可以透過「綁定誘惑」(積木10)來強化你的新習慣,還能對想要獲得外部獎勵提供必要的干擾。
- 使用「預先承諾」(積木4),設定貼文在你即將忙碌的時間發佈,讓你必須在稍後才能查看回應。

對應社群媒體上的比較

- 轉變比較：有意識地將有害的向上或向下比較，轉向平行比較。找到彼此的共同點，並將這些比較當成激勵個人成長，而非自我懷疑的來源。
- 分析思考：當情緒大腦促使執行大腦關注時，請深入觀察這種比較到底想讓你了解自己的什麼事？
- 保護你的心理空間：並非所有內容都值得我們關注或分析。如果你遇到特別有害或者會觸發情緒的內容時，請把它們從你的社群媒體動態中移除。
- 運用正念：社群媒體在我們處於低電量模式時，可能會變成數位情緒調節的用途，請使用上一章提到的各種情緒調節技巧，保持心理平衡。

★請記住，向更健康的數位習慣所邁出的每一步都相當重要，進展也會因人而異。請以自己的步調進行這段旅程，並記得對過程中的小勝利加以慶祝。

如何應對網路上的負面情緒

- 我們的情緒調節資源有限。請建立界線，不要參與任何過於消耗情緒資源的事，尤其是在你處於低電量的情況時。
- 網路上的負面評論最容易消耗情緒。人的自然本能就想要回覆負面評論以自我辯護，仿佛不回應就像是認同對方的觀點。因此在回覆負面評論之前，請先花幾分鐘思考，為你的大腦留點空間。

- 不要讓負面評論改變你的行為。如果你通常會回覆就回覆吧；如果不會，那就不要特別回覆。
- 在網路上保護自己的情緒能量相當重要，因此請仔細考慮是否值得投入精力參與討論。如果你回覆，可能還會遇到進一步的評論，你也可能會陷入持續投入精力的狀態。

★很重要的一點是：如果某些事情在虛擬世界困擾著你，請記得在現實世界中談論這件事。我們的大腦如果把事情壓抑在心裡，經常會出現放大它們的傾向，如果能「聽到」他人對此事的看法，就能幫助你獲得其他視角。舉例來說，許多網路霸凌的評論如果被大聲說出來，聽起來就會顯得很荒謬，失去它們原先的威力。

13 未來

　　隨著本書接近尾聲，我希望各位已經明白：智慧型手機並沒有一般形容得那麼可怕。理解使用手機時大腦所發生的事，便可幫助你避免許多陷阱。然而，由於我們身為「未來」導向的生物，有許多人仍會擔心智慧型手機可能對我們造成長期影響。智慧型手機會浪費我們的時間、損害我們的腦袋，並為下一代造成問題嗎？無論未來有多麼的不確定，我都希望能分享一些來自神經科學的見解和知識，緩解大家對於未來的擔憂。

未來的你

　　從前人身上學習，往往能為我們的未來提供最佳見解（除非能夠造出一台時光機），我也認為自己非常幸運，無論是個人或專業方面，能擁有目前這樣的經歷。例如在珍貴的時刻吸收到祖母跨越一個世紀變化的故事，一直到父母傳授的生活課程，再到我有幸照顧的患者們

所分享的故事等,每個經歷都提供了通往不同未來的可能性之窗。聽到他們回憶起生活經歷時,我會想起丹麥哲學家索倫·齊克果(Søren Kierkegaard)的一句話:「生活必須向前行進,但只能向後理解。」

現在專注於這本書的你和未來的自己之間的關鍵區別,在於你一生旅程中所淬鍊和保留下來的記憶,因為這些記憶形成了你我生活的故事。我一直對大腦如何處理和儲存記憶感到好奇,這種個人興趣也促成了我的某些科學研究。許多人從未意識到的關鍵細節之一就是:大腦儲存了不同類型的記憶,每種記憶類型在塑造我們的經驗中,都扮演著獨特的角色。包括語義記憶(semantic memories,或稱事實記憶)和情節記憶(episodic memories),後者是我們對特定事件的回憶,因為許多事件都是非常個人且獨特的。例如,知道「巴黎是法國的首都」就是一種語義記憶,而回憶在巴黎度過的愉快周末,則是一種情節記憶。

努力工作、持續學習、回覆訊息、完成清單上的待辦事項、把電子郵件收件箱清空等活動,都是在建立語義記憶。這兩種回憶類型的關鍵區別在於:語義記憶缺乏情節記憶所擁有的「何時」這個重點。也就是說,雖然你可能記得許多事情,但你可能不記得何時知道這些事情。而缺乏情節記憶則會讓你覺得生活有些模糊,因為情節記憶能夠將我們帶回珍貴的時刻,讓我們想起那些讓生活豐富且有意義的快樂、歡笑和獨特的時刻。

許多人都經歷過忙碌的時期,例如工作繁忙、準備考試,甚至疫情封鎖時期,這些情況都會模糊我們的時間感和記憶,這是我個人也曾體驗過的現象。除了拿起《錯把太太當帽子的人》那本書的清晰記憶,也就是改變我的職業道路並構成本書開篇基礎的這一刻以外,那個學期的其餘部分對我來說似乎都是模糊的。雖然那是一段充滿無數小時嚴格學

習的時期,也留下了大量的語義記憶,但卻幾乎沒有任何突出的個人記憶時刻。

我當然不後悔在圖書館度過的漫長日子,也不後悔花時間撰寫這本書,然而過上充實的生活,需要快樂時刻和努力工作之間的和諧結合,也就是創造語義記憶和情節記憶交織的豐富回憶。雖然自我控制是一種值得讚賞的人格特質,但我們必須記得讓自己有機會形成持久的情節記憶。這些記憶會構成生活故事的線索,讓我們在重溫時激發出無限的喜悅,並在未來與他人分享成為珍貴的軼事。研究證明豐富的體驗,往往比物質的財富更能讓我們覺得幸福,只要基本需求得到滿足,並且有足夠資源維持生計即可。[156] 從這點來看,創造機會以促進情節記憶,就是我個人哲學的關鍵部分,我認為這是投資和關心未來自我,最容易被忽視的方式之一。

那麼,手機和科技如何影響我們形成記憶呢?依照習慣來使用手機,往往會產生事實導向的語義記憶,這些記憶也會缺乏個人經歷的豐富性。事實上,無意識的滑手機和毫無目的社群互動,甚至可能完全無法形成任何記憶。當手機使用過度時,這種情況尤其明顯。狂滑或狂看影片的行為,可能導致看到大量內容,卻沒有給大腦時間去思考、分析或反思所看到的內容。因此,這些體驗往往無法成功創造出深刻記憶,以供未來使用。由於訊息飽和之故,人們對所見事物的記憶減少相當常見。身為一名神經科學家,這種結果當然也不會讓我感到驚訝。因為我知道一定間隔的重複,亦即慢慢地和定期地重新觀看特定訊息,在鞏固記憶方面會明顯超過單次強烈的學習。[157] 這個原則無論是在為考試做準備,或在瀏覽社群媒體動態時,都是如此。所以我們應該透過有意識地使用手機來抵消這點——有意圖地選擇我們觀看的內容,期待它,並

細細品味。舉例來說，無論是閱讀文章、觀看電影或瀏覽社群媒體，花時間反思和吸收內容，都可以形成更深刻的理解和更難忘的體驗——這點可以幫我們提升語義記憶的品質。若能培養積極的數位習慣，便可利用科技的巨大潛力，為我們的生活帶來快樂和興奮感，正如聽我祖母的故事時所感受到的情況。與其被動使用手機，不如有意識地與它們互動，利用它們作為與摯愛聯繫的工具，就可以更方便地為我們創造有意義的時刻。如此一來，我們就能利用科技的力量，在情節記憶和語義記憶之間創造平衡，豐富我們的生活。

人類儲存記憶的內部運作確實相當引人入勝。我們可以把一個新記憶想像成一封郵件，寄到了我們的記憶收件箱「海馬迴」中。隨著時間經過，尤其是經過睡眠過程後，這封「記憶郵件」會被轉移到大腦各個部分的長期儲存中。當我們在回憶某些事情遇到困難時，並不會是因為儲存過程出現故障。證據在於，當一個微小線索出現，例如某人名字的第一個字母突然讓記憶浮現時，就代表記憶確實有被妥善儲存下來，只是我們在取回記憶並將其帶到腦海前端時遇到困難，也就是我們說的「檢索錯誤」（retrieval error），這是人們在回憶過程裡的一個常見小問題。由於人類大腦儲存的訊息量和複雜性，讓這種情況很容易發生在所有人身上。

雖然忘記的事實記憶可能很容易就想起來，但檢索情節記憶，也就是那些個人的獨特時刻，卻沒有那麼簡單。有時我們還要靠別人的幫助，才能填補空白或拼湊細節，例如度假時去的那間迷人餐廳，或是我們攀登那座山上的壯觀景色。這種時刻，我們的智慧型手機便可作為記憶的珍貴助手。所以現在我們記錄下來的生活時刻，比過去任何時候都來得更多。只需快速瀏覽一下手機裡的相簿，就能想起一連串遺忘的

回憶。我的手機還能在鎖定畫面上，隨機顯示孩子的照片——這不僅經常讓我面帶微笑，還能加強與這些記憶相關的神經通路，讓我比過去更頻繁地重溫那些時刻。如果在我醫學院的第一年有智慧型手機的話，我的相簿裡便會充滿那段時光的快樂回憶，所有這些歡樂都在手指一滑之間，讓我更容易重溫這些瞬間。

我們的手機確實是保存回憶的珍貴工具，重點是不要讓它們在重要時刻打擾我們。捕捉這些瞬間並沒有問題，但「過度記錄」可能會損害經驗本身的豐富性，減少進入大腦記憶收件箱的生動細節。比較有用的做法是把手機當成輔助工具，而非分心。例如拍攝一張照片，而非拍攝多張，並把分享到社群媒體的任務，留到稍後再進行。這種做法不僅有助於讓你在當下保持專注，還可以給你機會在稍後重溫那個快樂時刻。除此之外，培養良好的睡眠習慣（無論是否是手機習慣），可以促進記憶的鞏固。因為睡眠最有助於把這些體驗轉移到大腦的永久儲存中，增強我們回憶和重溫這些珍貴瞬間的能力。

智慧型手機的另一個好處是提供了一種獨特的逃避方式，讓我們能夠短暫沉浸在不同世界中，探索超越自己本身的視角。這點確實可以豐富我們的生活，但關鍵是要找到平衡點。當你在駕馭這些數位世界時，絕對不能忽略掉實際的生活，也就是要積極參與自己的生活。畢竟，你在今天花費的時間和注意力，將會直接塑造未來的自己。用心培養與個人目標和抱負一致的數位習慣，就像投資一樣。亦即我們可以利用手機作為一種充實的工具，強化我們的目的，而非變成讓我們偏離道路的一種干擾。這也是照顧未來自我的重要策略，可以協助我們逐漸成為自己所渴望成為的人。

🔋 為未來保障你的大腦

「這項發明將使那些學會使用它的人變得健忘，因為他們將不再練習記憶。」這句話剛好可以突顯我們在「手機對大腦影響」的擔憂，然而令人驚訝的是，這句話是大約在西元前 400 年的哲學家蘇格拉底所說，他當時指的是「書寫」這件事。[158] 為了深入探討這個概念，我們必須先了解記憶和健忘背後的神經科學。

我們在一生中建立了相當豐富的記憶，因此保護大腦的運作機制以便持續享受這些記憶，就會變得相當重要。在第八章提到的 H.M. 的案例，為各位展示了記憶收件箱受損的後果：無法創造任何新的記憶。然而，對於大多數人來說，健忘並不是由於手術或創傷引起，最常見的原因是在我們的細胞內，發生了蛋白質錯誤摺疊所致。在我們的睡眠期間，某些錯誤摺疊的蛋白質會被自動清除，但隨著年齡增長，它們可能會逐漸累積。一旦它們超過臨界值，就可能開始擾亂神經元內部的運作機制。最初可能導致大腦的功能障礙，最終則會造成永久性損傷。這種過程被稱為「神經退化」（neurodegeneration）性疾病。受損的特定蛋白質和受影響的大腦區域，決定了神經科醫師將會診斷出來的具體病名。例如可以調節運動的「黑質」（substantia nigra），這個重要的多巴胺產生區域一旦受損，將會導致巴金森氏症。而在健忘方面，最常見的痴呆症診斷便是阿茲海默症，這是因為 β-類澱粉蛋白和濤蛋白這兩種異常蛋白質，在我們的記憶收件箱的神經元內部和外部累積，形成科學家所稱的「斑塊」（plaques）和「糾結」（tangles）。這種累積會擾亂神經元的內部運作，妨礙它們的有效溝通能力。

阿茲海默症對記憶收件箱的影響，是我經常在診所中遇到的棘手問

題。早期階段患者常會主訴記憶「近期」事件的困難性，然而他們的長期記憶因為已經存入大腦的永久儲存中，因此仍然保持完好。可惜的是，隨著疾病進展，錯誤摺疊的蛋白質會擴散到海馬迴以外的其他大腦區域，進一步擾亂長期記憶和其他認知功能。雖然目前正在進行更廣泛的研究，但逆轉神經元損傷，已經被證明是一項非常艱鉅的任務。不過在1988年，一項研究出現了驚人的發現，當時一組科學家在對137具死後大腦進行研究，目的在評估錯誤摺疊蛋白質的累積度。令他們驚訝的是，研究人員發現在這些大腦中，雖然有些人的斑塊狀況與阿茲海默症患者相似，但這些人生前從未提到任何記憶方面的問題。事實上，他們的神經表現和那些沒有大腦疾病的人一樣好。[159]

這些雖然有錯誤摺疊蛋白質的特定個體，為何表現得比預期更好呢？事實證明，他們的大腦容量較大，連接數量也更多。因此，雖然有一些神經元損傷，但這些人擁有足夠的儲備能力，讓他們的大腦能夠進行補償並正常運作，因而未顯示出任何症狀。這就是所謂的「認知儲備」（cognitive reserve），也已經得到許多研究的證明。[160] 我們可以把認知儲備想像成一個逐步累積的儲蓄賬戶，跟擁有儲蓄可以保護你避免意外財務壓力的情況類似，認知儲備可以保護你免於記憶衰退的情況。

隨著年齡增長，大腦功能開始有些衰退是無法避免的。研究證明在35歲以後，每年會有0.2％的大腦體積流失（萎縮），這個速度會隨著年齡增長而加快，60歲以上的人每年會流失超過0.5％。[161] 建立認知儲備便是為你的大腦未來，保駕護航的最有效方法。教育程度和參加需要複雜思考的智力密集型職業，都跟提高認知儲備密切相關。參與這類活動的人，大腦中的連接數量較多，整體厚度也更大。我們在整本書中經常提到「一起啟動的細胞會連結在一起」的這個概念，也突顯出大腦如

何根據我們參與的行為，建立出強大的連結。反過來看，「如果不用它，就會失去它」（if you don't use it, you lose it，用進廢退之意）這句話對大腦同樣適用。忽視某些活動，就可能會導致相應大腦區域的發展不足，最後便影響到我們在未來的認知儲備。

因此，蘇格拉底對書寫的擔憂並非毫無根據。書寫的出現，確實會導致他那個時代的整體記憶能力下降，當時人們可以只憑記憶來背誦冗長的段落。不過我們並不能單看這一點，而且完全忽視書寫對大腦的深遠正面影響，也是不公平的。書寫可以讓我們接觸到超出我們接觸環境以外的豐富思想，拓展我們的智力視野，並刺激我們的思考能力，這種認知上的好處，遠超過了記憶能力下降的問題。我們並不需要回到幾乎已經絕跡的過去做法（例如背誦大量文本），來維持腦力的活躍。雖然我們的記憶能力可能不再以相同的方式得到訓練，但閱讀和寫作仍然會使我們的大腦保持活躍。事實上，在閱讀本書的過程裡，你大腦中的連結便已發生變化。寫作是一種強大的工具，可以建立認知儲備並為大腦的未來保駕護航。它不僅不會讓我們變得健忘，反而是在保護我們避免健忘。

然而蘇格拉底的擔憂，確實呼應了當前對於手機使用上的一些恐懼，因此我們必須把過去學到的教訓應用於未來。使用手機的常見擔憂之一就是：手機可能會減弱我們的認知能力。舉例來說，在智慧型手機普及之前，我能記住很多人的電話號碼。不過現在除了我兒時的家，那支電話號碼深深烙印在我的記憶裡以外，其他我就只能回憶起兩個號碼——我自己的和我丈夫的。為了確保緊急情況時可以做好準備，我不得不在第一次懷孕的後期，努力記住丈夫的電話，很多讀者也可能會這樣做。然而，我不再記得許多人的電話號碼，並不表示我的記憶能力衰

退,因為這只反映了我的大腦改變了使用方式。現在的我把更多的認知資源,分配給辨識出腦部掃描時的細微差異、記住冷僻的醫學名詞,以及回憶各種藥物的劑量。這些都是因為我們的記憶系統,選擇優先保留和儲存經常使用的訊息,而讓不常用到的數據被逐漸淡忘。例如身為一位醫生,我發現經常使用的論文頁碼、各種代碼和密碼,都會深深印在我的記憶中,形成與經常使用的電話號碼類似的記憶。然而當我更換醫院時,這些記憶很快就會被新訊息取代,因為之前的訊息已經變得不再相關。

如果你和我一樣成長於智慧型手機普及之前,你可能會注意到大腦在訊息管理變化中,產生了適應上的明顯變化。記住多個電話號碼的必要性,已經被智慧型手機取代,我們傾向於只記住那些經常使用的號碼,例如自己的手機號碼,因為我們經常需要用到。最後的結果便是我們的認知資源,可能會被重新分配到需要類似記憶頻率的經常性任務上,例如記住複雜的密碼、電子郵件地址、雙重身分驗證代碼,甚至社群媒體帳號等。我們還需要注意的是,那些對於過去的看法,往往會受到「懷舊」情緒的影響。例如我們會過分強調在智慧型手機普及之前,自己能夠記住的訊息量,因而很容易忽略過去我們也對實體輔助工具(例如電話簿或其他紙本記錄)有所依賴。事實上,大腦早已使用外部工具來管理不常用的訊息,而且從書寫誕生以來就是如此,只是這些工具的性質長相,已經隨著時間經過而不斷演變。

就像運動可以增強心血管健康一樣,挑戰大腦的思維活動也能建立強大的認知儲備。一個有趣的例子可以在倫敦計程車司機的腦部看到,這些司機必須通過一項嚴格的「知識測試」考試——記住倫敦的城市街道。經過腦部掃描顯示,這些司機的海馬迴變得更大。[162] 因為海馬迴

除了作為記憶的「收件箱」，在空間導航中也扮演了重要角色，這也是為何在阿茲海默症患者中，迷失方向和找不到路是最早出現的症狀之一。由於對計程車司機持續導航於複雜城市環境的高度要求，直接影響了這個關鍵大腦區域的大小。

關於手機的某些擔憂或許有其道理，例如過度依賴手機進行導航並使用手機上的 GPS，可能無法對海馬迴的增長產生影響，最終導致認知儲備減少，以及隨著年齡成長而出現癡呆症的發病率上升。然而我們必須強調的是，目前這只是一種理論而已──如果願意的話，也可以說是「蘇格拉底式的擔憂」。事實上，這點也可能存在著補償效益，就像我們在前面看到與書寫誕生相關的認知好處。要確定手機對認知儲備的影響，必須進行跨越幾十年的長期研究才行，然而這種經過一段長時間才能了解的優勢，正是我們目前所缺乏的。

值得一提的是，雖然存在理論上的擔憂，但我們的數位未來並不一定是黯淡的。情況可能恰好相反，有許多鼓舞人心的跡象顯示了手機可能帶來的好處。例如保持「社交活動」是刺激大腦建立認知儲備的有效來源之一，[163] 而手機讓這點變得更加容易。許多研究結果都顯示，社群媒體可以為老年人提供正面的好處，讓他們透過提供社交參與的機會來減少孤獨感，因而增強了心理健康。[164] 更有趣的是，有一項研究甚至顯示使用社群媒體可以幫助老年人，避免因年齡增長而自然發生執行功能下降的影響。[165]

正如本書所強調的，大多數與手機相關的負面影響，都是源於問題習慣和過度使用。因此，包括對認知儲備理論的影響在內的任何負面結果，並非不可避免的，只要採用本書建議的支持性數位習慣，便可加以緩解。我們並不是要各位完全避免使用手機，而是要更有意識和有目的

地使用手機。手機主要的擔憂在於過度依賴，而非只是使用而已。無意識地瀏覽低專注的內容，對於精神上的休息可能會有所幫助，尤其是在大腦因長期進行認知要求度高的工作而疲憊的時候。然而當你並未感到疲倦時，就應該避免養成阻礙自己的干擾習慣。

我們必須記住的基本原則是，每當你在精神上挑戰自己並努力改進時，大腦都會經歷正面積極的變化，而且重點並不在於這些挑戰是科技性或非科技性的。接觸新觀念、學習一門語言或玩解決問題的遊戲，都可以促進認知儲備的發展——而且這些活動中有許多都可以透過手機，變得更易獲得。所以我們應該做的是尋找有挑戰性的活動，並將多樣性納入其中，以確保擁有全面性的認知訓練。

要開始整合認知儲備的習慣，可以利用你自訂工具組中的積木：每天特別找時間來建立一個骨牌習慣（積木8，非常小的習慣）；或將已經存在的活動替換為可以建立認知儲備的活動（積木9，取代問題習慣）。也可以利用機會，在日常生活空檔時參與一些認知挑戰。我們可以運用五分鐘法則（積木1），在不立刻依賴手機便利性的情況下，先發揮一下自己的思考能力。例如在手機設定路線之前，花幾分鐘在心裡規劃好一條路線；在使用計算機之前，先自己大略心算一下；或是在上網搜索之前，試著從記憶中回憶相關訊息。無論是否得到正確答案，你在這些任務中投入的心理努力，都會參與並刺激你的神經通路，產生積極的改變。

以善意來執行這些建議相當重要。當你的執行大腦感到疲憊並運行在低電量模式時，大腦需要的是休息而不是額外的心理挑戰。所以了解何時大腦需要休息，對於保持大腦健康也同樣重要。無休止地推著自己而沒有足夠的恢復，當然會導致心理疲憊，降低認知表現。適當休息並

參與所謂的無腦活動（無論滑手機還是從事非科技活動）以提供必要的恢復，這麼做完全沒問題。但如果能意識到並反思自己的習慣，便能確保滑手機不是你唯一的預設選擇。因為正如我們學過的：習慣會預先定義我們的選擇。

數位原生代是未來趨勢

對自己和自己的決定負責是一回事，但對另一個生命負責則完全是另一回事。這是我作為一名醫生，在日常工作中所需面臨的情況。即使如此，當你抱著一個微小脆弱的生命，意識到他們的健康安全和生存完全依賴於你時，這種責任的重量是難以言喻的。他們的每一個需求，從營養到安全，都依賴於你細心的照顧和注意。父母也經常會被提醒：現在自己的行為，對孩子的發展和未來都可能產生深遠的影響。

這種責任感令人畏懼，讓育兒過程顯得可怕——而在數位時代，育兒的難度可能更加艱巨。這些「數位原生代」（digital natives 數位原住民）的父母，並未在手機普及的環境中成長，所以正在駛向一片未知的領域，面臨著隨之而來的各種挑戰。這種不熟悉感，強烈啟動了我們的情緒大腦：一項掃描受試者大腦的研究顯示，當受試者看到不熟悉的圖像時，杏仁核的活動便會增加；而當這些圖像變得熟悉之後，杏仁核的活動才會減少。[166] 也就是說，我們在面對未知時，會自然而然地產生恐懼反應。作為兩個年幼女兒的家長，我自己也有深刻體悟。這種恐懼就像一種保護機制：由情緒大腦向執行大腦發出警告，敦促我們在孩子的福利方面保持謹慎和注意，相信多數新手父母的感受都是一樣。然

而重要的是,我們如何對這種恐懼作出反應,我們必須承認和尊重這種感受,而非忽視或逃避。

媒體常用的恐嚇標題策略,就是利用我們內心的「恐懼」來吸引注意力。當情緒大腦活躍時,我們的大腦會把注意力聚光燈轉向引發這種反應的原因。因此,看到災難性標題的父母,應該記住「負面聲明」往往過於簡化家庭的複雜動態,並忽略影響未來世代面臨挑戰的更廣泛社經因素。因為這種標體炒作往往會把所有問題歸結為單一因素,例如使用智慧型手機。於是手機成為你的孩子在網路上可能遭受傷害的「象徵」。這種過於簡化的解釋,讓人聯想到早期研究發現「定期家庭聚餐」與一些正面結果相關,例如可以改善學業表現和減少兒少藥物濫用等。由於其相關性如此強烈,以至於「家庭晚餐」甚至被宣稱為對抗藥物濫用的一種方法。[167] 然而,雖然家庭成員一起用餐可以帶來好處,但減少藥物濫用的並不是一起用餐的行為。更深入的研究證明,一起用餐的行為比較像是良好家庭動態的一種指標,例如帶來良好的溝通與支持。然而當研究開始考慮這些額外的變量時,其相關性便大幅減少。[168-169] 因此最重要的是,不要過度簡化複雜問題或將過多責任歸咎於任何單一因素(無論缺乏家庭聚餐或使用智慧型手機)。更重要的是我們在這些活動中的互動品質,以及在這些活動以外的生活中到底發生哪些事。和諧的家庭不光是靠一起吃晚餐而已,就像理解手機對兒童的影響,不該只看螢幕使用時間或幾歲開始使用手機而已。

在這種說法中經常被忽視的就是具體情境因素。研究證明在一般情況下,父母教育程度較高和收入較高時,兒童會比較晚擁有手機,而就讀社經地位較差學校的兒童,則可能更早擁有手機。[170] 發生這種情況的原因,可能在於他們還面臨著其他問題——生活在不安全的社區,室

13 未來

內生活空間有限，幾乎沒有室外玩耍的空間，以及過早承擔社會責任等。手機使用時間的增加，也可能是因為一些在身心或經濟上都感到壓力的父母所造成。資源較多的家庭可能較有能力研究智慧型手機使用上的相關問題，並且會考慮如何在家中使用和引入這些設備的原則；資源較少的家庭則可能更專注於基本的生存需求，不可避免地影響到他們在各方面的福祉，當然也包括了心理健康。目前有關智慧型手機對兒童影響的研究，仍未得出具體結論，需要進一步研究。所以當我們遇到關於這個問題的「調查報告」或更多驚人標題時，應該以批判的心態看待它們。只要從更廣泛的社會背景來判斷，就能避免簡化的說法，而不會助長污名化的敘述，或是不公平責備某個家庭決策的說法。

擁有這種更廣泛的觀點，便可減緩我們本能的恐懼反應。正如我們在心理健康章節中所學到的，我們有能力區分真正可怕的事物和並非那麼可怕的事物，藉以引導孩子們的情緒調節。因此，我們不應該讓自己的行動被恐懼驅動。放大對食物、學業表現或智慧型手機的恐懼，完全沒有任何建設性。反之，我們應該把恐懼引發的情緒警報，視作積極改變的催化劑。你的恐懼可能反映了你對孩子福祉的深切關注，這當然是件好事，所以它也可以成為學習如何保護和改善孩子福祉的強大動力。或許這就是你現在閱讀這本書的原因，請把恐懼轉化為知識、成長和積極行動。

在數位時代裡養育孩子會面對新的難題，但教導他們了解潛在危險並引導他們的行為，卻是我們十分擅長的任務。就像我們教孩子安全使用剪刀、負起烹煮食物的責任和小心過馬路一樣，我們也必須培養他們在數位世界中，負責任的使用技巧。正如實體世界可能帶來風險一樣，數位環境當然也有其本身帶來的一系列危險，但我們的重點應該放

在教育孩子安全的數位操作，就像教導他們道路安全一樣，而非引發焦慮或主張迴避。

然而，數位科技與其他在此處描述過的危險之間，其關鍵差異就在成癮性。心理學家威廉·詹姆斯（William James）在1890年曾深刻地寫道：「如果年輕人能意識到他們多快就會成為行走的『一堆習慣的集合體』，他們就會在形成習慣的階段，更加注意自己的行為。」由於當時我們對大腦的了解還太少，所以這真的是極具前瞻性的觀念。正如我常說的，禁用手機或設立過於嚴格的界線，表面上似乎是好主意，但禁用某些東西並不一定都能提供有效的安全網。我們不能永遠保護孩子免受手機影響，或假裝影響並不存在。因為這既非實際的解決方案，也不會形成良好的數位習慣。此外，在手機使用上採取過於專制的態度，很可能會導致受挫感，並對親子關係造成壓力。如果孩子感到過於受限，他們很可能會另外想辦法接觸手機，這種情況所帶來的危險，在於他們可能不會告訴你是否出現了問題。作為父母，我們的終極目標應該是培養能夠獨立悠遊於數位世界的未來成年人。數位化一定會持續發展，並成為未來重要的組成部分，因此，我們應該協助孩子建立自己的內部調節，而非靠禁用或依賴嚴格的外部規範來管制。也就是說，我們有機會「塑造」孩子發展中的大腦，幫助他們把良好的數位習慣寫入自動駕駛大腦中，讓他們在整個生命過程裡都能獲益。這當然也不是在說應該放任對於手機的使用，我們所提供的指導必須取決於孩子的年齡。年幼的孩子，由於執行大腦仍在發展中，常常難以進行長期思考和自我控制。如果讓他們沒有限制的使用手機，就像是給他們無限制的糖果庫一樣。我們應該應用四件式「習慣拼圖」的原則，因為這些原則可以普遍應用於生活的不同方面，包括手機和飲食習慣等。我們可以引導孩子在看電

視或使用平板電腦等活動中，建立良好的習慣，並適時地給予他們一定的自行控制感。舉例來說，在我大女兒兩歲時，我開始讓她負責關電視，我會告訴她，我們的觀看時間快要結束了，她可以自己決定確切的關機時刻。當她再大一點，大約四歲時，我開始幫助她建立自己的執行意圖（積木4）。我們會事先談談她打算觀看多久，以及如何判斷自己什麼時候該結束這段螢幕時間。這些小動作的目的是要幫助她培養自我調節的技巧。不要完全依賴我的執行能力，而是把目標放在幫她培養自己的能力。如果她覺得困難，我也會介入幫助，但用的是提供支持而非批評。隨著時間經過，她也逐漸地進步。這種方法類似於在他們的生活中建立明確的界線，就像遵守就寢時間或保持良好的衛生習慣等，為他們在長大後培養健康的手機使用習慣鋪平道路。如果事情沒有立刻按照計劃進行也請不要灰心。記住，「重複」是習慣拼圖的重要關鍵，就像孩子需要幾年的時間才能獨立刷牙一樣，培養手機的支持性習慣也需要同樣的過程。孩子的大腦在發展過程中出現一些不一致性，並試圖挑戰各種界線，都是完全正常的行為。然而我們必須保持一致、自信和冷靜的應對才行。

　　隨著孩子的成熟和執行大腦逐漸發展後，尊重他們的觀點並讓他們的觀點影響我們的決策，變得愈來愈重要。我們應該與孩子合作，幫助他們建立支持性的數位習慣，並利用這本書的幫助，讓他們理解自己的大腦如何運作。而了解大腦如何運作就必須了解以下重點：習慣如何被寫入自動導航大腦中、執行功能何時會進入低電量模式、情緒大腦如何運作以及睡眠的機制等。最終目標便是創造一個使用手機的氛圍，讓它成為討論話題，而非引發爭執。請記住，我們不光是在設定界線而已，也是在為將來的永久習慣奠定基礎。

這種對手機使用的態度，與更廣泛的理念一致：支持父母培養孩子的韌性、自尊心，並且幫助孩子發現生活的目標，而不是只把他們與挑戰隔離開來。讓孩子建立穩定的自尊感，對於確保外部因素（無論是社群媒體按讚好或學業成就等其他因素）不會干擾他們的福祉而言相當重要。鼓勵孩子們找到生活目標也相當重要：強烈的目標感與衝動的降低，都跟減少短期獎勵的追求有關。[171] 此外，雖然你可能已經竭盡所能，但更重要的是要記住，心理健康問題會受到多種複雜因素的交互影響，不應該僅歸因於使用手機的問題。身為父母，我們應避免將任何可能出現的困難挑戰，歸咎於自己或孩子的因素，而是應該積極尋求支持。

　　我們作為數位原生代的父母，很重要的一部份就是要為他們樹立良好的數位習慣榜樣，當然這點可能極具挑戰性。養育子女是一項強度大且要求高的任務，某些父母也可能正處於缺乏支持的情況下，所以有些父母可能把手機作為逃避現實的手段，甚至可能會用手機來填補照顧孩子的時間，因而面臨到很大的批評壓力（無論來自內心或外部）。與其採取追溯問題源頭的想法或簡化的方式來責怪父母，不如思考一些父母難以應對的根本原因。有許多父母掙扎在取得負擔得起的托兒服務、有限的產假、平衡繁重的工作時間與家庭養育之間。同時處理這些責任的壓力，讓許多父母感到疲憊不堪，轉向用手機來填補空白或進行前面提過的多工處理。但重要的是要記住，偶爾使用手機並沒有問題，我們也不可能一直處於可以放空的狀態。而為了好好照顧孩子，我們也要確保自己不會一直處於低電量模式。如果這代表必須花點時間，用手機照顧自己，當然也沒有問題。我們的目標並不是追求完美，而是要對自己的習慣保持敏感，並努力尋求對自己和孩子都有利的平衡。

　　考慮孩子的未來時，我們不該忘記大腦具有驚人的韌性，能夠適應

各種挑戰。在我的臨床實踐中,很榮幸能夠經常接觸到年輕的一代,讓我不會感到沮喪。他們通常充滿活力、朝氣蓬勃,積極參與社會事業,遠非媒體所描述的那種「被動的殭屍」,只是漫無目的地滑手機。他們不僅是數位內容的消費者,也是積極的參與者,會利用數位世界表達自己的思想、分享創意並推動改革。

關於兒童和手機的主題相當廣泛且複雜,足以寫成一本完整的書,因此這段簡要探討並不打算作為全面性的指導原則。相反地,我的目的是在強調一個重要訊息:透過了解我們的大腦如何運作,預先控制自己的數位習慣,就可以讓自己具備知識和經驗,有效地引導孩子悠遊於網路世界中。在我們共同走向數位未來的過程裡,請記住,培養「有意識的健康習慣」,是我們應當共同負起的責任,事實上也是我們最強大的工具。在本書中探討的原則,除了可以應用於我們個人的手機使用外,對於孩子們的數位互動,也能產生正面的影響。

實踐

未來的實用方法

在未來保障你的大腦

掌握這些原則以增強大腦的潛力:

- 有意識地使用手機來保存記憶:智慧型手機可以當成檢索自己情境記憶的有用工具,但請記得要「平衡」用手機記錄與當下享受的專注。

如果你想把圖片發送給朋友或在社群媒體上發佈，請稍後再做。
- 用照片或影片回顧來取代有問題的數位習慣（積木 9），可以藉此增強記憶檢索並促進感受的實踐。
- 使用手機導航之前，先嘗試在腦中規劃路線：若要對你的海馬迴進行挑戰，可以試著繪製常去地區的地圖。
- 有意識地讓多樣化的手機功能，擴大你的認知參與：把一些習慣性的社群媒體或新聞推播，替換為促進認知儲備的活動，例如語言學習、教育 Podcast、解謎或創意工具等。

協助孩子的導引原則

讓孩子發展支持性的數位習慣，需要以個別化的方式進行，並且要考慮他們獨特的需求、興趣和成熟度。我並不是想要提供一個全面或完美的解決方案，但基於本書精神和你所學到的知識為基礎，我們可以利用以下的導引原則，協助你導引孩子如何使用手機：

- 從小就鼓勵支持性的數位習慣：例如允許他們自己關電視或放好平板電腦。目標在於逐漸讓他們能夠做出負責任的數位活動決策，而非限制他們使用。
- 在進行數位活動之前，幫助孩子提前計劃：「你打算看／玩多久？」和「你如何知道何時該結束？」這些問題有助於啟動他們大腦的執行功能。
- 嘗試以孩子能理解的方式，分享本書的理念：教導他們大腦的運作方式以及習慣如何形成。
- 建立跟使用手機有關的指導方針來支持他們的執行大腦：盡可能讓孩子參與整個過程，並隨著他們執行大腦的發展，定期一起回顧和調整

這些界線。
- 幫助他們理解更全面生活方式的價值：讓他們了解在數位活動和離線的非數位活動（例如運動、社交、閱讀或其他興趣）之間，應該要保持平衡，並努力享受它們。
- 就像教孩子任何新事物一樣，讓他們了解「形成習慣」需要時間和重複：如果某個策略沒有立即見效，切勿氣餒；繼續強化正面的數位行為並持續提供指導。
- 當他們上網時，鼓勵他們對所觀看的內容進行批判性思考：維護自身的安全，並以善良和同理心對待他人。
- 承認你感受到的任何恐懼，並利用這些情緒做出積極的改變，而非只做出本能反應：為孩子灌輸後果的恐懼，或是透過禁止性規則，都會在無意中鼓勵孩子隱瞞使用情況，因而無法促進理解或交流。我們希望確保孩子能夠在遇到問題時主動找我們，而不必擔心會受到責怪。

13 未來

結語

在這個節奏快速的數位時代，各種內容都競相爭奪我們的注意力，我很感謝你花時間閱讀這本書，而且我衷心相信這項投資，將會為你帶來豐厚的回報。

作為一名醫生，我的主要責任是幫助個人維護他們的健康幸福，同時也尊重他們的自主權，並指導他們做出對自己有利的決定。因此，我主要是以你個人為中心來撰寫這本書，就好像你就坐在我的諮詢室裡，坐在我對面的椅子上，尋求專業的指導和支持。我的最終目標是讓你了解大腦的內部運作，並為你提供必要的工具，以建立支持你個人目標的數位習慣。

在處理像寫書這樣的複雜專案時，你經常會聽到成功人士的各種故事，例如他們為了保持寫書的專注度和生產力，不惜一切代價斷開所有連結——把社群媒體密碼交給助理，使用網站封鎖工具，甚至前往偏遠地區以便脫離網路範圍。我所選擇的是一種不同的方法：利用我對腦科學的知識，以及實踐本書中所概述的相同積木法則和策略，我試圖開發一套穩固的數位習慣系統。這就表示在撰寫本書的過程中，我可以保持

所有連結並積極參與社群媒體，定期發文並與讀者互動。手機非但沒有成為障礙，反而成為一種優勢，讓我能夠利用它的好處，卻不會失去我的專注度和生產力。

這種有意識的連結，讓我能夠查看最新的科學資料，並聆聽潛在讀者的聲音，從他們的回饋中學習，最終還能用來改進本書的內容。

雖然我主要在關注你作為「個人」的情況，但很明顯地，我們並不是孤單存在於世上。我們的周圍環境對個人有很大的影響，負責任的使用手機，不光只是個人的行為而已。這就是為何我會努力把本書的關注點，擴展到個人大腦之外，探索我們的住所、工作、學習和育兒等環境，如何影響到我們的習慣。我們必須承認政府、科技公司和老闆們在「影響」我們生活這方面，扮演著關鍵的角色。接納科學專家的意見，實施支持性的政策，並讓這些具體的部門、公司負起責任，便是培養出促進更健康的手機使用環境的重要關鍵。

話雖如此，找到有效解決方案來解決系統性問題，無疑需要「時間」，這就是本書存在的意義——為你提供可行的策略和指導，讓你可以從今天開始，重塑自己的數位習慣。就像醫生會在任何與健康相關的法案通過之前，建議他們的病患保持健康的生活方式一樣。本書的目的是在協助你控制自己的數位互動，無論外部環境如何影響。有了本書的陪伴，你現在便擁有了一本通往未來的指南，可以讓手機服務於你的目標，讓你可以為自己重新寫入終生受用的數位習慣。

致謝

經過一段漫長曲折的旅程後，我走到了這裡。多年來，我投入無數的時間進行研究、起草、寫作、刪改、重寫與再修訂，才終於完成在你手中的這本書。

由衷感謝我的編輯喬治娜·布萊克威爾（Georgina Blackwell）。與本書的主題相符的是，科技在我們的相識上發揮了重要作用。最初因為我的社群媒體貼文讓我們有了交集，隨後我們繼續透過視訊會議與電子郵件交流合作，從零開始，共同塑造了這本書。吉娜（Gina，喬治娜暱稱）的表現，遠超過我對編輯的所有期待。她對這個主題懷抱著無比熱情，對細節一絲不苟，並始終保持耐心，尤其是在那些早期艱難的草稿階段，簡直太不可思議了。

感謝 Head of Zeus（宙斯之首）團隊讓我能夠出版這部作品。如果你不是透過社群媒體知道這本書的話，可能就得感謝凱瑟琳·科爾維爾（Kathryn Colwell）的努力宣傳，以及傑德·格威廉（Jade Gwilliam）和佐伊吉爾斯（Zoe Giles）出色的行銷能力。

感謝我的老朋友萊莉卡莉亞（Laily Karia），她不僅成為我可靠（且經常利用）的數位情緒調節來源，還在讀到本書序言時，給了我滿滿的

熱情與鼓勵，讓我在關鍵時刻有動力得以繼續前行。

我的女兒萊拉（Lyra）與阿麗婭（Aria）值得特別提及，她們既是這本書的重要靈感來源，同時也讓我得以放緩寫作步調。育兒讓大腦的視野開闊，擁有更具前瞻性的視角。我在第二個孩子的育嬰假期間開始動筆寫這本書，當時還是熟睡嬰兒的她，而如今已成為個性堅定的幼童。而我的大女兒萊拉，經常在遊戲中模仿我的寫作過程，想像她也去咖啡廳寫自己的書。

我一直對大腦錯綜複雜的運作方式深感著迷，而我的神經迴路能讓我寫出這本書的事實本身，便令人感到既謙卑又著迷。但我的大腦並非獨立建構而成——它的塑造過程會受到周遭環境的影響，最深遠的影響是來自我的父母。儘管他們已經離世，卻留下了深刻的印記。我的父親是一位熱愛書籍的藏書迷，他經常從地方圖書館帶回一袋袋即將被丟棄的二手書。他對書寫文字的熱愛，深深影響了我，讓我得以感到一絲慰藉的是：如果我寫的這本書最終流落到折扣區，或許會有像他這樣的人將它拯救回家。我的母親曾試圖把我那本厚重的博士論文塞進她的手提包，打算「低調地」向人炫耀。毫無疑問，她對這本書也會做同樣的事，並且試圖在每次閒聊裡巧妙提及，然後若無其事地拿出一本，說她「剛好有帶」。而我的祖母出生於不允許女性受教育的年代，但她的故事不僅豐富了我的人生，也滲透進這些頁面之中。

在我決定投身神經科學的關鍵時刻之前，還有一個更重要的人生轉折點，就是在我大學的第一年，遇見了後來成為我一生夥伴的人。

我的丈夫史蒂夫（Steve）是這本書的基石，不誇張，沒有他，我就不可能完成這本書。我們無數次深入探討書中的這些主題，當我思緒不夠清晰時，他會推動我繼續前行。他細心閱讀本書的每一章，並給我

只有真正關心我成功的人才會給予的批評。他是我的精神支柱，尤其是在那些偷偷出現的低潮、自我懷疑的時刻。而且在這段時間裡，他承擔了絕大部分的育兒責任。言語無法完全表達我對他的感激之情，也無法形容我對他堅定支持的無限感激。

我也感謝在我成為醫生和科學家的旅程中，把智慧傳授給我的許多令我敬佩的人，以及我過去和現在在 NHS（國民保健署）的同事們。我的想法經常來自最意想不到的地方——也許與你們的某次對話，就觸發了一個好點子，最終被寫進這本書裡。感謝每一位透過社群媒體與我交流、豐富我想法的人，你們的回饋對於釐清我的思路、磨練我的表達能力來說相當重要。因為能夠想像我正在與你們對話，才能讓這本書變得更好。

參考書目

1. World Health Organization. (2023).
2. Ofcom. Online Nation 2022 Report. (2022).
3. Herculano-Houzel, S. The remarkable, yet not extraordinary, human brain as a scaled-up primate brain and its associated cost. Proc Natl Acad Sci U S A 109 Suppl 1, 10661–10668 (2012).
4. Waters, J. Constant craving: how digital media turned us all into dopamine addicts. In Guardian (2021).
5. National Institute of Drug Abuse. Drugs, Brains, and Behavior: The Science of Addiction. (2022).
6. Bowman, N. D. The rise (and refinement) of moral panic. In The video game debate: Unravelling the physical, social, and psychological effects of digital games. 22–38 (Routledge/Taylor & Francis Group, New York, NY, US, 2016).
7. Aarseth, E., et al. Scholars' open debate paper on the World Health Organization ICD-11 Gaming Disorder proposal. J Behav Addict 6, 267–270 (2017).
8. van Rooij, A. J., et al. A weak scientific basis for gaming disorder: Let us err on the side of caution. J Behav Addict 7, 1–9 (2018).
9. Petry, N. M., et al. An international consensus for assessing internet gaming disorder using the new DSM-5 approach. Addiction 109, 1399–1406 (2014).
10. Przybylski, A. K., Weinstein, N. & Murayama, K. Internet Gaming Disorder:

Investigating the Clinical Relevance of a New Phenomenon. Am J Psychiatry 174, 230–236 (2017).

11. Bowman, N. D., Rieger, D. & Tammy Lin, J. H. Social video gaming and well-being. Curr Opin Psychol 45, 101316 (2022).

12. Kardefelt-Winther, D., et al. How can we conceptualize behavioural addiction without pathologizing common behaviours? Addiction 112, 1709–1715 (2017).

13. Zippia. 20 Vital Smartphone Usage Statistics [2023]: Facts, Data, and Trends On Mobile Use In The U.S., Vol. 2023 (Zippia.com, 2023).

14. Panova, T. & Carbonell, X. Is smartphone addiction really an addiction? J Behav Addict 7, 252–259 (2018).

15. Open letter by scientists. Screen time guidelines need to be built on evidence, not hype. Guardian (2017).

16. Baron, K. G., Abbott, S., Jao, N., Manalo, N. & Mullen, R. Orthosomnia: Are Some Patients Taking the Quantified Self Too Far? Journal of Clinical Sleep Medicine 13, 351–354 (2017).

17. Yin, H. H. & Knowlton, B. J. The role of the basal ganglia in habit formation. Nat Rev Neurosci 7, 464–476 (2006).

18. Wood, W. & Rünger, D. Psychology of Habit. Annual Review of Psychology 67, 289–314 (2016).

19. Heitmayer, M. & Lahlou, S. Why are smartphones disruptive? An empirical study of smartphone use in real-life contexts. Comput. Hum. Behav. 116, 106637 (2021).

20. Macmillan, M. B. A wonderful journey through skull and brains: the travels of Mr. Gage's tamping iron. Brain Cogn 5, 67–107 (1986).

21. Macmillan, M. & Lena, M. L. Rehabilitating Phineas Gage. Neuropsychol Rehabil 20, 641–658 (2010).

22. Cristofori, I., Cohen-Zimerman, S. & Grafman, J. Executive functions. Handb Clin Neurol 163, 197–219 (2019).

23. Guarana, C. L., Ryu, J. W., O'Boyle, E. H., Lee, J. & Barnes, C. M. Sleep and

self-control: A systematic review and meta-analysis. Sleep Medicine Reviews 59, 101514 (2021).

24. Arora, T., et al. A systematic review and meta-analysis to assess the relationship between sleep duration/quality, mental toughness and resilience amongst healthy individuals. Sleep Medicine Reviews 62, 101593 (2022).

25. Blain, B., Hollard, G. & Pessiglione, M. Neural mechanisms underlying the impact of daylong cognitive work on economic decisions. Proceedings of the National Academy of Sciences 113, 6967–6972 (2016).

26. Vohs, K. D., et al. A Multisite Preregistered Paradigmatic Test of the Ego-Depletion Effect. Psychol Sci 32, 1566–1581 (2021).

27. Wiehler, A., Branzoli, F., Adanyeguh, I., Mochel, F. & Pessiglione, M. A neuro-metabolic account of why daylong cognitive work alters the control of economic decisions. Curr Biol 32, 3564–3575. e3565 (2022).

28. Galla, B. M. & Duckworth, A. L. More than resisting temptation: Beneficial habits mediate the relationship between self-control and positive life outcomes. J Pers Soc Psychol 109, 508–525 (2015).

29. Neal, D. T., Wood, W., Labrecque, J. S. & Lally, P. How do habits guide behavior? Perceived and actual triggers of habits in daily life. Journal of Experimental Social Psychology 48, 492–498 (2012).

30. Neal, D. T., Wood, W., Wu, M. & Kurlander, D. The pull of the past: when do habits persist despite conflict with motives? Pers Soc Psychol Bull 37, 1428–1437 (2011).

31. Wansink, B. & Sobal, J. Mindless Eating: The 200 Daily Food Decisions We Overlook. Environment and Behavior 39, 106–123 (2007).

32. Dean, B. Instagram Demographic Statistics: How Many People Use Instagram in 2023? (Backlinko, 2023).

33. Mikulic, M. The effects of push vs. pull notifications on overall smartphone usage, frequency of usage and stress levels. (Uppsala University thesis, 2016).

34. Rolls, B. J., Roe, L. S. & Meengs, J. S. The effect of large portion sizes on energy intake is sustained for 11 days. Obesity (Silver Spring) 15, 1535–1543 (2007).

35. Alquist, J. L., Baumeister, R. F., Tice, D. M. & Core, T. J. What You Don't Know Can Hurt You: Uncertainty Impairs Executive Function. Front Psychol 11, 576001 (2020).

36. Core, T. J., Price, M. M., Alquist, J. L., Baumeister, R. F. & Tice, D. M. Life is uncertain, eat dessert first: Uncertainty causes controlled and unemotional eaters to consume more sweets. Appetite 131, 68–72 (2018).

37. Melumad, S. & Pham, M. T. The Smartphone as a Pacifying Technology. Journal of Consumer Research 47, 237–255 (2020).

38. Frier, S. No Filter (Random House Business, 2020).

39. Manikonda, L., Hu, Y. & Kambhampati, S. Analyzing User Activities, Demographics, Social Network Structure and User-Generated Content on Instagram. (2014).

40. Gallagher, B. How to Turn Down a Billion Dollars: The Snapchat Story (Virgin Books, 2018).

41. Wagner, K. Stories' was Instagram's smartest move yet. Can it become Facebook's next big business? Vox (2018).

42. Morgans, J. The Inventor of the 'Like' Button Wants You to Stop Worrying About Likes. Vol. 2022. Vice. (2017).

43. Schultz, W. Dopamine reward prediction error coding. Dialogues Clin Neurosci 18, 23–32 (2016).

44. Mosseri, A., @mosseri on Instagram. Question and Answer session on Instagram Stories. (13/01/2023).

45. Le Heron, C., et al. Distinct effects of apathy and dopamine on effort-based decision-making in Parkinson's disease. Brain 141, 1455–1469 (2018).

46. Redgrave, P., et al. Goal-directed and habitual control in the basal ganglia: implications for Parkinson's disease. Nature Reviews Neuroscience 11, 760–772

(2010).

47. Zhou, Q. Y. & Palmiter, R. D. Dopamine-deficient mice are severely hypoactive, adipsic, and aphagic. Cell 83, 1197–1209 (1995).

48. Ceceli, A. O., Bradberry, C. W. & Goldstein, R. Z. The neurobiology of drug addiction: cross-species insights into the dysfunction and recovery of the prefrontal cortex. Neuropsychopharmacology 47, 276–291 (2022).

49. Rutledge, R. B., Skandali, N., Dayan, P. & Dolan, R. J. Dopaminergic Modulation of Decision Making and Subjective Well-Being. The Journal of Neuroscience 35, 9811–9822 (2015).

50. Voon, V., et al. Impulse control disorders and levodopa-induced dyskinesias in Parkinson's disease: an update. The Lancet Neurology 16, 238–250 (2017).

51. Milkman, K. L., Minson, J. A. & Volpp, K. G. Holding the Hunger Games Hostage at the Gym: An Evaluation of Temptation Bundling. Manage Sci 60, 283–299 (2014).

52. Flayelle, M., Maurage, P., Karila, L., Vögele, C. & Billieux, J. Overcoming the unitary exploration of binge-watching: A cluster analytical approach. J Behav Addict 8, 586–602 (2019).

53. Moodfit Blog. Mood Versus the Days of the Week. https://www.getmoodfit.com/post/mood-versus-days-of-the-week (2022).

54. Squire, L. R. The legacy of patient H. M. for neuroscience. Neuron 61, 6–9 (2009).

55. Knowlton, B. J., Mangels, J. A. & Squire, L. R. A Neostriatal Habit Learning System in Humans. Science 273, 1399–1402 (1996).

56. Lehéricy, S., et al. Distinct basal ganglia territories are engaged in early and advanced motor sequence learning. Proc Natl Acad Sci U S A 102, 12566–12571 (2005).

57. Lally, P., van Jaarsveld, C. H. M., Potts, H. W. W. & Wardle, J. How are habits formed: Modelling habit formation in the real world. European Journal of Social Psychology 40, 998–1009 (2010).

58. Keller, J., et al. Habit formation following routine-based versus time-based cue planning: A randomized controlled trial. Br J Health Psychol 26, 807–824 (2021).

59. Skipworth, W. Threads' User Engagement Plummets After Explosive Start. Forbes (2023).

60. Schnauber-Stockmann, A. & Naab, T. K. The process of forming a mobile media habit: results of a longitudinal study in a real-world setting. Media Psychology 22, 714–742 (2019).

61. Sela, A., Rozenboim, N. & Ben-Gal, H. C. Smartphone use behavior and quality of life: What is the role of awareness? PLOS ONE 17, e0260637 (2022).

62. Mark, G., Iqbal, S., Czerwinski, M. & Johns, P. Bored mondays and focused afternoons: The rhythm of attention and online activity in the workplace. Conference on Human Factors in Computing Systems – Proceedings (2014).

63. Schnauber-Stockmann, A., Meier, A. & Reinecke, L. Procrastination out of Habit? The Role of Impulsive Versus Reflective Media Selection in Procrastinatory Media Use. Media Psychology 21, 1–29 (2018).

64. Stothart, C., Mitchum, A. & Yehnert, C. The attentional cost of receiving a cell phone notification. J Exp Psychol Hum Percept Perform 41, 893–897 (2015).

65. Mark, G. Multitasking in the Digital Age. Synthesis Lectures on Human-Centered Informatics 8, 1–113 (2015).

66. Dabbish, L., Mark, G. & González, V. M. Why do I keep interrupting myself? Environment, habit and self-interruption. In Proceedings of the SIGCHI Conference on Human Factors in Computing Systems 3127–3130 (Association for Computing Machinery, Vancouver, BC, Canada, 2011).

67. Beard, A. Life's Work: An Interview with Maya Angelou. In Harvard Business Review (2013).

68. Ophir, E., Nass, C. & Wagner, A. D. Cognitive control in media multitaskers. Proceedings of the National Academy of Sciences 106, 15583–15587 (2009).

69. Sanbonmatsu, D. M., Strayer, D. L., Medeiros-Ward, N. & Watson, J. M. Who

multi-tasks and why? Multi-tasking ability, perceived multi-tasking ability, impulsivity, and sensation seeking. PLoS One 8, e54402 (2013).

70. Raichle, M. E. The brain's default mode network. Annu Rev Neurosci 38, 433–447 (2015).

71. Mark, G., Iqbal, S., Czerwinski, M. & Johns, P. Focused, Aroused, but so Distractible: Temporal Perspectives on Multitasking and Communications. In Proceedings of the 18th ACM Conference on Computer Supported Cooperative Work & Social Computing 903–916 (Association for Computing Machinery, Vancouver, BC, Canada, 2015).

72. Ward, A. F., Duke, K., Gneezy, A. & Bos, M. W. Brain Drain: The Mere Presence of One's Own Smartphone Reduces Avail-able Cognitive Capacity. Journal of the Association for Consumer Research 2, 140–154 (2017).

73. Mark, G., Voida, S. & Cardello, A. 'A pace not dictated by electrons': an empirical study of work without email. in Proceedings of the SIGCHI Conference on Human Factors in Computing Systems 555–564 (Association for Computing Machinery, Austin, Texas, USA, 2012).

74. How has the pandemic changed working lives? The Economist (2020).

75. Fitz, N. S., et al. Batching smartphone notifications can improve well-being. Comput. Hum. Behav. 101, 84–94 (2019).

76. Foster, R. G. There is no mystery to sleep. Psych J 7, 206–208 (2018).

77. Xie, L., et al. Sleep Drives Metabolite Clearance from the Adult Brain. Science (New York, N.Y.) 342, 373–377 (2013).

78. Tempesta, D., Salfi, F., De Gennaro, L. & Ferrara, M. The impact of five nights of sleep restriction on emotional reactivity. Journal of Sleep Research 29, e13022 (2020).

79. Scott, A. J., Webb, T. L., Martyn-St James, M., Rowse, G. & Weich, S. Improving sleep quality leads to better mental health: A metaanalysis of randomised controlled trials. Sleep Medicine Reviews 60, 101556 (2021).

80. Kalmbach, D. A., et al. Genetic Basis of Chronotype in Humans: Insights From Three Landmark GWAS. Sleep 40 (2017).

81. Roenneberg, T., et al. Epidemiology of the human circadian clock. Sleep Med Rev 11, 429–438 (2007).

82. Foster, R. Life Time: The New Science of the Body Clock, and How It Can Revolutionize Your Sleep and Health (Penguin Life, 2022).

83. Chang, A. M., Aeschbach, D., Duffy, J. F. & Czeisler, C. A. Evening use of light-emitting eReaders negatively affects sleep, circadian timing, and next-morning alertness. Proc Natl Acad Sci U S A 112, 1232–1237 (2015).

84. Wood, B., Rea, M. S., Plitnick, B. & Figueiro, M. G. Light level and duration of exposure determine the impact of self-luminous tablets on melatonin suppression. Appl Ergon 44, 237–240 (2013).

85. Tähkämö, L., Partonen, T. & Pesonen, A. K. Systematic review of light exposure impact on human circadian rhythm. Chronobiol Int 36, 151–170 (2019).

86. Heath, M. A., et al. Does one hour of bright or short-wavelength filtered tablet screenlight have a meaningful effect on adolescents' pre-bedtime alertness, sleep, and daytime functioning? Chronobiology International 31, 496–505 (2014).

87. Bigalke, J. A., Greenlund, I. M., Nicevski, J. R. & Carter, J. R. Effect of evening blue light blocking glasses on subjective and objective sleep in healthy adults: A randomized control trial. Sleep Health 7, 485–490 (2021).

88. Shechter, A., Kim, E. W., St-Onge, M. P. & Westwood, A. J. Blocking nocturnal blue light for insomnia: A randomized controlled trial. J Psychiatr Res 96, 196–202 (2018).

89. Hester, L., et al. Evening wear of blue-blocking glasses for sleep and mood disorders: a systematic review. Chronobiol Int 38, 1375–1383 (2021).

90. de la Iglesia, H. O., et al. Access to Electric Light Is Associated with Shorter Sleep Duration in a Traditionally Hunter-Gatherer Community. J Biol Rhythms 30, 342–350 (2015).

91. Grønli, J., et al. Reading from an iPad or from a book in bed: the impact on human sleep. A randomized controlled crossover trial. Sleep Med 21, 86–92 (2016).

92. Brautsch, L. A., et al. Digital media use and sleep in late adolescence and young adulthood: A systematic review. Sleep Med Rev 68, 101742 (2023).

93. Kroese, F. M., De Ridder, D. T., Evers, C. & Adriaanse, M. A. Bedtime procrastination: introducing a new area of procrastination. Front Psychol 5, 611 (2014).

94. Hill, V. M., Rebar, A. L., Ferguson, S. A., Shriane, A. E. & Vincent, G. E. Go to bed! A systematic review and meta-analysis of bedtime procrastination correlates and sleep outcomes. Sleep Med Rev 66, 101697 (2022).

95. Exelmans, L. & Van den Bulck, J. 'Glued to the Tube': The Interplay Between Self-Control, Evening Television Viewing, and Bedtime Procrastination. Communication Research 48, 594–616 (2021).

96. Chung, S. J., An, H. & Suh, S. What do people do before going to bed? A study of bedtime procrastination using time use surveys. Sleep 43(2019).

97. Liu, H., Ji, Y. & Dust, S. B. 'Fully recharged' evenings? The effect of evening cyber leisure on next-day vitality and performance through sleep quantity and quality, bedtime procrastination, and psychological detachment, and the moderating role of mindfulness. J Appl Psychol 106, 990–1006 (2021).

98. Stothard, E. R., et al. Circadian Entrainment to the Natural LightDark Cycle across Seasons and the Weekend. Curr Biol 27, 508–513 (2017).

99. Grosser, L., Knayfati, S., Yates, C., Dorrian, J. & Banks, S. Cortisol and shiftwork: A scoping review. Sleep Med Rev 64, 101581 (2022).

100. Burns, A. C., et al. Time spent in outdoor light is associated with mood, sleep, and circadian rhythm-related outcomes: A crosssectional and longitudinal study in over 400,000 UK Biobank participants. J Affect Disord 295, 347–352 (2021).

101. Huang, L., et al. A Visual Circuit Related to Habenula Underlies the

Antidepressive Effects of Light Therapy. Neuron 102, 128–142.e128 (2019).

102. Gardiner, C., et al. The effect of caffeine on subsequent sleep: A systematic review and meta-analysis. Sleep Medicine Reviews 69, 101764 (2023).

103. Le Beau Lucches, E. What Is Smartphone Addiction and Is It Fueling Mental Health Problems? In Discover Magazine (2023).

104. Walton, A. G. Phone Addiction Is Real – And So Are Its Mental Health Risks. in Forbes (2017).

105. Pearson, A. Highly addictive smartphones are destroying teenagers – we need to ban them now. In The Telegraph (2022).

106. Beyens, I., Pouwels, J. L., van Driel, I. I., Keijsers, L. & Valkenburg, P. M. Social Media Use and Adolescents' Well-Being: Developing a Typology of Person-Specific Effect Patterns. Communication Research, 00936502211038196 (2021).

107. House, A. Social media, self-harm and suicide. BJPsych Bull 44, 131–133 (2020).

108. Susi, K., Glover-Ford, F., Stewart, A., Knowles Bevis, R. & Hawton, K. Research Review: Viewing self-harm images on the internet and social media platforms: systematic review of the impact and associated psychological mechanisms. Journal of Child Psychology and Psychiatry n/a (2023).

109. Giumetti, G. W. & Kowalski, R. M. Cyberbullying via social media and well-being. Curr Opin Psychol 45, 101314 (2022).

110. Klüver, H. & Bucy, P. C. 'Psychic blindness' and other symptoms following bilateral temporal lobectomy in Rhesus monkeys. American Journal of Physiology 119, 352–353 (1937).

111. Domínguez-Borràs, J. & Vuilleumier, P. Amygdala function in emotion, cognition, and behavior. Handb Clin Neurol 187, 359–380 (2022).

112. Shin, L. M. & Liberzon, I. The Neurocircuitry of Fear, Stress, and Anxiety Disorders. Neuropsychopharmacology 35, 169–191 (2010).

113. Kenwood, M. M., Kalin, N. H. & Barbas, H. The prefrontal cortex, pathological anxiety, and anxiety disorders. Neuropsychopharmacology 47, 260–275 (2022).

114. Gilmore, J. H., et al. Longitudinal development of cortical and subcortical gray matter from birth to 2 years. Cereb Cortex 22, 2478–2485 (2012).

115. Tottenham, N. & Gabard-Durnam, L. J. The developing amygdala: a student of the world and a teacher of the cortex. Curr Opin Psychol 17, 55–60 (2017).

116. Wadley, G., Smith, W., Koval, P. & Gross, J. J. Digital Emotion Regulation. Current Directions in Psychological Science 29, 412–418 (2020).

117. Maani, C. V., et al. Virtual reality pain control during burn wound debridement of combat-related burn injuries using robot-like arm mounted VR goggles. J Trauma 71, S125–130 (2011).

118. Neugebauer, V. Amygdala physiology in pain. Handb Behav Neurosci 26, 101–113 (2020).

119. Killingsworth, M. A. & Gilbert, D. T. A wandering mind is an unhappy mind. Science 330, 932 (2010).

120. Tang, Y. Y., Hölzel, B. K. & Posner, M. I. The neuroscience of mindfulness meditation. Nat Rev Neurosci 16, 213–225 (2015).

121. Walsh, E. I., Smith, L., Northey, J., Rattray, B. & Cherbuin, N. Towards an understanding of the physical activity-BDNF-cognition triumvirate: A review of associations and dosage. Ageing Research Reviews 60, 101044 (2020).

122. Sudimac, S., Sale, V. & Kühn, S. How nature nurtures: Amygdala activity decreases as the result of a one-hour walk in nature. Mol Psychiatry 27, 4446–4452 (2022).

123. Russell, G. & Lightman, S. The human stress response. Nature Reviews Endocrinology 15, 525-534 (2019).

124. Lupien, S. J., McEwen, B. S., Gunnar, M. R. & Heim, C. Effects of stress throughout the lifespan on the brain, behaviour and cognition. Nature Reviews Neuroscience 10, 434–445 (2009).

125. Roozendaal, B., McEwen, B. S. & Chattarji, S. Stress, memory and the amygdala. Nature Reviews Neuroscience 10, 423–433 (2009).

126. Coyne, S. M., Rogers, A. A., Zurcher, J. D., Stockdale, L. & Booth, M. Does time spent using social media impact mental health?: An eight year longitudinal study. Computers in Human Behavior 104, 106160 (2020).

127. Ritchie, S. Don't panic about social media harming your child's mental health – the evidence is weak. In i Newspaper (2023).

128. Orben, A. & Przybylski, A. K. The association between adolescent well-being and digital technology use. Nature Human Behaviour 3, 173–182 (2019).

129. Vuorre, M. & Przybylski, A.K. Estimating the association between Facebook adoption and well-being in 72 countries. Royal Society Open Science 10, 221451 (2023).

130. Zubieta, J. K., et al. Placebo effects mediated by endogenous opioid activity on mu-opioid receptors. J Neurosci 25, 7754–7762 (2005).

131. Wood, F. A., et al. N-of-1 Trial of a Statin, Placebo, or No Treatment to Assess Side Effects. New England Journal of Medicine 383, 2182–2184 (2020).

132. Shaw, H., et al. Quantifying smartphone 'use': Choice of measurement impacts relationships between 'usage' and health. Technology, Mind, and Behavior 1, No Pagination Specified (2020).

133. Patrick, V. M. & Hagtvedt, H. 'I Don't' versus 'I Can't': When Empowered Refusal Motivates Goal-Directed Behavior. Journal of Consumer Research 39, 371–381 (2011).

134. Arguinchona, J. H. & Tadi, P. Neuroanatomy, Reticular Activating System (StatPearls Publishing, Treasure Island (FL), 2022).

135. Costafreda, S.G., Brammer, M.J., David, A.S. & Fu, C.H. Predictors of amygdala activation during the processing of emotional stimuli: a meta-analysis of 385 PET and fMRI studies. Brain Res Rev 58, 57-70 (2008).

136. Hakamata, Y., et al. Implicit and explicit emotional memory recall in anxiety and depression: Role of basolateral amygdala and cortisol-norepinephrine interaction. Psychoneuroendocrinology 136, 105598 (2022).

137. Phillips, W. J., Hine, D. W. & Thorsteinsson, E. B. Implicit cognition and depression: A meta-analysis. Clinical Psychology Review 30, 691–709 (2010).

138. Mitte, K. Memory bias for threatening information in anxiety and anxiety disorders: a meta-analytic review. Psychol Bull 134, 886–911 (2008).

139. Vandenbosch, L., Fardouly, J. & Tiggemann, M. Social media and body image: Recent trends and future directions. Curr Opin Psychol 45, 101289 (2022).

140. Tiggemann, M. & Anderberg, I. Social media is not real: The effect of 'Instagram vs reality' images on women's social comparison and body image. New Media & Society 22, 2183–2199 (2019).

141. Tiggemann, M. Digital modification and body image on social media: Disclaimer labels, captions, hashtags, and comments. Body Image 41, 172-180 (2022).

142. Paxton, S.J., McLean, S.A. & Rodgers, R.F. "My critical filter buffers your app filter": Social media literacy as a protective factor for body image. Body Image 40, 158-164 (2022).

143. Dubois, E. & Blank, G. The echo chamber is overstated: the moderating effect of political interest and diverse media. Information, Communication & Society 21, 729–745 (2018).

144. Huang, C. Time Spent on Social Network Sites and Psychological Well-Being: A Meta-Analysis. Cyberpsychol Behav Soc Netw 20, 346–354 (2017).

145. Saiphoo, A. N., Dahoah Halevi, L. & Vahedi, Z. Social networking site use and self-esteem: A meta-analytic review. Personality and Individual Differences 153, 109639 (2020).

146. Valkenburg, P. M., Pouwels, J. L., Beyens, I., van Driel, I. I. & Keijsers, L. Adolescents' social media experiences and their selfesteem: A person-specific susceptibility perspective. Technology, Mind, and Behavior 2, No Pagination Specified (2021).

147. Meier, A. & Johnson, B. K. Social comparison and envy on social media: A critical review. Current Opinion in Psychology 45, 101302 (2022).

148. Myers, T. A. & Crowther, J. H. Social comparison as a predictor of body dissatisfaction: A meta-analytic review. J Abnorm Psychol 118, 683–698 (2009).

149. Hall, J. A., Xing, C., Ross, E. M. & Johnson, R. M. Experimentally manipulating social media abstinence: results of a four-week diary study. Media Psychology 24, 259–275 (2021).

150. Radtke, T., Apel, T., Schenkel, K., Keller, J. & von Lindern, E. Digital detox: An effective solution in the smartphone era? A systematic literature review. Mobile Media & Communication 10, 190–215 (2022).

151. Vally, Z. & D'Souza, C. G. Abstinence from social media use, subjective well-being, stress, and loneliness. Perspect Psychiatr Care 55, 752–759 (2019).

152. Allcott, H., Braghieri, L., Eichmeyer, S. & Gentzkow, M. The Welfare Effects of Social Media. American Economic Review 110, 629–676 (2020).

153. Reinecke, L., Gilbert, A. & Eden, A. Self-regulation as a key boundary condition in the relationship between social media use and well-being. Curr Opin Psychol 45, 101296 (2022).

154. Valkenburg, P. M., van Driel, I. I. & Beyens, I. The associations of active and passive social media use with well-being: A critical scoping review. New Media & Society 24, 530–549 (2022).

155. Burrow, A. L. & Rainone, N. How many likes did I get?: Purpose moderates links between positive social media feedback and selfesteem. Journal of Experimental Social Psychology 69, 232–236 (2017).

156. Gilovich, T. & Kumar, A. Chapter Four – We'll Always Have Paris: The Hedonic Payoff from Experiential and Material Investments. In Advances in Experimental Social Psychology, Vol. 51 (eds. Olson, J. M. & Zanna, M. P.) 147–187 (Academic Press, 2015).

157. Kang, S. H. K. Spaced Repetition Promotes Efficient and Effective Learning:Policy Implications for Instruction. Policy Insights from the Behavioral and Brain Sciences 3, 12–19 (2016).

158. Plato. Phaedrus.

159. Katzman, R., et al. Clinical, pathological, and neurochemical changes in dementia: a subgroup with preserved mental status and numerous neocortical plaques. Ann Neurol 23, 138–144 (1988).

160. Stern, Y. & Barulli, D. Cognitive reserve. Handb Clin Neurol 167, 181–190 (2019).

161. Hedman, A. M., van Haren, N. E., Schnack, H. G., Kahn, R. S. & Hulshoff Pol, H. E. Human brain changes across the life span: a review of 56 longitudinal magnetic resonance imaging studies. Hum Brain Mapp 33, 1987–2002 (2012).

162. Maguire, E. A., et al. Navigation-related structural change in the hippocampi of taxi drivers. Proceedings of the National Academy of Sciences 97, 4398–4403 (2000).

163. Peng, S., Roth, A. R., Apostolova, L. G., Saykin, A. J. & Perry, B. L. Cognitively stimulating environments and cognitive reserve: the case of personal social networks. Neurobiology of Aging 112, 197–203 (2022).

164. Cotten, S. R., Schuster, A. M. & Seifert, A. Social media use and well-being among older adults. Curr Opin Psychol 45, 101293 (2022).

165. Khoo, S. S. & Yang, H. Social media use improves executive functions in middle-aged and older adults: A structural equation modeling analysis. Computers in Human Behavior 111, 106388 (2020).

166. Balderston, N. L., Schultz, D. H. & Helmstetter, F. J. The Effect of Threat on Novelty Evoked Amygdala Responses. PLOS ONE 8, e63220 (2013).

167. Szalavitz, M. Do Family Dinners Really Reduce Teen Drug Use? In Time (2012).

168. Miller, D. P., Waldfogel, J. & Han, W. J. Family meals and child academic and behavioral outcomes. Child Dev 83, 2104–2120 (2012).

169. Musick, K. & Meier, A. Assessing Causality and Persistence in Associations Between Family Dinners and Adolescent Well-Being. Journal of Marriage and Family 74, 476–493 (2012).

170. Dempsey, S., Lyons, S. & McCoy, S. Later is better: mobile phone ownership and child academic development, evidence from a longitudinal study. Economics of

Innovation and New Technology 28, 798–815 (2019).

171. Burrow, A.L. & Spreng, R.N. Waiting with purpose: A reliable but small association between purpose in life and impulsivity. Pers Individ Dif 90, 187-189 (2016).

終結數位焦慮：拯救被手機綁架的網癮世代，腦神經科學家實證「積木法則」，從原子習慣找回大腦專注力
The Phone Fix: The Brain-Focused Guide to Building Healthy Digital Habits and Breaking Bad Ones

作者	費伊・貝蓋蒂 博士（Dr. Faye Begeti）	製版印刷	凱林彩印股份有限公司
譯者	吳國慶	初版1刷	2025年2月
責任編輯	單春蘭		
版面編排	江麗姿	ISBN	978-626-7488-65-2／定價 新台幣 450 元
封面設計	萬勝安	EISBN	9786267488645(EPUB)／電子書定價 新台幣 338 元
資深行銷	楊惠潔		
行銷主任	辛政遠	Printed in Taiwan
通路經理	吳文龍	版權所有，翻印必究
總編輯	姚蜀芸	
副社長	黃錫鉉	※廠商合作、作者投稿、讀者意見回饋，請至：
總經理	吳濱伶	創意市集粉專 https://www.facebook.com/innofair
發行人	何飛鵬	創意市集信箱 ifbook@hmg.com.tw

出版　　創意市集 Inno-Fair
　　　　城邦文化事業股份有限公司

發行　　英屬蓋曼群島商家庭傳媒股份有限公司
　　　　城邦分公司
　　　　115台北市南港區昆陽街16號8樓

© Dr Faye Begeti [together with the following acknowledgment:] This translation of The Phone Fix, first edition is published by PCUSER, a division of Cite Publishing Ltd. by arrangement with Bloomsbury Publishing Plc. through Andrew Nurnberg Associates International Limited.

城邦讀書花園	http://www.cite.com.tw
客戶服務信箱	service@readingclub.com.tw
客戶服務專線	02-25007718、02-25007719
24小時傳真	02-25001990、02-25001991
服務時間	週一至週五9:30-12:00，13:30-17:00
劃撥帳號	19863813　戶名：書虫股份有限公司
實體展售書店	115台北市南港區昆陽街16號5樓

※如有缺頁、破損，或需大量購書，都請與客服聯繫

香港發行所　城邦（香港）出版集團有限公司
　　　　　　香港九龍土瓜灣土瓜灣道86號
　　　　　　順聯工業大廈6樓A室
　　　　　　電話：(852) 25086231
　　　　　　傳真：(852) 25789337
　　　　　　E-mail：hkcite@biznetvigator.com

馬新發行所　城邦（馬新）出版集團Cite (M) Sdn Bhd
　　　　　　41, Jalan Radin Anum, Bandar Baru Sri Petaling,
　　　　　　57000 Kuala Lumpur, Malaysia.
　　　　　　電話：(603)90563833
　　　　　　傳真：(603)90576622
　　　　　　Email：services@cite.my

國家圖書館出版品預行編目資料

終結數位焦慮：拯救被手機綁架的網癮世代，腦神經科學家實證「積木法則」，從原子習慣找回大腦專注力/ Faye Begeti 著；吳國慶譯. – 初版. – 臺北市：創意市集出版：城邦文化事業股份有限公司發行, 2025.02
　面；　公分
譯自：The phone fix : the brain-focused guide to building healthy digital habits and breaking bad ones
ISBN 978-626-7488-65-2(平裝)
1.CST: 精神醫學 2.CST: 行動電話 3.CST: 成癮 4.CST: 戒癮
415.95　　　　　　　　　　　　　　　　　113016854

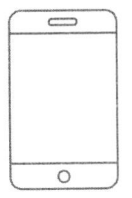

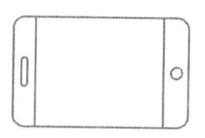